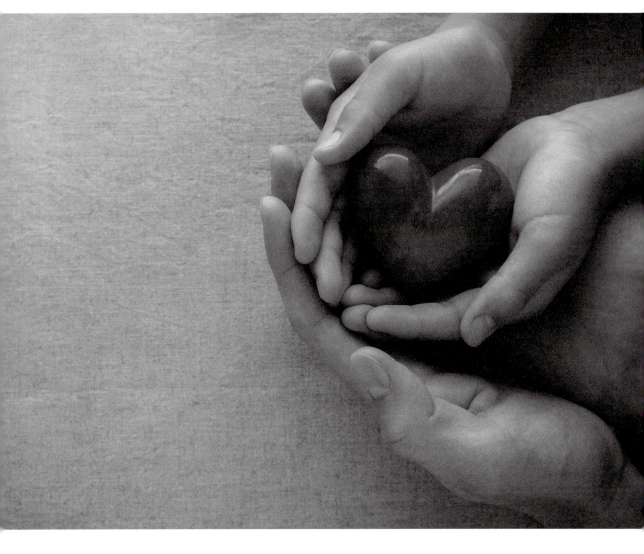

Psychiatric Disorders and Treatments

公認心理師カリキュラム準拠

精神疾患とその治療
第2版

三村　將
幸田るみ子　編
成本　迅
新村秀人

医歯薬出版株式会社

■編集

三村　將	みむら　まさる	慶應義塾大学予防医療センター
幸田 るみ子	こうだ　るみこ	立正大学心理学部臨床心理学科
成本　迅	なるもと　じん	京都府立医科大学大学院医学研究科精神機能病態学
新村　秀人	にいむら　ひでひと	大正大学臨床心理学部臨床心理学科

■執筆（執筆順）

三村　將	みむら　まさる	編集に同じ
黒木　俊秀	くろき　としひで	中村学園大学大学院教育学研究科
八木　剛平	やぎ　こうへい	おおぞらクリニック
飯島　詩織	いいじま　しおり	横浜市総合リハビリテーションセンター
齊藤　貴和	さいとう　きかず	駒沢女子大学人間総合学群心理学類
山村　卓	やまむら　すぐる	特定医療法人杏仁会神野病院リハビリ部
成本　迅	なるもと　じん	編集に同じ
本村　啓介	もとむら　けいすけ	国立病院機構肥前精神医療センター
竹内　啓善	たけうち　ひろよし	慶應義塾大学医学部精神・神経科学教室
林　公輔	はやし　こうすけ	学習院大学文学部心理学科
花村　温子	はなむら　あつこ	JCHO埼玉メディカルセンター心理療法室
幸田 るみ子	こうだ　るみこ	編集に同じ
田中　伸一郎	たなか　しんいちろう	東京藝術大学保健管理センター
中川　敦夫	なかがわ　あつお	聖マリアンナ医科大学神経精神科学教室
猪狩　圭介	いかり　けいすけ	麻生飯塚病院リエゾン精神科
大江 美佐里	おおえ　みさり	久留米大学保健管理センター，久留米大学医学部神経精神医学講座
太田　晴久	おおた　はるひさ	昭和大学発達障害医療研究所
新村　秀人	にいむら　ひでひと	編集に同じ
宇佐美 政英	うさみ　まさひで	国立国際医療研究センター国府台病院児童精神科
宮岡　佳子	みやおか　よしこ	跡見学園女子大学心理学部臨床心理学科
加藤　佑佳	かとう　ゆうか	京都府立医科大学大学院医学研究科精神機能病態学
小野　賢一	おの　けんいち	医療法人社団静和会ゆたかクリニック，恵泉女学園大学人間社会学部

This book was originally published in Japanese
under the title of :

Kōninsinrishi Karikyuramu Junkyo
Seisinsikkan To Sono Tiryou
(Based on the Curriculum for Licensed Psychologists :
 Psychiatric Disorders and Treatments)

Editors :
MIMURA, Masaru et al
MIMURA, Masaru
　Project Professor
　Center for Preventive Medicine, Keio University

© 2019　1st ed.
© 2025　2nd ed.

ISHIYAKU PUBLISHERS, INC.
　7-10, Honkomagome 1 chome, Bunkyo-ku,
　Tokyo 113-8612, Japan

第2版　序

　本書の初版が刊行されたのは2019年1月であるから，その時からすでに6年の歳月が流れた．思い返すと，この6年の間には考えもしなかったような出来事がいくつもあった．国内では2024年元旦に起こった能登半島地震や，豪雨・台風など異常気象による災害が続くなか，政治情勢に関しても驚くことが多かった．世界に目を向けても，ロシアのウクライナへの侵攻や，パレスチナ・イスラエル戦争，米国の2回にわたる大統領交代など，落ち着かない日々の連続である．

　そのような中でなんといっても人々の生活を根底から変えたのは，2020年から流行した新型コロナウィルス感染症のパンデミックである．じわじわと忍び寄る感染への目に見えない恐怖は，ある意味で感染自体への恐怖を上回っていたともいえる．やりたいことができず，会いたい人にも会えない状態は人々の心に暗い影を落とした．長引く感染症の猛威のなかで，ステイホームや自宅学習・リモートワークがデフォルトとなり，心を病む人たち，具合の悪くなる人たちも大幅に増えた．コロナ禍が及ぼした心身への影響もあり，公認心理師の役割の重要性も大きくクローズアップされたといえる．

　心理学や精神医学の関連領域でも，重大な社会的ニュースが数多くあった．たとえば，認知症基本法の成立と施行，旧優生保護法による強制不妊手術をめぐる訴訟と国の敗訴，LGBTQと性別違和の問題，様々なハラスメント事件などが挙げられる．これらの事件は人々が一律に同じ方向を向く，あるいは向かわされるのではなく，それぞれのダイバーシティが加速していることの象徴のように思える．個々人がその人らしく輝いて生きていくためには，また不測の事態に直面した時のレジリエンスを高めていくためには，公認心理師の役割は欠くことのできないものになっている．

　今回，第2版の出版にあたり，はたしてどのような本にしていくのか，他の編者，医歯薬出版の関係者とも様々な協議を重ねてきた．むろん，教科書としての立場から，精神科臨床に必要不可欠なエッセンスをまとめるという点は何ら変わりない．全体の構成や記載の工夫も初版と同様である．しかし，この6年の間に，必要とされる，あるいは知っておいた方がよい知識は格段に増えてきている．そこで，編者として臨床心理学部で教鞭をとる新村秀人氏にも加わっていただき，また目次構成も見直した．執筆者はそれぞれの領域で最近の知見に精通した第一線の臨床家・研究者であり，限られた紙面の中で必要十分な知識を盛り込んでいただいた．改めて感謝申し上げたい．

　現在，精神医学領域では，世界保健機関の診断基準である国際疾病分類（ICD）が第10版から第11版に改訂されているが，日本語版はまだ確定していない．確かに用語の問題はきわめて重要であるが，その一方で，教科書として極端に用語にとらわれることも利がないように思う．用語はいずれまた改訂されるし，中には改訂でかえってわかりにくくなったものもある．本書では，ICD-11や米国精神医学会の診断基準であるDSM-5-TRになるべく準じながら，できるだけ平易でわかりやすい表現で記載していただいた．執筆者間で，あるいは章の間で多少の不統一があることはご容赦いただきたい．

　多様な立場で人々の心に寄り添う公認心理師には，バランス感覚と包含性が求められると私は考えている．何に興味をもっていても，何を専門にしていても，あるいはどのような立場であったとしても，狭い関心領域にとらわれず，他の立場や考えも尊重していくことが大切である．そのためには心理学・精神医学の様々な領域について十分な知識をもっていることが基本になる．

　初版の序でも述べたが，公認心理師には一定以上の精神疾患や臨床医学の知識が求められている．本書が公認心理師を目指す大学院生，精神疾患を初めて学ぶ学生，さらには臨床に従事する専門職の人たちにとって，有用な座右の書となることを願っている．

2024年12月

編者を代表して

三村　將

第 1 版　序

　2018 年は 9 月に公認心理師の国家試験が実施され，第 1 回の合格者が誕生した記念すべき年といえる．臨床医学，ことに精神科の臨床においては，様々なバックグラウンドをもつ専門職が力を合わせ，患者さんとその家族を支援していくチーム医療の理念が根幹をなす．チーム医療では医師や看護師，薬剤師のほか，ソーシャルワーカー，言語聴覚士，作業療法士，理学療法士，臨床検査技師といった専門職が彼ら／彼女らだからこその意見を出し合い，有機的にチームの治療方針が形作られていく．このチーム医療のなかで心理職も重要な役割を果たしてきたが，医学系専門職のなかで唯一国家資格になっていなかったことから，診療機関では雇用される機会が少なく，また他の専門職種と連携していないこともあったように思う．今後は，精神科診療のみならず，緩和ケア，ペインクリニック，回復期リハビリテーションなど，様々な場面でチーム医療の一員として，また公認心理師として手腕を大いに発揮して活躍していくことが期待される．

　精神科医は，精神科専門医を目指す前に幅広く医学・医療全般を学び，2 年間は初期臨床研修として身体疾患を中心に研修することが義務づけられている．臨床に携わるのであれば，心の営みを扱う専門職である公認心理師も，脳や身体の基礎知識をもっておくことが求められる．

　本書は，精神科臨床の立場から，公認心理師を目指す学生および心理職の皆さんに知っておいていただきたい必要不可欠なエッセンスをまとめたものである．各章の著者は第一線の臨床家・研究者であり，最適の方たちにご執筆いただけたものと自負している．臨床場面全般に通じる総論と，疾患・病態ごとに概念から対応をまとめた各論に分けているが，可能な限り具体的イメージがわくように CASE を入れていただいている．また，チーム医療場面で様々に生じてくる臨床的疑問をコラムとして，トピック的に配置している．本文を読み進めていくなかで疲れたら，コラムをパラパラめくっていくのも一興かもしれない．

　公認心理師のカリキュラムには，「精神疾患とその治療」として必要科目に組み込まれ，そこでは公認心理師に求められる役割・知識について，「心理学，医学知識を身につけ，様々な職種と協働しながら支援等を主体的に実践できること」「精神疾患が疑われる者について，必要に応じて医師への紹介等の対応ができること」とされている．このように，心理学教育において精神疾患や臨床医学に関する一定の知識が求められるようになった背景には，心理学系学生の卒後の進路として，精神科診療への門戸が開かれてきたことが挙げられる．しかし，むしろそれ以上に，たとえば学校教育やカウンセリング，発達相談などに携わる公認心理師にも，一定の精神疾患や臨床医学の知識が求められていると考える．

　本書が精神疾患を初めて学ぶ心理学生，公認心理師を目指す方々，さらには臨床に従事する心理職の皆さんの指針となる精神医学テキストとなることを切に願っている．

2018 年 12 月

編者を代表して

三村　將

目 次

第2版 序 iii
第1版 序 iv

序章　心理学としての精神医学の理解　黒木俊秀 ……………… 002
　　Ⅰ．医学が心理学に期待することは何か　002
　　Ⅱ．心理学としての精神疾患の理解　004
　　Ⅲ．心理学と精神医学の連携　006

総論

1章　精神疾患とは　八木剛平，飯島詩織，齊藤和貴，山村　卓 ……… 008
　　1．精神疾患とは何か　008
　　2．歴史的視点からみた精神医療と臨床心理学　011
　　3．臨床心理学の歴史　013
　　4．生物学的精神医学と精神病理学（異常心理学）——二つの系譜　015
　　〈1章 Q & A〉　018

2章　精神症状のみかた　成本　迅 ………………………… 021
　　1．精神症状の分類　021
　　2．抑うつ　022
　　3．不安，恐怖　023
　　4．幻覚　024
　　5．妄想　025
　　6．精神科等医療機関に紹介すべき精神症状　027
　　〈2章 Q & A〉　028

3章　精神疾患の診断　本村啓介 ……………………………… 030
　　1．精神医学における診断　030
　　2．初診時面接：留意点　030
　　3．精神現症　034
　　4．初診時面接：問診事項　035
　　5．身体診察，医学的検査　038
　　6．精神医学的評価尺度，心理検査，診断面接　039
　　7．行動観察　039
　　8．診断　041
　　〈3章 Q & A〉　041

4章　精神疾患と薬物療法　竹内啓善 ………………………… 043
　　1．精神疾患の治療における薬物療法　043
　　2．薬物療法の基礎知識　043
　　3．抗うつ薬　044
　　4．抗不安薬・睡眠薬　046

5. 抗精神病薬　048
6. 気分安定薬　050
7. 認知症治療薬　051
8. 注意欠如多動症（ADHD）治療薬　052
〈4章 Q & A〉　053

5章　心理療法・支援の基本　　林　公輔　　055
1. 個人心理療法　055
2. 家族療法・集団心理療法　061
3. コミュニティ・アプローチ　063
〈5章 Q & A〉　065

6章　多職種連携とリエゾン精神医学　　067
① 多職種連携　　花村温子　　067
1. チーム医療とは　067
2. 連携と協働，他職種連携と多職種連携　068
3. チーム医療における各職種の役割　068
4. チーム医療に関わる心理職が知っておくべき基本知識と求められる役割　069
5. 多職種連携によるチーム医療における公認心理師の関わりの例　074
6. より良いチーム医療のために　075

② リエゾン精神医学　　幸田るみ子　　076
1. コンサルテーション・リエゾン精神医学の基本　076
2. 緩和ケア概論　077
〈6章 Q & A〉　080

各論

7章　精神疾患の理解①　統合失調症　　田中伸一郎　　084
【CASE】084　　1. 成因　085　　2. 症状　086　　3. 診断　091
4. 治療法　092　　5. 経過　094　　6. 本人・家族への支援　095
〈7章 Q & A，事後学習課題〉　095

8章　精神疾患の理解②　うつ病，双極症　　中川敦夫　　098
① うつ病
【CASE】098　　1. 成因　099　　2. 症状　100　　3. 診断　102
4. 治療法　103　　5. 経過　104　　6. 本人・家族への支援　105

② 双極症
【CASE】107　　1. 成因　108　　2. 症状　109　　3. 診断　109
4. 治療法　110　　5. 経過　111　　6. 本人・家族への支援　112
〈8章 Q & A，事後学習課題〉　112

9章　精神疾患の理解③　強迫症，不安症群　猪狩圭介 …… 115

① 強迫症
【CASE】115　　1. 成因　116　　2. 症状　118　　3. 診断　119
4. 治療法　120　　5. 経過　123　　6. 本人・家族への支援　124

② 不安症群
【CASE】124　　1. 成因　125　　2. 症状　125　　3. 診断　125
4. 治療法　127　　5. 経過　127　　6. 本人・家族への支援　127

〈9章 Q & A，事後学習課題〉128

10章　精神疾患の理解④　ストレス関連症群，解離症群　大江美佐里 …… 131

① ストレス関連症群
【CASE】131
[心的外傷後ストレス症（PTSD）] 132
1. 成因　132　　2. 症状　133　　3. 診断　134
4. 治療法　135　　5. 経過　135　　6. 本人・家族への支援　136

[適応反応症（適応障害）] 137
1. 成因　137　　2. 症状　138　　3. 診断　138
4. 治療法　138　　5. 経過　138　　6. 本人・家族への支援　138

② 解離症群
【CASE】139　　1. 成因　140　　2. 症状　140　　3. 診断　140
4. 治療法　142　　5. 経過　143　　6. 本人・家族への支援　143

〈10章 Q & A，事後学習課題〉143

11章　精神疾患の理解⑤　神経発達症群　太田晴久 …… 147

【CASE】147　　1. 成因　148　　2. 症状　151　　3. 診断　154
4. 治療法　157　　5. 経過　160　　6. 本人・家族への支援　160

〈11章 Q & A，事後学習課題〉161

12章　精神疾患の理解⑥　物質関連症，嗜癖症，秩序破壊的・衝動制御・素行症群　新村秀人 …… 163

【CASE】163

① 物質関連症
1. 成因　164　　2. 症状　166　　3. 診断　169
4. 治療法　170　　5. 経過　171　　6. 本人・家族への支援　171

② 嗜癖症
1. 成因　172　　2. 症状　173　　3. 診断　173
4. 治療法　173　　5. 経過　174　　6. 本人・家族への支援　174

③ 秩序破壊的・衝動制御・素行症群
1. 成因　175　　2. 症状　175　　3. 診断　175
4. 治療法　176　　5. 経過　176　　6. 本人・家族への支援　177

〈12章 Q & A，事後学習課題〉177

13章　児童・思春期における心理的問題　宇佐美政英 …… 179

【CASE】179
1. 児童・思春期の発達課題　180
2. 神経性やせ症　182
3. まとめ　186

〈13章 Q & A，事後学習課題〉　187

14章　ジェンダーをめぐる問題　宮岡佳子 …… 189

【CASE】189

① 女性の心理的問題
1. 出産前後の問題　190
2. 更年期うつ病　194
3. 月経前不快気分障害　195
4. 女性のうつ病　196

② LGBTQ
1. LGBTQとは　196
2. LGBTQのメンタルヘルス　197

〈14章 Q & A，事後学習課題〉　197

15章　高齢期における心理的問題　加藤佑佳 …… 200

【CASE】200
1. 高齢者の心理的側面　201
2. 高齢者のうつ　202
3. 認知症および軽度認知障害（MCI）　203

〈15章 Q & A，事後学習課題〉　212

付録　精神疾患に関わる医療・福祉制度　小野賢一 …… 215

- ■精神保健及び精神障害者の福祉に関する法律（通称：精神保健福祉法）
- ■障害者の日常生活及び社会生活を総合的に支援するための法律
    （通称：障害者総合福祉法）
- ■心神喪失等の状態で重大な他害行為を行った者の医療及び観察等に関する法律
    （通称：医療観察法）
- ■生活保護法
- ■成年後見制度
- ■ソーシャルサポート

コラム 〈1章〉 八木剛平，飯島詩織，齊藤和貴，山村　卓
　精神疾患は心の病気か？ 脳の病気か？　009
　日本の精神病者の「二重の不幸」とは何か　014
　カウンセリングとは何か　017
〈2章〉 成本　迅
　パーソナリティ症　028
〈3章〉 本村啓介
　伝統的診断図式（外因・内因・心因）　031
　生物・心理・社会モデル　032
〈7章〉 田中伸一郎
　統合失調症の病型分類　087
　統合失調症の古典的症状：Bleuler の基本症状　088
　統合失調症の古典的症状：Schneider の一級症状　088
〈10章〉 大江美佐里
　複雑性心的外傷後ストレス症（CPTSD）　134
　急性ストレス症　135
　トラウマインフォームドケア（Trauma-Informed Care：TIC）　136
〈15章〉 加藤佑佳
　認知症の人の意思決定能力をどう評価し支援にいかすか　211

本書で解説されている疾患の DSM-5-TR，ICD-11 対応表　222
索引　223

本文，カバーデザイン　美柑和俊＋滝澤彩佳（MIKAN-DESIGN）

序章 心理学としての精神医学の理解

I. 医学が心理学に期待することは何か

わが国における心理職の国家資格を定めた公認心理師法は，2015年9月に公布され，同法に基づき，2018年9月に第1回公認心理師試験が実施された．

公認心理師法によれば，「公認心理師とは，保健医療，福祉，教育その他の分野において，心理学に関する専門的知識及び技術をもって，心理的支援を要する者の心理状態の観察やその結果の分析，及び彼らやその関係者に対する相談，助言，指導その他の援助などの行為を行うことを業とする者」と定められている[1]．その他，心の健康に関する知識の普及を図るための教育や情報提供も公認心理師の業務である．

さらに，公認心理師は名称独占の資格であることから，心理に関する支援を要する様々な領域や心の健康教育や啓発に関わる種々の職域において汎用性のある役割を期待されている．すなわち，領域横断的な専門資格なのである．

わが国の様々な職域に勤務している公認心理師のなかでは，保健医療領域で働く者が全体の約3割余りを占める[2]．そのうち，精神科病院・診療所（クリニック）に勤務する公認心理師が最も多いが，一般病院にも多くの公認心理師が勤めている．精神科，心療内科以外では，小児科，産婦人科（周産母子医療を含む），神経内科（認知症医療を含む），緩和ケアなどの診療科で活躍する公認心理師も少なくない．したがって，公認心理師になろうとする者にとって，精神医学のみならず医学全般に関する知識の習得が必須である．現に**公認心理師カリキュラム**では，「健康・医療心理学」と「精神疾患とその治療」に加えて「人体の構造と機能及び疾病」のような医学系科目の比重が大きい．

こうした状況のなかで，医師や看護師ら，医療領域の他職種も公認心理師の働きに大いに期待している．事実，2年おきに行われる診療報酬改定の度に，その算定要件となる公認心理師が関わる業務範囲は拡大している．特に，精神医療以外の分野，たとえば，周産期医療や不妊治療，緩和ケア，救急医療，さらには心臓病や糖尿病による休職中の患者のリワーク支援などの診療報酬において，公認心理師が関与する業務が広がりつつあることは興味深い．今後，公認心理師は，精神医療に限らず，保健医療の様々な分野で活躍する

〔キーワード〕 公認心理師，心理アセスメント，心理的支援，生物・心理・社会モデル，多職種連携

ことになるだろう．その際，心理学の理論と技術を背景にして，他の職種の業務を補完するだけでなく，さらにチーム医療を円滑に遂行できるように働きかけることも求められると思われる．

では，保健医療領域において，具体的にはどのような**心理学に関する専門的知識と技術**が期待されているのだろうか．

第一には，**心理アセスメントの技術**である．20世紀半ばにテスト理論を確立した計量心理学（psychometrics）の発展は，様々な心理尺度の開発を可能にし，精神医学や行動科学分野の臨床研究と疫学調査に貢献してきた．古くは，Overall, J.（オーヴァーオール）が開発した簡易精神症状評価尺度（Brief Psychiatric Rating Scale：BPRS）は，向精神薬の臨床治験に広く用いられてきた．1980年に米国精神医学会が発表した『精神疾患の診断・統計マニュアル 第3版（Diagnostic and Statistical Manual of Mental Disorders, the Third Edition：DSM-III）』の開発を主導したSpitzer, R.（スピッツァー）は，新しい診断基準の作成にあたって精神科診断における信頼性の向上を特に重視し，Cohen, J.（コーエン）が提唱した評価者間信頼性の指標であるκ係数を導入した．以上のように，現代の精神科診断学に対する心理アセスメント技術の寄与は極めて大きい．最近では，自閉スペクトラム症の診断評価ツールとして，Autism Diagnostic Interview Revised（ADI-R）やAutism Diagnostic Observation Schedule Second Edition（ADOS-2）が，わが国の臨床のみならず研究においても使用されるようになっている（ADI-Rによる発達評価は，診療報酬における通院・在宅精神療法の児童思春期精神科専門管理加算の要件に含まれている）．

もちろん，ロールシャッハ・テストをはじめとする投影法による心理検査は，今後も公認心理師に求められる重要なアセスメントのツールであろう．しかしながら，診療報酬の対象となる以上，投影法検査の信頼性と妥当性についても説明責任が生じることを意識してほしい．この点に関して，米国ではロールシャッハ・テストの妥当性をめぐって繰り返し検証がなされてきた．1970年代にExner, J.（エクスナー）が提唱した包括システムは国際的にも広く普及したが，21世紀に入り，その妥当性が厳しく問われた結果，包括システムのスコアリングを改訂したRorschach Performance Assessment System（R-PAS）が開発された．こうした海外の動向にも注目しながら，より精緻なアセスメントを実践してほしい．

次に現代医学が心理学に期待するものとして，心理的支援，すなわち，心理療法をはじめとする**心理社会的治療技術の開発**がある．1980年代より欧米では精神力動的心理療法に代わって実証的な効果検証が可能な認知行動療法が主流となり，わが国でも2010年代に入りうつ病，不安症，発達症などに対する認知行動療法が普及しつつある．海外で盛んに行われているマインドフルネス瞑想の技法を取り入れた心理療法もいち早く注目されている．各種心理療法の効果を検証するランダム化比較試験（randomized controlled trial：RCT）やその作用機序に関する神経画像研究もさらに増えていくであろう．こうしたエビデンスに基づく心理療法の開発と普及は，従来の薬物療法の効果を補完するものである．さらに，最近，海外では治療抵抗性うつ病や心的外傷後ストレス症に対するサイケデリック・ドラッグ（精神展開薬）を用いた心理療法の有効性が注目を集めており，公認心理師は薬物療法の発展にも寄与する可能性が高い．

もう一つ，心理学に期待されるものとして，よりマクロ的な視点，すなわち，**社会心理学や認知心理学の知見の医学への応用**がある．もちろん，認知行動療法は社会心理学の理論を下敷きにして技法的発展を遂げてきており，また，認知心理学が神経科学研究の進歩に貢献していることはいうまでもない．一方，現代医学は人の健康維持や疾病の発生に個人の生活習慣，行動様式，ストレス負荷，対人関係，社会環境などの心理社会的要因が深く関与していることを明らかにしている．したがって，精神疾患のみならず，がんや生活習慣病の予防や介入の対策を計画する上で，現在の少子超高齢社会のもとでのライフスタイルや食生活，睡眠，嗜好などの影響を分析するとともに，保健医療サービスの受療行動も予測しなければならない．こうした包括的な社会医学研究に心理学の知見を生かすことが求められている．これは，経済学が社会心理学の視点を取り入れて行動経済学が生まれたことと似ており，欧米で行動科学（behavioral science）や行動医学（behavioral medicine）と呼ばれる分野と重なる．心理学が，個人や個人間の医学的問題の解決に応用されるだけでなく，社会集団全体を対象として，保健医療政策や健康増進活動の計画・策定にも寄与することが期待される．

II. 心理学としての精神疾患の理解

　近代の心理学は，哲学における心身問題に起源をもち，19世紀後半に物理学や生理学の研究方法を取り入れることにより成立した．それゆえ，同時期に登場した**精神医学**も心理学と深く関連しながら発展してきた．

　わが国では伝統的な**記述精神医学**の文脈においては，早発性痴呆（今日の統合失調症に相当）と躁うつ病という二大精神病の概念を提唱したKraepelin, E.（クレペリン）は，当初，Wundt, W.（ヴント）のもとで心理学実験にたずさわっており，その影響を大きく受けていた．また，Jaspers, K.（ヤスパース）は，Dilthey, W.（ディルタイ）が提唱した了解心理学の方法論を援用し，①幻覚妄想の内容よりも体験の形式に注目すること，②心的現象の認識の方法として「了解」と「説明」を区別すること，③統合失調症のような病的過程における一次妄想や幻聴は「発生的了解」という「相手の身になったときに，その理由や動機が誰にとってもわかること」が不可能であることなど，精神病理学の原則を明示した．Jaspersの方法論を継承したSchneider, K.（シュナイダー）は，心的異常を「心的あり方の異常変種」（パーソナリティ症や知的能力障害）と「疾患（および奇形）の結果」（精神病）の2つに分け，さらに後者の一部は「身体学的なもの」（器質性精神病や症状精神病等）であり，また一部は「心理学（精神病理学）的なもの」（内因性精神病）であるとした[3]．すなわち，精神病の診断には身体的事実と心理学的事実の二本立てが求められるとして，**経験論的二元論**と呼んだ．さらにSchneiderは，統合失調症や循環病（躁うつ病）のような精神病は，生活発展の完結性と意味連続性を切断すると概念化した．以上のように，記述精神医学は精神疾患（特に内因性精神病）の概念に生物学的な原因を想定しながらも，その理解に心理学的方法論を組み入れていた．

　一方，Kraepelinとほぼ同じ時代を生きたFreud, S.（フロイト）は，神経生理学者として出発したが，後に精神活動における無意識の役割を提唱し，精神分析学を創始した．Freudの学説によれば，すべての精神疾患は不安に対する防衛機制の障害として一元論

的に理解される．精神分析学と関連する**力動心理学の理論**は，Freudの後継者たちが離反と対立を繰り返したにもかかわらず，大きく発展し，20世紀における精神医学と心理学の双方に絶大な影響を与えた．特に心理療法を定式化し，臨床心理学の方向性を決定付けたFreudの業績は大きい．Binswanger, L.（ビンスワンガー）の現存在分析に代表される人間学派も力動心理学の大きな潮流の一端に位置付けられるものであり，記述精神医学と異なり，精神病の一元論的理解を推し進めた．

今日，精神疾患のみならず身体疾患の病態をも理解するモデルとして最もよく知られているのは，1977年にEngel, G.（エンゲル）が提唱した**生物・心理・社会**（bio-psycho-social：BPS）**モデル**であろう[4]．患者の病態を単純な生物学的説明へと還元する一元論的な医学モデルへの批判として登場したBPSモデルは，①**生物学的要因**（遺伝，脳・神経科学，生理学），②**心理学的要因**（人格特性・発達・対人関係），③**社会的要因**（文化，価値観，経済的要因）という多元的観点を特徴としている【図1】．BPSモデルは，1946年の世界保健機関（WHO）憲章における健康の定義，「身体的，精神的及び社会的に完全に良好な状態であり，単に病気あるいは虚弱でないことではない」とも一致しており，個人の病態を理解するための多様な視点を含んでいる．なにより包括的・全人的支援を提供しようとする理念において，BPSモデルは医師のみならず看護師やソーシャルワーカーらの医療専門職に広く受け入れられてきた．臨床心理学においても，心理学の諸分野の多様なアプローチを統合するフレームワークとしてBPSモデルは重視されてきた．しかしながら，近年，BPSモデルは単に折衷主義の産物に過ぎないという批判もある[5]．実際の臨床や研究の現場で活かすにはあまりに大雑把すぎて，様々な局面において生物，心理，および社会の各側面をどう理解して，どのように対処すべきであるかという現実的な指針にはなりにくいのである．

もっとも，今日，精神疾患の複雑な病態を説明するには，もはや単純な生物学的還元主義では対応できないことは明らかである．無論，かつての精神分析学のような基本となる心理学理論も存在しない．それゆえ，多元的な観点による精神疾患の説明モデルが改めて提言されている．これは，一つの心理的現象を理解するのに，複数の異なるアプローチを認め，異なる方法により得られた異なる水準の知見を補完的に理解しようと試みるものである[6]．たとえば，近親者が急に亡くなるという喪失体験を契機にうつ病を発症した患者の場合，喪失体験のみを病因に帰するわけにはいかない（同様の喪失体験があっても，うつ病を発症しない者のほうが多い）．神経画像では，海馬の容積縮小を認めたため，喪失体験に伴う情動反応が脳内のシナプス可塑性に影響を与えた可能性が示唆されるが，それが発症のメカニズムをすべて説明するものではない．もともと何らかの脆弱性の素因があった可能性があり，うつ病の発症に関連する特定の遺伝子多型が検出されたが，これもまた病因の一部しか説明しない．生育歴上，人生早期の喪失体験が遺伝子にエピジェネ

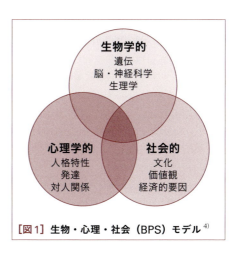

【図1】生物・心理・社会（BPS）モデル[4]

ティックな影響を与えた可能性も否定できない．こうした複雑な精神疾患の病因・病態を理解する上で，多元主義的な説明のフレームワークは役立つとされる．

　最近，心理学の中からも多元主義の主張が挙がっている．それは，英国の心理学者らの声明であり，従来の精神科診断に代わって，心理的苦痛や異常体験，および問題行動の様式を哲学や心理学の概念により多元主義的に捉える必要性を主張している[7]．こうした心理学における多元主義の今後の展開が注目される．

III. 心理学と精神医学の連携

　先に述べたように，近代以降の心理学と精神医学は互いに影響を与えながら発展してきた．心理アセスメントと心理的支援の理論と技術の発展は，両者の連携なくしてはあり得なかった．そして今日，特に臨床心理学と精神医学との境界は不鮮明となってきており，両者は重なり合う部分も大きい．

　海外では，統合失調症の初発エピソードに対しても薬物療法とともに認知行動療法を推奨する治療ガイドラインが公表されている．精神疾患の生物学的研究にも心理学が寄与するところは極めて大きいと期待される．心理療法の理論にも神経科学の知見が反映されつつある．最近の社会心理学では神経画像を用いた研究が盛んになっており，今後，心理学が神経科学へより接近するものと予想される．

　一方，臨床の現場における**心理職と医師**という**職種間の連携**もさらに重要になってくるであろう．これも海外の状況を参考にすると，北米では，職能団体である米国心理学会と米国精神医学会（どちらも略称は，APA）が，理念においては相補的協調関係にあるが，実は熾烈な競合関係にある．それゆえ，互いにストレスフルな影響を与えつつ，ともに発展を遂げてきた．1980年代以降，心理療法のほとんどを心理職が担うという精神科医との分業化が進むとともに，心理職の個人開業が可能になった．しかし，その背景には特有の医療保険制度が関係している．

　わが国の医療制度や社会状況に適した**建設的・創造的な心理学と医学の連携**が発展していくことを期待したい．

文献

1) 厚生労働省：公認心理師法概要（2015年9月16日）
2) 一般財団法人日本心理研修センター：令和5年度公認心理師活動状況等調査報告書，2024．
3) クルト・シュナイダー（著），針間博彦（訳）：新版臨床精神病理学，文光堂，2007．
4) Engel, G：The need for a new medical model: a challenge for biomedicine. *Science*, **196**：129-136, 1977．
5) ナシア・ガミー（著），村井俊哉（訳）：現代精神医学原論，みすず書房，2009．
6) Kendler, KK：Toward a philosophical structure for psychiatry. *Am J Psychiatry*, **162**：433-440, 2005．
7) Boyle, M, Johnstone, L：A Straight Talking Introduction to the Power Threat Meaning Framework：An alternative to psychiatric diagnosis, PCCS Books, 2020（石原孝二・他訳：精神科診断に代わるアプローチ PTMF．北大路書房，2023）

（黒木俊秀）

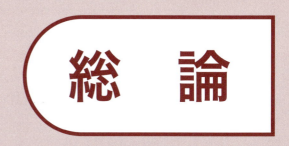

1章 精神疾患とは

到達目標
- 精神科医からみた精神疾患の概要を理解する．
- 心理職からみた精神疾患の概要を理解する．
- 精神医療の歴史的変遷を理解する．
- 臨床心理学の歴史（精神疾患と心理学の関わりの歴史と理論）を理解する．
- 生物学的精神医学とは何かを理解する．

1．精神疾患とは何か

1）精神科医からみた精神疾患

　米国精神医学会の『精神疾患の診断・統計マニュアル』（DSM-5-TR）[1] における精神疾患は次の通りである．

1. 神経発達症群
2. 統合失調スペクトラム症及び他の精神症群
3. 双極症及び関連症群
4. 抑うつ症群
5. 不安症群
6. 強迫症及び関連症群
7. 心的外傷及びストレス因関連症群
8. 解離症群
9. 身体症状症及び関連症群
10. 食行動症及び摂食症群
11. 排泄症群
12. 睡眠・覚醒障害群
13. 性機能不全群
14. 性別違和
15. 秩序破壊的・衝動制御・素行症群
16. 物質関連症及び嗜癖症群

【キーワード】精神医療史，脳科学，レジリエンス，心の問題，カウンセリング

17. 神経認知障害群
18. パーソナリティ症群
19. パラフィリア症群
20. 他の精神疾患群など

　また，世界保健機関（WHO）による『国際疾病分類』（ICD-10）[2] では以下の事項が挙げられている（ICD は 2018 年に第 11 回の改訂版が発表され，翌年に WHO の世界保健総会にて採択，2022 年に発効されている）．なお，現在 ICD-11 は採択後の移行期間（5 年）にあり，日本語版も適用の準備が進められている．

F0．症状性を含む器質性精神障害
F1．精神作用物質使用による精神および行動の障害
F2．統合失調症，統合失調症型障害および妄想性障害
F3．気分（感情）障害
F4．神経症性障害，ストレス関連障害および身体表現性障害
F5．生理的障害および身体的要因に関連した行動症候群
F6．成人のパーソナリティおよび行動の障害
F7．精神遅滞［知的障害］
F8．心理的発達の障害
F9．小児期および青年期に通常発症する行動および情緒の障害など

　ICD-10 の分類と呼称は，精神障害者自立支援医療のための診断書で用いられている．
　DSM と ICD がこれまで 5 〜 10 回の改訂を必要としたのは，病気とその見方が時代とともに変化し続けているからである．
　2011 年に厚生労働省は，都道府県が作成する地域保健医療計画で「4 大疾病」とされてきた「がん，脳卒中，急性心筋梗塞，糖尿病」に「精神疾患」を追加して，「5 大疾病」とした．これは精神疾患が国民の健康に重要な関わりをもつ問題の一つとして公的に認知されたことになる．

column ①
精神疾患は心の病気か？ 脳の病気か？

　この種の議論は昔からあり，どちらの主張にもそれなりの理由はあるが，それぞれが立場や見方の違いを代表しているだけの話である．学説や学派（特に研究）の都合でどちらかに片寄るのはやむを得ないとしても，かつていずれか一方を無視した学説は，それぞれ "mindless" あるいは "brainless psychiatry" と批判された．パーキンソン病，アルツハイマー病など典型的な脳の病気を含めて，身体疾患に心理的要因（心の問題）が存在することはすでに常識化し，ICD-10 では「心身性（psychosomatic）」の用語が使われなくなった．臨床で実在するのは心身（心脳）問題[3] ではなく，「精神疾患」と「心の問題」であり，心理職は心の問題の専門家として精神疾患に関わるべきである．精神科医と心理職はともに，病む（悩む）のは「心」でも「脳」でもなく，「人」である，という現実にいつも立ち戻らなければならない．

2）心理職からみた精神疾患

(1) 心理職が精神疾患を学ぶ必要性

　心理職が働く領域は多岐にわたるが，どの領域でも基本的な精神疾患について学び，病理面を理解しておく必要があることはいうまでもない．各領域での心理支援において，様々な精神疾患と出会うことがあるだろう．また，精神疾患の可能性が懸念されたり早期の兆候がみられたりする場合には，医療に適切につなげ，連携・協働していくことも心理職の重要な役割である．

(2) 精神疾患の診断・治療と心理職

　医療領域においては**チーム医療**が推進されている．診断の確定には多角的な検討が必要であり，その一助として心理検査，心理アセスメントを行うことがしばしばある．ツールを用いたアセスメントや，発達・生育歴，家族歴，現病歴の聴取などを行い，横断的・縦断的に理解することによって，心理職は精神疾患の診断・見立てにチームの一員として貢献できる．

　ここで，精神疾患の診断は治療のためであることを再確認しておきたい．診断が確定したとしても，状態像や心理面，さらに周辺の状況においてどのようなダイナミックな現象が起こっているのかを把握することが心理職の大きな役割である．近年はうつ病をはじめ，不安症群，パーソナリティ症，統合失調症など，多様な精神疾患についての認知行動理論による試みが提唱され，心理的治療法も開発されている．さらにこのような状態像，心理面の把握や精神疾患に関する心理学的知見を心理支援につなげ，また多職種と連携・協働し，活用してもらうことで，より密度や質の高い支援を提供できる．

　心理支援や多職種アプローチにおいてどのような技法を用いるにしても，要支援者と，そして多職種間での信頼関係が基盤にあって成り立つことは常に心にとめておくべきである．

(3) 要支援者の独自性とレジリエンス——心理職が精神疾患をみることの意義

　特定の理論に基づいた疾患のメカニズム，あるいは病態水準論などは枠組みとして重要である．しかしながら，高良が「流派にこだわるとそこにいるクライエントが見えなくなる」[4]と述べているように，ある診断，病態水準，心理的モデルを単に当てはめることが心理アセスメントではないことに気をつけなければならない．

　要支援者への心理的な理解は，先に述べたような枠組みをふまえながら「人間は生涯発達する存在であり，成長していくものである」という心理職の基本的な視点を忘れず，「その人」の独自性やレジリエンスを含めて，より立体的に捉えていかなければならない．さらに，これまで要支援者が精神疾患を抱えながらも生き抜いてきたという「当事者としての知」があることも見過ごさないようにしたい．しばしば専門家の知見のほうが正しく，ときに当事者のそれは不十分，不正確なものであると思う人もいるが，それは戒めなければならない．

　また，時間や状況によって要支援者の状態や状況は変化していくため，関わり方や介入法も「**その人**」の状態に応じて微調整し，柔軟に対応することが大切である．たとえば，急性期には心理職が独断で積極的な介入をすることは避けるべきである．さらに，症状による体験，生活上の変化など，精神疾患をめぐって要支援者がどのような体験や苦悩，または成長してきたかといった「要支援者がもつレジリエンス」や「**当事者としての知**」にも目を向け，こまやかに「その人らしさ」を立体的に捉える必要がある．多職種支援にお

いて，こうした広く深い点を活かしながら貢献できることも心理職がいることの意義ではないだろうか．

(4) 精神疾患をみるうえで基礎となること

精神疾患をみる際に最も大切なことは，われわれは精神疾患を抱えた「一人の人」に関わるという意識である．精神疾患の病理を目の当たりにしたとき，人は「私とは違う」という異質感をもち，自分とは切り離された存在であると思うことがある．あるいは，心理支援の場において支援者－要支援者という関係で出会うことになるかもしれない．だが，当然ながら，そこにいるのは同じ「人間」同士であることを忘れてはならない．

また，**「共感的理解」**という言葉は心理学で必ず学ぶであろう．言い換えて表現するなら，「その人の"**身**"になって」理解することといえる．「身（み）」という漢字の語源をたどると，いにしえの象形文字に遡る[5, 6]．中国最古の部首別字典である『説文解字』では「躬也，象人之身」と定義づけられているが，時代の流れとともに「身」という漢字には実に多くの意味が込められてきている．『孟子，告子下』の「空乏其身」[*1]をはじめ，数多く後世に伝える漢文学のなか，「身」という表現が活用されている．詳細は市川[8]，さらにそれを論じた河合[9]を参照してほしいが，日本独自の漢字文化のなかでも「身」という漢字をもとに，「身に余る」「身の上相談」「一身上の都合」「身を寄せる」「身の振り方」など多彩な表現が派生し，いまだに人生の重要なことに関して活用されている．このような観点に立つと，「身（み）」とは，「身体」「生命」「社会的存在」「自ら」「心」「全体存在（全身全霊）」など，様々な意味が含まれた人間像の全体をなぞる包括的な概念と考えられる．「身」という言葉に含まれる歴史的な流れや様々な次元も考慮しながら，「その人」のありようをできる限り節度ある想像力や追体験の力を駆使し，なぞりながら[10]思い描くというように，自らがまさに「その人の身になって」理解しようとすることが，他者理解の基礎となることを忘れてはならない．ただし，節度ある距離感に注意しなければ双方が巻き込み合い，互いに客観性を失い，心理支援が建設的な方向に向かなくなる恐れがあることも附記したい．

最後に，江口（2018）の文章を引用し紹介したい[11]．江口は土居健郎の著作[12]を再読し，「土居はのちに良寛の言葉を引きながら『すべて言葉をしみじみといふべし』と記した．つまり言葉と思索が乖離してはならない，『言葉をこころのアリバイにしてはならない』ということを自らにもまた周囲にも言い聞かせたのである」と述べている．要支援者と語り合うときには，このことを「しみじみ」と噛みしめ，「身」にしみこませたいと思う．

2．歴史的視点からみた精神医療と臨床心理学

1）精神医療の変遷[13]

(1) 古代～江戸時代──家庭看護／加持祈祷（民間療法）／漢方治療

日本最古の精神疾患に関する記録は，「大宝律令」（701）にある．つまり医学書ではなく法律のなかにあり，そのなかの「癲狂（てんきょう）」が現在の癲癇（てんかん）と精神病にほぼ該当すると考えられている．刑罰の軽減措置が定められ，またその看護に家族か近親者があたるという（明

[*1] 天の将に大任を是人に降さんとするや，必ず先ず其心志を苦め，其筋骨を労せしめ，其體膚を餓えしめ，其の身を空乏にし，行なうこと其の為さんとする所に払乱せしむ[7]．

1章 精神疾患とは

治維新まで続いた）慣習の淵源をその条文にみることもできる．古代から中世まで，病気は（精神病に限らず）**加持祈祷**の対象であり，江戸時代から明治時代まで多くの神社・寺院で加持祈祷による宗教的治療が行われた[*2]．この時代には，「鬱症」「不寝」などの記載も現れ，日本最古の精神科専門書である土田 献の「癲癇狂経験編」（1819）には，当時の**漢方治療**による成功53例，失敗6例の記載がある．

(2) 明治〜昭和20年代──私宅監置／病院医療（精神病院法）

明治時代に入ると，政府の主導で漢方医学から西洋医学への転換が図られ，医学は官民こぞってドイツ一辺倒となった．江戸時代からの民間療法が存続する一方で，公立の京都府癲狂院（1875）と私立の加藤瘋癲病院（1878）をはじめとして精神病院が設立された．さらに「精神病者監護法」（1900）に基づいて，「**私宅監置**」[*3]（いわゆる座敷牢）が普及した．その悲惨な実態は呉 秀三（1918）の全国的調査によって明らかとなり，「精神病院法」（1919）の公布によって精神病院（その大半は私立病院）が増加した．

その後の精神医療は，欧米精神医学の進展に追随して行われた．この時代の特徴は精神病を脳疾患とみなす「**脳病説**」である．明治の中期には「癲狂院」の名が嫌われて，多くが「**精神病院**」と改称したが，後期には「**脳病院**」と再改称した．脳病説は，欧米では19世紀後半以降，間接的に精神病不治説（悲観論）と精神病院の収容所化の要因となっていた．また精神病の「**遺伝説**」を根拠とする「遺伝性精神病」の断種手術が，日本では「国民優生法」（1940）として成立した．20世紀の1920〜1940年代に欧米で始まった**身体療法**（持続睡眠，発熱，ショック療法，精神外科）の多くは，第二次世界大戦後の日本に導入され，薬物療法が普及する1960年代の初めまで試みられた．

(3) 20世紀後半〜21世紀の10年代

「精神衛生法」（1950）の制定は，精神病者を座敷牢から解放すべく私宅監置制度を非合法化し，他方で病院・病床の絶対的不足を補うために，国庫補助などで民間病院の新・増築を促進し，1975年に目標（人口1万対25床）を突破した．しかし病床数の8割以上が民間立という日本特有の「**民間精神病院ブーム**」は，欧米の脱入院化・地域化とは正反対の社会現象となった．ごく一部の先進的な病院では，早くから院内で「生活療法」，次いで外来の「生活臨床」が始まり，薬物療法と連動して社会復帰を促進したが，一般の民間病院では**長期入院**が常態化し，**閉鎖病棟**は人権侵害など不祥事件の温床となった．

このような医療情勢のなかで発生した精神科病院での看護職員らによる患者の暴行致死事件（1984）を契機に，日本の精神医療に国際的な非難が集中し，国は「精神衛生法」に代わる「**精神保健法**」（1988），さらに「**精神保健福祉法**」と「**障害者プラン・7か年戦略**」（1995）の策定などによって，脱入院化・地域化・ノーマライゼーション（障害者と健常者が等しく生きる社会の実現）を目指した．全国精神障害者家族会連合会（全家連）の**抗スティグマ**[*4]運動も活発化し，その要望で「精神分裂病」から「統合失調症」への

[*2] 京都・岩倉の大雲寺には，後三条天皇（在位1068〜1072）の皇女が「髪を振り乱し，衣を引き裂き，心を喪った」とき神仏に祈願し，そのお告げに従って大雲寺に参詣させ，「霊泉」を毎日飲ませて「聡明元に復した」という伝説がある．明和2（1765）年頃から精神病者がここに集まるようになって，その門前にはいくつかの茶屋（宿屋）ができた．そのうちの1軒から岩倉癲狂院（1884），後の岩倉精神病院が設立された[9]．

[*3] 私宅監置：私人が行政官庁の許可を得て，私宅に一室を設け精神病者を監禁すること[9]．

[*4] スティグマ：社会的に差別される存在であるという負の烙印．

呼称変更（2002）が実現した．

　他方では，うつ病が有病率の上昇や低年齢化，自殺者の増加や職場のメンタルヘルスとの関連で社会問題化した．精神疾患は厚生労働省によって「5大疾病」の一つとして認定（2011）され，「心の病」は国民にとって身近な病気になってきた．

　しかし，精神疾患に対する世間の偏見・差別は依然として深刻な問題である[14]．特にソーシャル・スティグマを当事者が内化した「**セルフ・スティグマ**」は，―（当事者の言葉）「過去の私が未来の私を蔑み，差別」して―レジリエンスを減弱させ，回復に対する最大の阻害要因の一つとなる．それは精神医療の歴史を通じて，当事者や家族が体験してきた処遇と深く関わっていることに，心理職は精神科医とともに思いを致す必要がある．

3．臨床心理学の歴史

1）世界の臨床心理学（clinical psychology）の歴史

　臨床心理学の成立を何年と捉えることは難しい．しかし，Wundt, W. M.（ヴント）がライプツィヒ大学に心理学実験室を創設した1879年を科学的心理学の起源とするならば，**臨床心理学の起源**は1896年といえる．この年，ドイツでは統合失調症（当時は「早発性痴呆」）の病理を明らかにするKraepelin, E.（クレペリン）が『精神医学における心理学的実験』を出版し，米国ではWitmer, L.（ウィットマー）がpsychological clinicを開設し，それぞれが臨床心理学の始まりとされる[15, 16]．特に，Witmerのクリニックで行われていた知的能力障害や学習困難を抱える児童の診断と矯正教育は，初期の臨床心理学における関心の一つであったといえる[17]．また，同時期にヨーロッパではFreud, S.（フロイト）が精神分析学の理論を発展させ始めている．精神分析学の考え方は投影法によるアセスメントの開発・発展にも寄与しており，下山[17]が「精神分析学とWundtによって成立した心理学が合流し，（中略）『臨床心理学』が成立したのである」と述べているように，批判はありながらも臨床心理学に及ぼした影響は大きいといえるだろう．

　一方，米国では1890年にJames, W.（ジェームズ）が刊行した『心理学の原理』によって同国の臨床心理学の原点が形成された[16]．特に，ロシアのPavlov, I.（パブロフ）による古典的条件付けの原理に影響を受けたWatson, J. B.（ワトソン）による行動主義は，後に各国に広がり，**行動療法**として発展を遂げていく．1940～1950年代にRogers, C. R.（ロジャーズ）の提唱したクライエント中心療法は，第二次世界大戦の影響で米国が心理学の中心となるなかで注目・支持を集め，臨床心理学やカウンセリングの可能性を広げるきっかけとなった．また，1950年代に始まった認知革命は，Ellis, A.（エリス）による論理情動療法や，Beck, A. T.（ベック）による**認知療法**などを興し，それまで隆盛を誇っていた行動療法に対して大きな変化をもたらすこととなった．その結果，近年では**認知行動療法**に発展し，臨床心理学的支援の大きな柱の一つとなっている．1960年代になると家族を介入対象と捉える**家族療法**の研究が進んだことに加え，1965年には**コミュニティ心理学**が成立し，地域の精神衛生に積極的に介入していくという臨床心理学の新たなあり方が明示された．

2）日本の臨床心理学の歴史

日本の初期の臨床心理学的な興味も精神測定に向けられており，第二次世界大戦以前に最初の**ビネー式の知能検査**が紹介・刊行されている．また，内田勇三郎は内田・クレペリン精神作業検査の創案をすませ，1921 年に発表された**ロールシャッハ・テスト**を，1930 年にわが国へ紹介している[18, 19]．この時期に**森田療法**が提案されているだけでなく，古沢平作や矢部八重吉らも早くから心理療法を研究していた[20, 21]．さらに，1950 年には東京で**臨床心理研究会**が発足し，翌年に現在の**国立精神・神経医療研究センター精神保健研究所**に心理学部が設置され，ロジャース派の佐治守夫や**ロールシャッハ・テスト（片口法）**

---

column ②
日本の精神病者の「二重の不幸」とは何か

これは呉 秀三・樫田五郎著『精神病者私宅監置ノ実況及ビ其統計的観察』(1918)のなかにある「我邦十何万ノ精神病者ハ実ニ此病ヲ受ケタルノ不幸ノ外ニ，此邦ニ生マレタルノ不幸ヲ重ヌルモノト云フベシ」の文章[22]を，後世の史家が「標語」化したものである．明治政府は「精神病者監護法」(1900)によって「私宅監置」(いわゆる座敷牢)を合法化したが，その悲惨な実態を明らかにしたこの全国的調査報告論文は，翌年「精神病院法」(1919)が公布され，日本で精神病院の設立が進む契機になった．

しかし上記の文章は，日本政府を相手に私宅監置の廃止と精神病院の設立を迫った「檄文」の一部であったことに留意すべきである．日欧の精神医療史に関する呉 秀三の認識は，報告書論文の冒頭で次のように述べられている．「精神病者ノ処置ハ洋ノ東西ヲ問ハズ，往古ヨリ近代ニ至ルマデ冷酷ニシテ殊ニ西洋ニ於テソノ甚シキヲ見タリ」「我邦ニ於テハ，古クヨリ精神病ヲ以テ一ノ疾病ト看做シタレバ，精神病者ニ対スル処置モ欧州ニ行ハレタルガ如キ残忍暴虐ナルモノ無カリシト雖モ亦甚冷疎タルヲ免レザリキ」．別の論文には「幸ニシテ我邦ノ精神病者ハ（著者註：西洋のような）厄運ニ出会シタルコトハナキ…」の記述がある．

ところで半世紀以上も忘れられていたこの文献が，「二重の不幸」の標語によって日本の精神医療界に知られるようになったのは，1964 年に岡田靖雄氏が「精神衛生法」改悪反対運動の旗印にこれを掲げてからである．上記の文章に出会って感激したという氏は，「日本の近現代精神科医療史とは徹底した病者虐待」と観ずる精神医学史家であった[23]．その後，この標語は改革運動家の手を離れ，特に 1980 年代は入院中心の精神医療に国際的な非難が集中したことから，欧米先進国の脱施設化と対比して日本の後進性を批判する学者・評論家・メディアが，原文を読みもせずに標語だけを受け売りしたために，20 世紀末の言論界は「二重の不幸」論の過熱・氾濫という奇観を呈するに至った．しかしこれは，呉 秀三の日欧の精神医療史観が不当に歪曲されて生じた社会現象であったとみられる[24]．

また近年の一部の報道は，イタリアにおける 1980 年代以降の脱施設化の成果を礼賛しつつ，これとは対照的に「日本は極めて非人道的な精神科医療を行っているかのように批判」してきた．しかし現地の精神科医療施設に関する最近の視察報告によれば，「日本で紹介されているイタリア精神科医療の実態はどうみても腑に落ちぬもの」であるという[25]．

の片口安史，内観療法の村瀬孝雄らという，わが国の臨床心理学の発展に大きく貢献する人材が生み出された[16]．

その後，1964年に発足した日本臨床心理学会は1960年代後半から1970年代にかけて心理職資格問題などで紛糾し，いわゆる「冬の時代」[16]を迎えることになる．だが，この時期にはユング派精神分析家の資格を得た河合隼雄や，米国で精神分析の訓練を受けた鑪幹八郎，動作法を開発した成瀬悟作らが活躍を始め，徐々に「再組織化」[21]への基盤も固められた．そして，1988年に**臨床心理士**の資格が発足するなど，近年では様々な分野で着実に臨床心理学的支援が社会に根付き始めた．さらに，2017年9月には**公認心理師法**が施行され，初めての国家資格として心理職が制度化された．

4. 生物学的精神医学と精神病理学（異常心理学） ——二つの系譜[3, 26]

1）脳の病気としての精神疾患

生物学的精神医学とは，精神疾患の患者の体内（特に脳内）に物質的な異常（変化）を見出して，病気の理解と治療に役立てようとする研究分野である．19世紀の終わりから，病気の原因を科学的（物理化学的）方法で突き止めようとする研究が，20世紀前半に感染症，ホルモン，ビタミン欠乏症に対して，近代医学の勝利と呼ばれる成果を挙げた．精神科では，顕微鏡下で進行麻痺の脳内にスピロヘータが発見され，脳波で癲癇の脳に異常電気活動が検出されて治療法の確立につながった．そこで20世紀後半の生物学的精神医学の課題は，統合失調症や双極症も体（脳）の病気であるという仮定に立って，それぞれの原因，成り立ち，仕組み（病因・病理）を解明することとなった．

この領域の研究にとって次の大きなインパクトは，20世紀の中頃に中枢神経系（脳）に作用する**精神科治療薬（向精神薬）**群が一斉に登場したことであった．それらの薬（抗精神病薬・気分安定薬・抗うつ薬・抗不安薬）は，いわゆる"serendipity"（掘り出し物を見つける才能）や試行錯誤的な試みの産物であったが，生物学的精神医学にとっては，それぞれの薬が効く統合失調症，双極症，うつ病，不安症群の脳内に，薬で是正しうる化学的異常があるという仮説（**化学的脳病説**）を立てて，薬の臨床効果と薬理作用から（いわば「逆算」して），精神疾患の病因・病理を解明する研究が可能になった．

その代表例が，1960年代に提唱されたうつ病の「**モノアミン異常説**」と，1970年代に提唱された統合失調症の「**ドパミン亢進説**」である．前者は抗うつ薬がセロトニン・ノルアドレナリン（モノアミン）神経に作用すること，後者は抗精神病薬がドパミン神経の伝達を遮断することから，当時は最も有力な化学説としてもてはやされた．しかし脳科学的な検証が進むにつれて，1980～1990年代には肯定も否定もされないまま暗礁に乗り上げており，向精神薬の作用メカニズムに関する仮説から導かれた化学的脳病説は再検討を迫られている．

2）脳の自然治癒作業とレジリエンス[*5]

精神疾患に向精神薬が効くのは，病因・病理に関わる脳の物質的異常を是正するからだという化学的脳病説に対して，薬は脳の「自然治癒作業」を助けるだけという主張（神田橋）[27]がある．そもそも，20世紀前半の**ショック療法**（現在の電撃療法はその一つ）は，精神病が偶発的な発熱，昏睡，けいれんのあとに自然治癒するという臨床での観察から，これらの症状を人工的に起こす試みから開発された．また生理学の領域では，自律神経・内分泌系が病気を防ぎ治す働き－古代医学の自然治癒力－に関わる生体防御システムとして注目されていた（**ホメオスタシス・ストレス学説**）．20世紀後半に導入された抗精神病薬についても，早くからこれを（あまり一般に注目されなかったが）生体のホメオスタシスや自然治癒傾向を援助する手段とみる主張（Haase, 1965）があり，最近では自然治癒過程の促進を目指す「**ヒポクラテス的精神薬理学**」（Ghaemi, 2008）が提唱されている．

ところで1980年代後半に，統合失調症急性期の抗精神病薬に対する反応性と血中ホモバニリン酸〔ドパミン（DA）の最終代謝産物〕値を指標とした中枢ドパミン活動との相関研究から，ドパミン系を統合失調症の病原因子というよりは，心的正常性（mental normalcy）を維持するための「**修復システム**（restitutive system）」，あるいは生物学的「**ストレス緩衝システム**（stress buffering system）」とみる仮説（Friedhoff, 1986）が提唱された．さらに21世紀に入り，外力による物体の歪み（ストレス）と，これに抗して物体内部に生じる反発・復元・回復力（**レジリエンス**）という物理学的概念が，生理学的概念として精神疾患の発病と回復の生物学的理解に応用され，その**物理化学・薬理学的研究**が始まった（Charney, 2004）．

これらの動向に注目して筆頭著者[14]は，中枢神経系（脳）に精神疾患を防ぎ治す「**レジリエンス・システム**」の存在を想定している．それは生体防御システムの一環を担う（感染症に対する免疫系などと同列の）生理学的実体として，20世紀後半の精神科治療の臨床的経験と脳科学的知見から導かれたものである．これまでの知見からその存在が示唆されているのは，心的外傷後ストレス症（PTSD）やうつ病を中心とするストレス関連症群における視床下部，下垂体，副腎系と，統合失調症におけるドパミン系である．ただし生体防御システムは「諸刃の剣」であって，その活性化は病を防ぎ，治す一方で，その失調や逸脱は発病や慢性化にもつながりうる（かつてのドパミン亢進説はこちらの事象に注目したものとみなされる）．このように近年の生物学的精神医学は，脳科学の進展とともに，その関心を精神疾患の病因・病理から，防御・回復メカニズムに移しつつあるように見受けられる．

3）精神療法（心理療法）の生物学的理解

精神療法（心理学の分野では心理療法）とは，「心から身体に働く治療法のすべて」（ヤスパース）である（**最広義の精神療法**）．また「ソノ要（かなめ）」は「患者ガナリタケ我病ヲ治スノニ心ヲ傾ケルヨウニスル」ことで，「医師ノ一挙手一投足」それ自体が「精神的療法ノ一端」（呉 秀三）とされた．20世紀前半のショック療法を中心とする身体療法

[*5] レジリエンス：日常用語としては「逆境を克服して生き抜く力」の意味で使われるが，医学用語としては「病を防ぎ（ときに病を造り），病を治す心身の働き」と筆頭著者は定義している．

column ③
カウンセリングとは何か

カウンセリングには様々な定義や理論があるが[28]、いずれも支援者側から述べられているものが多い．ここでは，当事者である要支援者側からの視点も取り入れた観点，および11頁で述べた"身"という概念をふまえて「カウンセリングとは何か」を再考したい．

要支援者と家族は，「今，"身"に降りかかってきた問題や悩み，苦しみ」を抱え，その解決や苦しみの軽減を求めて藁をもすがる思いで支援者と出会う．そのため，「カウンセリングをどのように捉え，何を求めているか」という第一声を傾聴することが大切だが，初期の要支援者は不安や混乱で語れなかったり，警戒心や諸事情で本音や本心を言えなかったりすることも多い．そこで，支援者は要支援者が語りやすい環境を作りながら，その訴えやニーズに応じて，心理学的専門知識や経験に基づいた現実的で具体的な対応のヒントを提案したり，「今，身に何が降りかかっているか」を本人たちが受け入れられる形で丁寧に説明したりするなどのケアが必要である．このような初期のケアによって要支援者のニーズが満たされて，短期にカウンセリングが終結することもある．カウンセリングを継続・再開する場合には，要支援者の様々な変化や流れに合わせて，その歴史，生涯発達課題やテーマを扱っていくこともある．

ときに，支援者は要支援者から「何でもしてくれる存在」として過大に期待されることがある．したがって，支援者は自分の存在が相手にどう映っているか，そのありようの変化に目を向け，折にふれて支援者への理想化や万能視が肥大しすぎないか留意する必要がある．それを怠ると，カウンセリングが要支援者のレジリエンスを失わせたり非建設的な方向に向かうリスクを生じさせたりすることもある．他方で，支援者自身も知らず知らずのうちに自分を万能視したり，逆に厳しい臨床の現実に圧倒され，巻き込まれることで過剰に悲観的な無力感に襲われたりしやすいことにも注意が必要である．

このように，カウンセリングでは，「要支援者とおかれている環境との相互作用」「支援者との相互作用」により，様々なことが起こる．だが，いずれの場合も「心理職であるという立ち位置」を忘れず，自らの専門領域や能力を超える事柄に対しては，無理をせず，他職種との連携・協働やリソースの活用を心掛けることが重要である．多職種，多機関での連携・協働にあたっては，相互の信頼関係が大切である．要支援者にとって何が最善かを風通しのよい関係のなかで検討し合い，共有して支援にあたっていくために，日頃から職種間，機関同士での関係構築に努め，「顔の見える関係づくり」を心掛けておきたい[29]．

また，要支援者をより深く理解するため，芸術や文化，国内外での時事，様々な地域独特の習慣や慣習，宗教学，民俗学など，広く関心をもつことが求められる．その視野を広げ，自らの感性を養いながら，根底となる支援者自身の人間性を深めることも大切である．

これらをふまえ，支援者は「"身"に降りかかってきた問題や悩み，苦しみ」を抱えた目の前の要支援者の尊厳に敬意を払いながら向き合い，「己の身の丈を知り」「相手の身になって臨む」という意味で「"身"の上」の相談を「カウンセリングとは何か」への一提案としたい．

時代に入ると，物理化学的手段によらない「非物質的」な治療の総称となり（**広義の精神療法**），他方では精神疾患の一部に対して特定の理論と技法をもった精神分析療法や森田療法などが登場した（**狭義の精神療法**）．

20世紀後半から，向精神薬による薬物療法の導入・普及・発展とともに，精神療法の対象は拡大し，技法は多様化しつつある．特に，うつ病の**認知行動療法**と**対人関係療法**，統合失調症の**心理社会的治療**（SST，家族療法）は，ランダム化比較試験（RCT）によって有効性が立証され，薬物療法との併用は加算的効果を挙げることが確かめられた（最近では**マインドフルネス**）．21世紀に入ると，不安症群とうつ病に対する精神療法の脳画像研究が，薬物療法に匹敵する脳活動の変化を検出しており，この領域の知見は精神療法／薬物療法あるいは心／脳二分法の解消に向かって進んでいる．

生物学的精神医学が「科学」用語による「脳の医学」であるのに対して，**精神病理学（異常心理学）** は「コトバを通して病める心のありようを『**わかろうとする**』学問」（松本雅彦）あるいは「臨床」用語による「**心の医学**」である．両者は表裏一体の関係にあり，どちらか一方だけで今の医学は成立せず，しかも両者の間に「接点」はない．脳科学の進展とともに，精神疾患の物理化学・薬理学的知見は増加の一途をたどっているが，精神疾患を病む「人」の理解と治療に向けてそれを活用することこそ精神病理学の課題である．

1章 Q and A

Q1 医療領域で働く心理職には，要支援者に心理検査の実施を依頼されることがあるが，心理検査に関する以下の記述のうち，最も適切なものを1つ選べ．
1. 要支援者の精神疾患を特定するためだけに実施するものである．
2. 医師が診断名または治療方針を定めるときには必ず心理検査を実施しなければならない．
3. 要支援者の心理をより丁寧に理解するため，なるべく多くの検査を組み合わせるほうがよい．
4. 要支援者の不適応的な側面に加え，健康的な側面も評価し，全人的な理解を試みることが大事である．
5. 検査者と被検査者の関係が検査結果に影響を及ぼさないように，いかなる被検査者に対しても検査マニュアル通りに施行するのが一番大切である．

Q2 精神疾患をもつと思われる要支援者に対して，心理職がその業務を行うなかで基盤となる臨床姿勢として適切なものをすべて選べ．
1. その精神疾患に対する正確な知識をもち，要支援者が生きてきた人生そのものや「一人の人」としての尊厳性に敬意を払いながら接すること．
2. 要支援者への暖かい眼差しと配慮を届けるだけでなく，精神疾患や病態などの専門的な理解や見立てによる適切な対応を想定し，要支援者がときに求められる厳しい現実検討に向けた慎重な関わりを目指すこと．
3. 自己の限界をしっかり理解し，自分の専門領域や能力を超える事例に対して

は無理をせずに，多職種との連携・協働や地域社会などにあるリソースの活用を心掛け，一人で抱え込まないこと．
4. 支援の際には，要支援者をより深く理解するために心理検査・アセスメントおよび心理相談などについての多面的な視野をもち，知識や技法の理論だけでなく実践的に学ぶこと．
5. 最善の支援を目指すため，専門的知識だけでなく芸術や文化，時事的な問題や他の学問などにも広く関心をもち，視野を広げ，自らの感性を養いながら，常日頃から根底となる支援者自身の人間性も深めること．

Q1　**A……4**
解説
　心理検査は心理職の専門的業務の一つであり，疾患の診断だけではなく，不適応的な側面に加え，健康的な側面も評価し，要支援者を全人的に理解しようとするものである．テスト・バッテリーの際，要支援者の負担を考え，少ない種類の組み合わせで最大限の情報が得られるように心掛けることが大事である．なお検査者－被検査者の関係が検査結果に影響を与えることを意識し，十分な配慮を怠らないことが重要である．機械的に施行するのではなく，検査者－被検査者間のラポール形成の力が心理職に問われる．

Q2　**A……1～5のすべて**
解説
　臨床業務では，この難しさに向き合い続ける姿勢が必要とされる．それでも，あえて各選択肢を設定したのは次のような理由からである．
　心理職に限らず，臨床業務に携わる者は，ときに人の人生や生命にさえ関わる責任を負う．また，想定外の事態が起きることもめずらしくなく，マニュアルや描いたシナリオ通りにいかないことが多い点は臨床実践の難しさであり，同時に魅力といえるかもしれない．
　しかし，初学者であろうとベテランであろうと忘れてはならないのは，「どれだけ学んできたことを維持できているか」というチェックである．特に，日常の臨床活動では「慣れ」や「一瞬の気のゆるみ」，あるいは「多忙」など，意識的・無意識的な言い訳によって業務を雑に行うことなく，自身の臨床感覚を錆びつかせない努力が重要である．もちろん完璧な人間も臨床家もいないし，「言うは易く行うは難し」である．であればこそ，常日頃から自身はもとより，周囲の人たちとも互いにチェックし合うことを怠らないように心掛けるべきである．
　また，どんな知識や情報も「鵜呑みにせず，自分のフィルターにかけて取り入れる」という慎重さも重要である．したがって，この設問の選択肢をもとにテキストの内容を咀嚼し直し，"自分の言葉や感覚"で考えることが一番の学びになると筆者は考える．さらに，できる限り様々な人たちと広い意味でのコミュニケーションをとる機会をもつことを勧めたい．それこそが，心理職が求められている「チームワーク」と「自律・主体性」という，一見相反するような両者をバランスよく身につける学びとなると思われる．

文献

1) 日本精神神経学会（日本語版用語監修），髙橋三郎・大野　裕：DSM-5-TR 精神疾患の診断・統計マニュアル．医学書院，2023．
2) 世界保健機関（WHO）：ICD-10　精神および行動の障害（融　道男・他 監訳），日本語新訂版，医学書院，2005．
3) 八木剛平，滝上紘之：医学思想史－精神科の視点から，金原出版，2017，pp217-223．
4) 髙良　聖：流派を超える－心理臨床家の将来像に向けて．日本の心理臨床の歩みと未来－現場からの提言（木之下隆夫編），人文書院，2007，pp277-283．
5) 白川　静：字通，平凡社，1996，p847．
6) 白川　静：常用字解，第 2 版，平凡社，2012，pp360-361．
7) 諸橋轍次：中国古典明言事典 新装版，講談社，2001，p131．
8) 市川　浩：〈身〉の構造，講談社，1993，pp79-135．
9) 河合隼雄：ブックガイド心理療法，日本評論社，1993，pp111-122．
10) 下坂幸三：心理療法の常識，金剛出版，1998，pp28-31．
11) 江口重幸：文化を掘り下げる－土居健郎の著作を再読する－，こころと文化，**17**：149-157，2018．
12) 土居健郎：すべて言葉をしみじみといふべし，土居健郎選集 6　心とことば，岩波書店，2000，pp205-208．
13) 八木剛平，田辺　英：日本精神病治療史，金原出版，2002．
14) 八木剛平：手記から学ぶ統合失調症－精神医学の原点に還る，金原出版，2009，pp91-120．
15) 小林　亮：ドイツにおける心理療法士資格制度とその活動状況，ヒューマンサービスリサーチ 10，2008，pp4-18．
16) 大塚義孝：臨床心理学の歴史と展望．心理臨床大事典（氏原　寛他編），改訂版，培風館，2004，pp7-15．
17) 下山晴彦：世界の臨床心理学の歴史と展開．講座臨床心理学 1 －臨床心理学とは何か（下山晴彦，丹野義彦編），東京大学出版会，2001，pp27-49．
18) 大塚義孝：臨床心理学の歴史．臨床心理学原論，臨床心理学全書 1（大塚義孝他監修，大塚義孝編），誠信書房，2004，pp107-147．
19) Sorai K, Ohnuki K : The development of the Rorschach in Japan. *Rorchachiana*, **29**：38-63, 2008.
20) 西園昌久：わが国の精神医学・医療の歴史と今後の展望力動精神医学の立場から．精神神經學，**106**：1117-1123，2004．
21) 下山晴彦：日本の臨床心理学の歴史と展開．講座臨床心理学 1 －臨床心理学とは何か（下山晴彦・丹野義彦編），東京大学出版会，2001，pp51-72．
22) 呉　秀三，樫田五郎：精神病者私宅監置ノ実況及ビ其統計的観察（1918），精神医学・神経学古典刊行会，1973．
23) 岡田靖雄：日本精神科医療史，医学書院，2003，p261．
24) 八木剛平：現代精神医学定説批判－ネオヒポクラティズムの眺望，金原出版，2005，pp129-131．
25) 小田晶彦：イタリア精神科医療における脱施設化を考える－イタリア精神科医療施設を視察して．精神神経学，**120**：640-646，2018．
26) 八木剛平，滝上紘之：序論：化学的脳病説とレジリエンス・システム論．特集／精神科薬物療法の基本思想：適切な処方のための原則と工夫，最新精神医学，**22**：467-473，2017．
27) 神田橋條治：精神科養生のコツ，岩崎学術出版，1999，p192．
28) 河合隼雄：心理療法序説，岩波書店，1992．
29) 津川律子：さまざまな領域における多職種協働＝チームワーク．臨床心理学臨時増刊号，2016，pp126-129．

（八木剛平，飯島詩織，齊藤和貴，山村　卓）

2章 精神症状のみかた

到達目標
● 抑うつ，不安，恐怖，幻覚，妄想について理解し，それらがみられる疾患について説明できる．
● 症状のパターンから疾患を想定できる．

1．精神症状の分類

　精神症状には，身なりや表情，行動から客観的に捉えられる**客観症状**と，問診によって患者の主観的な体験を聞いて初めて明らかになる**主観症状**がある．たとえば，身だしなみが乱れていれば，日常生活動作や社会性が低下している可能性が示唆されるし，躁状態では最初から面接者に対して挑戦的な態度をとったりする．一方，気分の落ち込みや不安などは，患者から語られなければ評価することはできない．内容によって**意識，知覚，思考，感情，意欲・意志**の5つに分類される［表1］．これらの症状は疾患によって一定の傾向をもって出現する［表2］．鑑別診断と治療につなげるためには，精神症状について十分な知識をもち，またどのような組み合わせで生じるのかを理解して面接に臨むことが重要である．本章では，各論に先立って，よくみられる症状について解説する．

［表1］**精神症状の分類**

意識	もうろう状態，せん妄
知覚	錯覚，幻覚（幻視，幻聴，幻触，幻嗅，幻味，体感幻覚，実体意識性）
思考	思考過程の異常：観念奔逸，思考制止，滅裂思考，言葉のサラダ，思考途絶 思考の体験様式の異常：思考吹入，思考奪取，思考伝播，思考察知，強迫観念，恐怖 妄想：被害妄想（注察妄想，追跡妄想，被毒妄想），誇大妄想（血統妄想，発明妄想），微小妄想（貧困妄想，罪業妄想，心気妄想），嫉妬妄想，カプグラ症候群
感情	爽快気分，抑うつ気分，感情鈍麻，多幸，感情失禁，病的不安
意欲・意志	意欲：行為心迫，意欲低下，食欲亢進・低下，性欲亢進・低下，小児性愛，老人性愛，露出症 意志：衝動行為，制止（精神運動制止），昏迷，途絶

（キーワード） 抑うつ，不安，恐怖，幻覚，妄想

[表2] 疾患と症状の対応

	統合失調症	躁状態	うつ状態
知覚	幻聴，幻嗅，幻味，幻触，体感幻覚（幻聴が最も多い）	高齢者ではみられることがあるがまれ	高齢者ではみられることがあるがまれ
思考	滅裂思考，言葉のサラダ，思考途絶 思考吹入，思考奪取，思考伝播，思考察知 被害妄想（注察妄想，追跡妄想，被毒妄想）	観念奔逸 誇大妄想（血統妄想，発明妄想）	思考制止 微小妄想（貧困妄想，罪業妄想，心気妄想）
感情	感情鈍麻	爽快気分	抑うつ気分
意欲・意志	意欲低下 昏迷，途絶	行為心迫	意欲低下，食欲亢進・低下，性欲低下 制止，昏迷

2. 抑うつ

1) 気分と情動

　抑うつ状態はうつ病，双極症などの気分障害でみられる．気分は比較的長く持続する感情をいい，**感情**や**情動**という用語は，状況に反応して生じる感情を表す．このため，気分の異常を同定するには，本人の報告を必要とし，**感情・情動の異常**は表情や行動などの客観的な情報から評価が可能である．

　気分について異常をきたす代表的な疾患は双極症である．躁状態では爽快で高揚した**爽快気分**がみられ，うつ状態では，悲しみや苦しみが優勢となる**抑うつ気分**がみられる．統合失調症では，感情・情動が鈍くなり，本来なら喜びや楽しみといった快の感情を引き起こすはずの刺激にも反応せず，逆に痛みや空腹などの不快な刺激にも鈍感になる．このような症状は**感情鈍麻**と呼ばれ，対人交流や社会参加にあたって問題となる．

　その他の臨床的に重要な症状として，**多幸**と**感情失禁**がある．多幸は，理由もなく愉快な様子を示す状態で，前頭葉，特に眼窩前頭皮質の損傷や機能低下により生じ，神経梅毒や脳梗塞，前頭側頭型認知症などの脳器質性疾患でみられることが多いが，統合失調症でもみられることがある．感情失禁は，些細なことですぐに泣いたり，怒ったりしてしまい抑制できない状態をいう．前頭葉を中心とした多発性脳梗塞の患者でみられることが多い．

　感情の体験様式の異常として，**離人症**がある．自分の周囲の出来事が他人事のように感じ，感情についても自分に生じている感覚が乏しくなる．離人症は，うつ病，不安症，統合失調症でみられるため，ほかの症状や経過とあわせて鑑別診断することが必要になる．

2) 意欲の異常

　意欲の異常が生じる疾患には，双極症やうつ病がある．躁状態では，意欲が亢進し，じっとしていられずに次々と行為を行う**行為心迫**が，うつ状態では，全般に意欲が低下し，食欲の低下により体重減少がみられる．意欲の低下は統合失調症でもみられ，陰性症状に分類されるが，社会復帰にあたり妨げとなる．

　食欲の異常が生じる疾患として**摂食症**がある．神経性やせ症においては著明な体重減少

を生じるが，肥満恐怖ややせているにもかかわらずまだ太っていると感じる**ボディイメージの障害**に伴って食欲の低下がみられ，食欲が一次的に低下しているわけではない．一方，神経性過食症，および神経性やせ症のむちゃ食い・排出型においては，大量の食材を短時間に摂取するむちゃ食いがみられるが，全般に食欲が亢進しているわけではなく，衝動行為の一種と考えられている．むちゃ食いの後には，強い罪悪感や自己嫌悪を生じる．自分で指を喉に突っ込んで嘔吐したり（**自己誘発性嘔吐**），過度な運動や下剤を使用したりして不適切な形で代償しようとする場合と，そうでない場合がある．

性欲についても，亢進と低下がみられ，典型的には躁状態で亢進し，うつ状態で低下する．抗うつ薬である**選択的セロトニン再取り込み阻害薬（SSRI）**では，性欲低下の副作用があり，うつそのものによる低下と鑑別が難しい場合がある．性欲の質的な異常として，性的興奮の対象が通常と異なる**小児性愛**や**老人性愛**，性交以外の行為で性的興奮を得る**露出症**や**窃視症**などが挙げられる．

3）睡眠障害

抑うつ状態に伴ってよくみられる症状として不眠，過眠などの睡眠障害がある．不眠には，入眠障害，中途覚醒，早朝覚醒があり，うつ病ではすべてのタイプの不眠がみられることがあるが，内因性うつ病では早朝覚醒が特徴的である．

3．不安，恐怖

不安は正常な状態でも日常的に生じ，危険をすばやく察知するために社会生活で必要な感情の一つである．しかし，その程度が強まったり，些細な刺激に反応して生じたりするようになると社会生活に支障をきたし，病的な感情となる．恐怖の対象は高所やヘビ，昆虫などと明確なのに対して，不安の対象は不明確である．

病的な不安として最も典型的なのは**パニック発作**であり，急激な不安の高まりとともに動悸や呼吸困難感，冷汗などの自律神経症状を伴う．パニック発作を繰り返し経験すると，そのときの状況に置かれることを想像しただけで不安が高まるようになり（**予期不安**），発作が生じた電車やバスなどの特定の状況を避ける**回避行動**につながる．これにより仕事や学生生活に大きな影響が出る．強迫症でも不安は症状の形成に関わっており，確認強迫や洗浄強迫に先立って，鍵をかけ忘れて誰かが家に侵入するのではないか，あるいは手が汚れていて病気になるのではないかといった不安が生じ，その後の**強迫行為**につながっている．確認行為や手洗い行為によってこのような不安はいったん緩和されるが，より強くなって再出現し，悪循環となる．

病的な不安は，うつ状態に合併して現れることも多く，**不安抑うつ状態**と呼ばれる．不安が優勢で落ち着きを欠き興奮がみられる状態は**不安焦燥状態**と呼ばれ，特に高齢者のうつでみられる．

恐怖症では通常は不安や恐怖を感じないような場面で，対象に対して恐怖が生じ，自分ではコントロールできない状態に陥る．対象は様々であり，高所恐怖，閉所恐怖など状況に対するものや，対人恐怖，赤面恐怖など対人場面に対するものがある．強迫症では，不潔恐怖がみられ，自分が汚いと思うものを触った後に手が汚れたと考えて何時間も手洗いをしたり，入浴をしたりする洗浄強迫と呼ばれる強迫行為がみられる．

4. 幻覚

1）感覚の構成と幻覚

感覚は、**視覚**、**聴覚**、**触覚**、**嗅覚**、**味覚**の五感からなり、**知覚**の異常はどの感覚にも起こりうる。精神医学においては、末梢の感覚器官に異常がないにもかかわらず、知覚に異常が生じている場合を扱う。

幻覚は意識障害に伴って生じることが多く、せん妄に伴って経験されることが臨床現場では多い。

知覚の強さや質が違って体験される**単純な知覚異常**と、**妄覚**と呼ばれる**誤った知覚**に分類される。妄覚はさらに実際に存在するものを違うものとして知覚する**錯覚**と、実際にはないものを知覚する**幻覚**に分類される。たとえば、レビー小体型認知症では、ガラスに光が反射しているのを見て人が立っていると誤って知覚してしまう場合があり、これは視覚における錯覚で**錯視**に分類される。一方で、全く何もないところに人が見えることもあり、これは視覚における幻覚で**幻視**に分類される。

幻覚は複雑さによって、要素幻覚と複合幻覚に分けることができる。たとえば聴覚では、単純な音が聞こえる場合が**要素幻聴**、人の声や音楽など複数の要素が含まれる場合が**複合幻聴**である。どの感覚に幻覚が生じるかは、疾患の種類や状態に応じて特徴がある**[表3]**。たとえば、統合失調症では幻視より幻聴がみられることが多く、逆にレビー小体型認知症では幻聴より幻視がみられることが多い。また、感覚が低下したときに、その感覚において幻覚を生じる場合がある。

2）個々の幻覚の特徴

(1) 幻視

幻視は意識障害に伴って生じることが多く、前述のもうろう状態やせん妄においてよくみられる。鮮明に見える場合もあれば、ぼんやりとした人影のように不鮮明な場合もある。アリやクモ、ネズミなどの小動物が見える**小動物幻視**や、屋外の風景などが見える**情景的幻視**などの種類がある。視力が低下した人に生じる幻視を、最初の報告者の名前にちなんで**シャルル・ボネ症候群**と呼ぶ。

(2) 幻聴

換気扇の音のような単純な物音や人の声が聞こえる**言語性幻聴**、音楽のメロディや歌声が聞こえる**音楽性幻聴**などがある。統合失調症における幻聴は、自分に話しかけてくるものと、複数の声が会話しているようなものがある。自分には全く無関係な会話から、悪口

[表3] 幻覚と関係する疾患

種類	疾患
幻視	せん妄、レビー小体型認知症、統合失調症、視力低下
幻聴	統合失調症、聴力低下
幻触	妄想性障害（皮膚寄生虫妄想）
幻味	統合失調症（被毒妄想）
体感幻覚	統合失調症、うつ病、レビー小体型認知症

や命令など被害的な内容のものまである．聴力が低下した高齢者に幻聴が出現することもある．

(3) 幻触，幻嗅，幻味，体感幻覚

幻触は，皮膚の表面や内側を虫が這っているような感覚や，電気をかけられてビリビリする感覚などを触覚に感じる．虫が這いまわる感覚は，寄生虫が皮膚についているという皮膚寄生虫妄想に伴っていることが多い．**幻嗅**では，焦げたような臭いや腐った臭いなど，不快な臭いを感じると訴えることが多い．**幻味**では，食べ物や薬が変な味がすると訴えることが多く，被害妄想，特に被毒妄想に伴って出現することが多い．**体感幻覚**は，セネストパチーや**異常体感**，**臓器幻覚**と呼ばれることもあり，腸が腐っている，体に穴が開いているなどと訴え，通常は意識にのぼらない体感に関する幻覚のことをいう．統合失調症でみられるが，老年期のうつ病やレビー小体型認知症でもみられることがある．

特定の感覚に関連しない幻覚として，**実体意識性**と呼ばれるものがある．これは，自分の近くを何かが通り過ぎたり，背後に何かの存在を感じたりするもので，レビー小体型認知症で報告されることがある．また，けがや病気により四肢の一部を切断した際に，なくなったはずの手や足に痛みを感じることがあり，これを**幻肢痛**と呼ぶ．

5．妄想

妄想は思考内容の異常に分類される．思考は，質問に対する返答や複数の選択肢から一つを選ぶなど，一定の目的に向かって関連する情報や概念を操作しながら判断していく精神活動のことを指す．2つの事柄を比較したり，因果関係を推測したりする論理的な思考もあれば，好みや価値観を反映した感情的な思考もある．思考の異常は，妄想のように**思考内容の異常**をきたすものと，思考のプロセスそのものの異常である**思考形式の異常**に分類される．さらに思考形式の異常は，**思考過程（思路）の異常**と**思考の体験様式の異常**に分けることができる [図1]．思考内容の異常には，迷信のように情報が不足していて誤った内容が信じられており，正しい情報が与えられれば訂正が可能な異常と，妄想のように訂正が不可能な異常がある．疾患ごとに，特徴的な思考の異常がみられる．

1）思考過程（思路）の異常

双極症にみられる思考過程の異常として，躁状態でみられる**観念奔逸**とうつ状態でみられる**思考制止**がある．観念奔逸とは，様々な思考が次々と浮かび，まとまりがつかなくなる状態であり，軽度であればある程度，話の脈絡や外からの刺激との関係がみられるが，重度になると互いに関係のない思考が次々と現れ，錯乱状態に近い状態となる．思考制止は，観念奔逸とは逆に思考が浮かばずに理解や判断ができなくなる状態で，質問に対する返答に時間がかかり，内容も乏

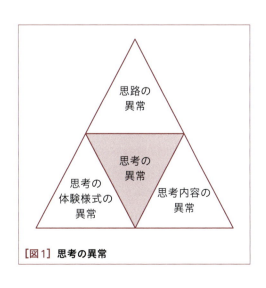

[図1] 思考の異常

しくなる．

　統合失調症でみられる思考過程の異常として，**滅裂思考**と**思考途絶**がある．滅裂思考は，思考と思考の論理的な結びつきが弱くなった状態である．軽度の場合は**連合弛緩**と呼ばれ，少し話のまとまりが悪い程度の状態であるが，重度の場合は言葉と言葉の流れも断ち切られて，**言葉のサラダ**と呼ばれるような状態にまで至る．意識障害に伴う思考のまとまりの欠如は**思考散乱**と表現される．思考途絶は，急に思考の流れが止まってしまうもので，うつ病でみられる思考制止ではゆっくりではあるが思考は流れているが，思考途絶では止まってしまうのが特徴である．

　ほかに思考過程の異常に分類される症状には，保続と迂遠がある．**保続**は，同じ思考が繰り返し現れてしまい，ほかの思考にシフトできない状態を指す．たとえば，認知機能検査の最初に時間の見当識を確認するための質問に対して日付を答えたら，次の場所に関する質問でも日付を答えてしまうというような現象を意味する．保続は，前頭葉機能の障害で生じ，典型的には前頭側頭型認知症でみられるが，アルツハイマー病でも進行するとみられることがある．一方，**迂遠**は，健常高齢者でもみられる現象で，関係のない細部にこだわってなかなか結論にたどりつかない状態を指す．

2）思考の体験様式の異常

　思考の体験様式の異常とは，思考が自分の意志のコントロールから離れていると体験されることを指す．統合失調症でみられる**させられ思考**が典型的な症状である．これには，自分のものではない思考が吹き込まれると感じる**思考吹入**と，逆に勝手に自分の思考を抜き取られると感じる**思考奪取**がある．これらは，自分の行為が主体性を失っているということで，意志の障害にも分類される．自分の思考が他者に伝わってしまうという**思考伝播**や，自分の思考が他者に知られてしまうという**思考察知**といった症状も統合失調症でみられる．

3）思考内容の異常

　妄想は，根拠が乏しく誤った思考を強固に信じ，訂正が不能な状態のことをいい，思考内容の異常に分類される．たとえば，隣人に対する**被害妄想**であれば，隣の住人が自分に嫌がらせをしていると信じ込み，家族がどれだけ反証をあげて訂正しようとしても訂正することができず，場合によっては家族もぐるになっていると妄想の対象に取り込まれる場合がある．妄想の重症度により，妄想を抱えつつも生活は営むことができる場合と，妄想に左右されて隣人に苦情を言いに行くなど，行動にまで影響が出て生活に支障をきたす場合がある．妄想の世界と現実世界を矛盾なく両立させている状況のことを**二重見当識**という．**断片的な妄想**から，**体系化された妄想**まであり，一般に認知症やせん妄でみられる妄想は断片的で変化しやすい．

　妄想には，周囲の状況やそれまでの思考過程とは無関係に現れる**一次妄想**と，幻聴から発展した被害妄想や躁状態に伴って出現した**誇大妄想**など，病的とはいえ心理過程を追うことができる**二次妄想**がある．

　一次妄想には，妄想着想，妄想気分，妄想知覚がある．**妄想着想**は，たとえば突然自分が芸能人と付き合っているという着想が浮かんできて，そのまま強く確信するような状態をいう．**妄想気分**は，周囲の世界がいつもと違って不気味で，何か不吉なことが起こりそ

うな気がして不安や恐怖を感じる状態をいう．世界が滅びてしまうような感じに至ることがあり，これを**世界没落体験**という．**妄想知覚**は，正常な知覚に対して突然了解不能な意味づけをするもので，たとえば，からすが3回鳴いたから自分は明日死ぬに違いないと確信するような状態をいう．

疾患によって出現する妄想の種類には特徴がある．統合失調症では，他者から害を及ぼされるという**被害妄想**がみられる．被害妄想には，他人に見られているという**注察妄想**や，毒を盛られているという**被毒妄想**，他人の何気ない仕草を自分に関係づけて考える**関係妄想**，誰かにあとをつけられているという**追跡妄想**などがある．一方，双極症では気分の状態に一致した妄想がみられる場合と，被害妄想など気分とは直接関係しない妄想がみられることがある．躁状態では，自分の能力や地位に対する過大評価を背景として，**誇大妄想**が生じる．誇大妄想には，自分が高貴な家系の生まれであるとする**血統妄想**や，世界を変えるような発明をしたという**発明妄想**などがある．逆にうつ状態では，自分の能力や置かれている状況に対する悲観的な評価に基づき，**微小妄想**が現れる［**図2**］．微小妄想には，自分の財産がなくなってしまって生活できないという**貧困妄想**や，罪深いことをしてしまったという**罪業妄想**，不治の病にかかっているという**心気妄想**などが含まれる．

ほかに臨床的によくみられる妄想としては，自分のパートナーが浮気をしていると考える**嫉妬妄想**がある．レビー小体型認知症では，人の幻視がみられる場合に，愛人が入ってきていると解釈して嫉妬妄想に至ることがある．また，アルコール依存症の男性患者においてもみられることがある．近親者がよく似た他人にすり替わっているという**カプグラ症候群**と呼ばれる妄想がある．これは，1923年にCapgras（カプグラ）らによって報告されたことからその名前がついており，**妄想性人物誤認症候群**の一つである．レビー小体型認知症で出現するが，後頭葉の機能低下による視覚認知障害に基づく症状と考えられている．

6. 精神科等医療機関に紹介すべき精神症状

心理職だけで対応している場合には，どのような症状がみられたら医療機関に相談すべきかを知っておくことが重要である．基本的には，自殺企図に至る危険性が高い希死念慮がみられる場合や，幻覚妄想に左右されて行動に影響が出ている場合，食欲の低下による低体重で身体的に危険な場合が挙げられる．そのような際に，紹介または相談できる医療機関との連携を心掛けておく必要がある．

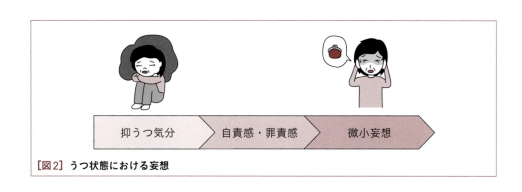

［**図2**］**うつ状態における妄想**

column ① パーソナリティ症

　自己評価や自尊心の安定性や内省する能力と，他者に対する共感性や親密な関係を持続的に構築する能力が，青年期または成人期早期から持続的に低下していることが基準となっている．治療的観点からみれば，パーソナリティ症の視点に立って個々の精神症状やその出現の状況について観察することによって，患者の行動や症状を一元的に理解することができ，治療介入の助けとなることがある．

2章 Q and A

Q1 思考の異常でないものを1つ選べ．
1. 観念奔逸
2. 昏迷
3. 保続
4. 被害妄想
5. 連合弛緩

Q2 妄想について正しいものを1つ選べ．
1. 躁状態では罪業妄想が多い．
2. せん妄でみられる妄想は体系化された妄想が多い．
3. レビー小体型認知症では誇大妄想が多い．
4. 急に確信するようになった場合は一次妄想である．
5. 統合失調症では微小妄想が多い．

Q1 A……2
解説
　観念奔逸は躁状態でみられる思考過程の異常であり，次々と思考が浮かびまとまりがつかなくなる状態である．保続は，認知症などで前頭葉が障害されているときにみられる思考過程の異常で，質問が変わっても前の答えを続けるなど思考の切り替えができない状態である．被害妄想は，他者から害を及ぼされるという思考の異常である．連合弛緩は，話のまとまりが悪くなる統合失調症でみられる思考過程の異常である．一方，昏迷は統合失調症や解離症群でみられ，行動が停止してしまう意志の異常である．

Q2 A……4
解説
　躁状態でみられるのは高揚した気分を背景とした誇大妄想である．逆にうつ状態で

は，抑うつ気分や自責感を背景として貧困妄想や罪業妄想などの微小妄想がみられる．一方で，統合失調症でよくみられるのは被害妄想である．せん妄では，被害妄想がみられることもあるが，内容は断片的でうつり変わりやすい．レビー小体型認知症では，視覚の異常に基づくカプグラ症候群や幻視に基づく嫉妬妄想がみられる．抑うつ気分に基づく貧困妄想や，幻聴に伴う被害妄想など，病的ではあるものの心理過程が追えるものを二次妄想，突発的で妄想の発生過程が追えないものを一次妄想と呼ぶ．

（成本　迅）

3章 精神疾患の診断

到達目標

- 初診時（診断）面接で注意すべき事項を理解する．
- 初診時（診断）面接で聴取・観察すべき事項を把握する．
- 精神科臨床で用いられる評価尺度，心理検査について理解する．

1. 精神医学における診断

　「**診断**」とは，一般的に医師が患者を診察したうえで，その人がどのような病気であるか判断することを指す．その人の現在の苦痛や問題が，これまでに知られているどのような病気として最もよく説明できるかを見極めることができれば，これまで蓄積された知見あるいはその医師個人の経験を根拠として，その人の症状が今後どのような経過をたどるのか，どのような治療的介入によってどの程度の改善が期待できるのか，といったことについて，おおよその見当がつけられるようになる．診断をもとに，必要と医師が判断すれば，そして患者がそれを望めば，治療が行われることになる．診断とは，個人の苦痛の経験を知の体系に結びつける手続きなのである．しかし，精神科における診断には，このような筋書きには収まりきれない様々な困難がつきまとっている（column ①②）．

2. 初診時面接：留意点

　精神科医療の現場で診断を行う際には，面接時の所見が主要な情報源となる．ここでは，初診の場面を想定して，面接法について解説する．医療の場でのことであるから，問題を有する当事者は，以下「患者」と記す．

1）聴取，観察，治療

　医学一般ではまず，症状に関する本人からの主観的な情報を聴取したうえで，身体診察や検査を行って客観的な情報を入手して診断を行い，決定した治療方針に基づいて治療を行う．ところが精神科の診断面接では，しばしばこのような流れが不明瞭になる．客観的

〔キーワード〕 外因・内因・心因，生物・心理・社会モデル，ライフイベント，併存症

情報として，心理検査や脳波，脳画像検査などを行うこともあるものの，精神現症の観察から得られる情報の重要性が非常に大きい．そのため面接者には，患者から**主観的情報**を聴取しつつ，同時に，**客観的情報**として精神症状を観察することが求められる．さらに，面接者は面接が治療関係に与える影響についても配慮しなければならない．つまり，精神

> **column ①**
> ## 伝統的診断図式（外因・内因・心因）
>
> 　科学性の追求と人間性の追求という2つの課題の狭間で，精神科医はそれぞれの症例について，どのようにすれば治療の方向性を見出すことができるのだろうか．ドイツの精神科医であり哲学者でもあったJaspers（ヤスパース）は，精神疾患全体の中で，科学性を重視すべき領域と，人間性を重視すべき領域を区別しようとした．鍵となるのが「了解可能性」という概念である．人間は通常，他人の話をよく聞けば，その人の心のなかで生じる事象の流れを，ある程度理解できる．あることを経験してある行動を起こしたとか，あるものを見てあることに思い至ったといったように，精神的なものから精神的なものが出てくる流れを理解することができる．これが発生的了解である．ところが精神医学の領域では，発生的了解が不可能な心の動きを示す人たちがいる．犬が足を上げるのを見て，自分に啓示が送られていることを確信したり，これといったきっかけもないのに，突然自分とある人が結婚することになったと確信したりする．Jaspersは，ある人の精神活動が了解不能であることによって，その人の理性的な精神活動を可能にする意識外の機構が病的な状態になっていることがわかると考えた．Jaspersらが考えた精神疾患の分類は以下の通りである．
> 　まず，器質性の脳疾患の過程があるものと，ないものに分けられる．器質的な要因が関与するもの，ないし外因性疾患群には，認知症をはじめとする脳の変性疾患，身体疾患に伴う精神疾患，薬剤性精神病などが含まれる．器質性の脳疾患の過程がないものは，さらに，了解不能な病的過程を含むものと，含まないものに分けられる．了解不能な病的過程を含む内因性疾患群は，死後脳で病理的所見は見出されていないものの，了解可能性基準によって，脳に何らかの異常があると推測される群である．この群には，統合失調症と躁うつ病（双極症と重度のうつ病を指す）が含まれる．それに対して，了解不能な病的過程を含まない心因性疾患群は，ストレス反応やいわゆる神経症，パーソナリティ症が含まれている．これらは心因性の病態であり，パーソナリティの偏りを基盤とする了解可能な反応とみなされていた．
> 　外因・内因・心因という三分法に基づく「伝統的診断図式」（注：正式な名称ではないが，ここでは便宜的にそう呼ぶことにする）の中では，外因性および内因性の状態が，科学的な見方（科学的説明）を主とすべき領域であるのに対して，心因性の状態は，人間中心の見方（心理学的了解）を主とすべき領域であると考えられた．この三分法は，鑑別の順序に関わる点で重要である．精神病状態であれ抑うつ状態であれ，多くの精神医学的状態は，外因性，内因性，心因性，それぞれの可能性が考えられるが，見落としがもたらしうる損害は，外因性，内因性，心因性の順に大きい．よって外因性，内因性，心因性の順に鑑別を進めていくのが適切である．この点は現在でも，基本的には正しいと考えられている．

column ②
生物・心理・社会モデル

　米国由来のDSM診断が主流になって以降，伝統的診断図式は用いられなくなってきた．大雑把にいえばそれほど間違っていないとしても，細かいところをみれば，伝統的診断図式に合わない事実が数多く見出されるからである．統合失調症が脳の病気であるとしても，環境の及ぼす影響，たとえば家族の感情表出や，社会におけるスティグマの影響も重要であるとわかってきた．他方，かつて神経症と呼ばれた病態，たとえばパニック症や強迫症では，人間中心の見方だけでなく，脳の病気としての見方も重要であるとわかってきた．薬物療法は効果的であることも多く，有効な心理療法は，患者の人間性に働きかけようとする精神分析ではなく，症状が維持される機序に焦点を当てた認知行動療法である．そもそも，外因性，内因性，心因性の病態の境界は曖昧である．伝統的診断図式は，われわれの頭の中にある認知図式に過ぎないのであり，それを重視しすぎると，複雑な現実を図式に合わせて単純化することになってしまう．

　観察者の認識方法によって分類するかわりに，それぞれの患者について，生命体と環境の相互作用を捉えることによって理解しようとするのが，生物・心理・社会モデルである．米国の精神科医Adolf Meyer（アドルフ・マイヤー）が源流となっているこのモデルは，発病に関与しうるすべての要因を把握するためのプラットフォームである．遺伝的素因と親の養育態度の双方が影響して子どもの行動パターンが形成され，その子どもが環境に働きかけて刺激を引き出すことで経験が積み重ねられ，パーソナリティが形成される．人間が環境を選んだり，環境に働きかけたりするなかで環境から刺激を受け取り，ときに何らかの精神疾患を発症する．このモデルの強みは，多因子の相関を捉えようとする点にある．人間の思考はどうしても，原因－結果の関係を直線的に捉えようとするが，自然現象は多くの要因が作用して起こるものである．伝統的診断図式が，「主要な要因は外因性，内因性，心因性，いずれなのか」といった考え方を促してしまうのに対して，生物・心理・社会モデルは，遺伝子，愛着，家庭環境，パーソナリティ，対人関係といった要因すべてを含みうる．このようなモデルの中で，各要因の相対的重要性を推測することによって症例の独自性を捉え，個人に合わせた治療の方向性を決定することが可能になる．

　しかし，このモデルは正確であるとしても，「各要因の相対的重要性を推測する」ことは複雑な作業であり，熟練した臨床家には役に立っても，初学者には使いこなすのは困難であろう．初学者はまず伝統的診断図式を理解して巨視的な捉え方を身につけ，次にそれを生物・心理・社会モデルで微視的な視点から批判するという順序で学ぶのがよいと筆者は考える．

科診断面接における面接者は，**主観的情報の聴取**，**客観的情報の観察**，**治療関係の構築**という3つの作業を同時に行うことになるのである[1]．

　情報の聴取と治療関係の構築は，両立が困難となることがある．患者の感情や病状に配慮せずに，情報を網羅的に収集しようとすると，患者は面接者に不信を抱くかもしれない．患者にゆとりのないときには，情報収集は可能な範囲にとどめて，治療を継続するための

とりあえずの契約を結ぶことも必要になる．初診時面接にかける時間は，45～90分程度とされることが多いものの，状況によっても異なる．また，情報聴取が回答に与える影響についても注意する必要がある．1990年代の米国で，解離性同一症と診断される患者が急に増えたことがあった．しかし現在ではこの現象は，この疾患に興味をもった面接者が質問を重ねるうちに，患者から症状を引き出してしまうことによって生じていた，と考えられている．この場合，情報聴取による刺激が「病気」を増やしてしまったことになる．様々な可能性を考えながら診断面接を進めることは必要であるが，偏った興味に基づいた質問は，誤った診断を招きうるのである．これらのことを念頭に置いて，診断面接に臨んだほうがよい．

2）受診の経緯，および患者と家族の関係

初診時にとりわけ注意が必要なのは，主に誰の希望によって受診することになったのかという点である．患者が希望して来たのであればわかりやすいが，家族が強く希望して，渋る患者を連れてきたということも多い．このような場合，気を付けていないと，誰の利益のために治療を行うのかが見えにくくなってしまう．患者が話したがらず，家族が話したがっているという理由で，患者の頭越しに情報が交換され，家族の意向に沿って治療方針が立てられてしまうと，患者が面接者に不信を抱くのは当然である．だから初診時面接のはじめには，「こちらに受診されることになった経緯について教えてください」「今日は主にどなたのご希望で受診されることになったのでしょうか」といった質問をしておく．希望したのが患者本人でないことがわかったら，患者に対し，受診についてどのように感じているかを尋ねる．それなりに受け入れていることもあれば，あまり気が進まなかったということもある．後者の場合，労いの言葉をかけて，患者本人が主人公であるというメッセージを送っておくとよい．

初診時に，患者と家族を同席させるべきか，別に話を聞くべきか，分けるのであればどちらを先にするべきかという問題は，繰り返し論じられてきた[2]．症例によっても事情は異なり，一概にはいえないが，筆者はともかく，患者本人の希望を尋ねることにしている．患者が一人で話すことを希望した場合にはその通りにしてもらい，一通りの話を聞いたあとで家族の同席を提案すると，受け入れられることが多い．

明らかに患者本人が望んでいない状況で，患者に無断で家族からの情報提供を受けてよいかどうかは非常に難しい問題である．倫理的に考えれば断るべきである．例外もあるかもしれないが，慎重に対応する必要がある．

3）問診の技法[3, 4]

面接の初めには，本人を確認し，自己紹介を行う．予診を行う場合には，その旨をはじめに断っておく．多くの患者は途方に暮れて精神科を受診するため，打ち解けやすく，それでいて信頼できる態度を心がける．どの程度の打ち解けやすさ，親しみやすさが適切であるのかは，患者によって異なるため，反応をみながら調整する．精神病圏の患者にとっては，打ち解けた雰囲気は接近に，接近は危険につながりうることを念頭に置く必要がある．

面接の際には，落ち着いた，聞き取りやすい口調で話すことを心がける．声のトーンや話すテンポによって，患者は不安になったり安心したりする．面接の際には患者が理解し

やすいよう，専門用語は控える（専門性は，患者の訴えに関連する専門的情報を提供することによって示すことができる）．少なくとも面接の前半は，**オープンエンド**の質問を中心とする．しかし，知的能力に問題があったり，緊張が非常に強かったりする場合には，答えやすいよう，あえて**クローズドエンド**の質問から行うこともある．時折あいづちを打つことによって，患者の話に面接者が興味をもっていることを伝え，現病歴や生活歴の語りを促す．要所要所で，患者自身の言葉を繰り返しながら，また時には多少言い換えながら，患者にその説明を促す．重要なポイントでは，「その点についてもう少し詳しくお話しいただけませんか」といった言葉をかけて，患者の語りを励ます．語りのなかで，患者の情動反応と結びついた場面では，「それは，さぞつらかったでしょう」といった言葉で，共感を表明するのもよい．患者の話が複雑になったりわかりにくくなったりしたときには，「それはつまり…ということでしょうか」などのように明確化する．ある程度のことを聞いたら，時折それを要約し，面接者の理解が正しいかどうかを確認する．面接の後半では，診断確定に必要な情報を得るために，クローズドエンドの質問も行う必要が出てくる．

3. 精神現症

初診時には，その場で同定された精神症状を，系統的に記述する．通常は，**表1**に記載されたような項目について評価し記述する（精神症状の詳細については2章を参照）．

次節で問診事項について解説するが，詳細な問診に先立って，どの程度の問診が可能であるのか，評価を始めておくことが必要である．つまり，患者の訴えや問診に対する答えの内容以前に，どのような人が，どのように語っているのかに，注意を向けておく必要がある．これには，①「どの程度の内容・量の問診に耐えられるのか」，②「問診における回答にどの程度の質が期待できるのか」という点に関する評価が含まれる．①については，精神病症状や強い焦燥，あるいは亜昏迷のような症状を呈していれば，詳細な情報の問診は後回しにして，治療方針を立てるために必要な情報の入手を急ぐ．②については，認知症や物質使用症，薬剤性せん妄，その他器質性疾患による意識水準の軽度の低下があれば，問診への正確な回答も困難となり，またある程度の知的能力障害があれば，複雑な内容の問診事項を理解することは困難になるため，患者本人に対する詳細な問診よりも，関係者

[表1] 精神現症評価の項目

外観	体格，姿勢，服装，清潔保持機能
行動	歩行，態度，視線，常同行為，不随意運動，奇異な動作
情動	表情や態度に現れた情動，自覚され訴えられた情動．不安，悲哀，抑うつ，焦燥，憤怒，場面への反応性，場面との適切さ，感情の不安定性
言語・思考過程	口調（声量，発語量，発話速度） 思考の速さ（思考制止，思考促迫，観念奔逸） 思考の連関（迂遠，滅裂，途絶，連合弛緩，保続，フラッシュバック）
知覚・思考内容	異常な知覚（錯覚，幻覚，被影響体験，離人感，現実感喪失など） 異常な思考（妄想，作話，強迫観念，予期不安，自殺念慮など）
注意・認知	意識水準（覚醒度），注意転導性，見当識，失語・失行，記憶，知識・語彙，理解力，表現力，病識

（文献3, 4を参考に作成）

からの情報聴取や，それに基づいた治療が優先される（いずれの場合にも，面接者が患者本人の意思を最も尊重しようと努めていることは，繰り返し示される必要がある）．なかでも，「軽い意識障害」[1]の概念は重要であり，周囲からは覚醒しているようにみえていても，本人はその間の出来事をほとんど覚えていないような，微妙な病的状態を見分けられるか否かが，ときにその後の治療を大きく左右することになる．

また，客観的な所見と本人の訴えが食い違う場合もときにみられる．険しい，硬い表情で，「困ることは何もない」と言って苦痛を否定したり，逆に，くつろいだ調子で不調を訴えたり，「体がきつくてたまらない」と訴えた後で，退室時には身のこなしが軽やかであったり，といった例が挙げられる．これらの場合，一般的には，訴えの内容よりも，身体的な所見に重きをおいて判断するほうがよい[1]．ただし，非定型うつ病のように，病態の性質によってこのような解離が生じてしまう場合もあり，即断は禁物である．

4．初診時面接：問診事項

1）主訴

主訴は，本人の言葉で記載し，専門用語は避けるようにする．本人が専門用語を使って訴える場合，語の意味を正確に理解しているとは限らないことに注意が必要である．本人はその語によって具体的には何を指しているのかを確認し，記載しておく．家族や他の関係者が受診に同伴する場合，同伴者の主訴も尋ねておく．

2）現病歴

まず，主訴を中心として，他にどのような症状が現在の問題を構成しているのかを確かめる．次に，それがいつ頃からどのようにして始まったのかを尋ねていく．いつまでは健康で，いつから病気になったのか，明確でないこともしばしばあるが，そのような場合には，「いつ頃までは元気でしたか」と尋ねるとよい．身体疾患の場合，検査所見は基準値と比較して判断すればよいが，精神疾患の場合には，健常者の精神活動の個人差が大きく，また症状もしばしば微妙であるため，現在の症状のみに基づく評価は困難であることも多い．精神科診断には，その人自身の本来の状態と比較してどのような変化があったのか，という視点が欠かせない．しかし若年で発症し慢性に経過する症例では，それも極めて困難になる．

発症の誘因について尋ね，もしあれば，その誘因と症状との間の**内容的関連**（了解できる関連か否か），および**時間的関連**（誘因が消えた後も症状が遷延しているか否か）を確認する．誘因はしばしば重複する．たとえば，何らかの慢性的なストレス因が存在する状況で，さらに引き金となる**ライフイベント**（人生における重要な出来事）を体験し，発病に至る，といったことが多い．

現在のエピソードの輪郭がつかめたら，次は**過去のエピソード**について調べる．同様の症状が過去にもなかったか（気分障害の場合，より軽いエピソードの先行がしばしばみられる），異なる症状の経験はないか（パニック症や強迫症の既往のある人が，のちに気分障害になるといったパターンは多い），その際には治療を受けたのか，どのような治療でどのような効果があったのかを確認する．これらの情報から，疾患のより長期的な経過がみえてくる．現在の抑うつエピソードに明らかな誘因があったとしても，先行エピソード

が存在すると，体質的な要因の比重はより大きいように思われてくる．

さらに，現在の症状が，身体的機能や社会的機能に与えている影響を評価する．前者は睡眠，食欲，排泄，月経，意欲，活動性などの変化として，後者は学校，職場，家庭での機能や，交友関係の変化として，評価することができる．

このような流れの中で，操作的診断基準であるDSMあるいはICDに記されている基準症状について確認し，診断する．

また，患者が訴えている問題とは別の精神医学的問題，いわゆる**併存症**についても検討する必要がある．精神疾患の併存は一般的であり，うつ病でありアルコール依存症であるとか，パニック症であり双極症Ⅰ型であるとか，境界性パーソナリティ症であり神経性過食症であるとか，適応反応症であり自閉スペクトラム症であるとか，様々な組み合わせの診断がありうる．患者の訴える問題に気をとられて，他を見逃さないようにすることが大切である．

3）家族歴

幼少時および現在の**家族構成**を確認する．家族の**パーソナリティ**や，**患者との関係**について知ることは，きわめて重要である．筆者の場合，「お父さまはどんな人柄の方ですか」というように，家族の一人ひとりのパーソナリティについて，患者本人に説明してもらうことにしている．そのような質問に対する患者の答えは，①その家族の実際のパーソナリティ，②患者とその家族との関係，③患者が他人を評価する能力，という3つの要素の混成物である．患者が説明する家族の人物像と，実際にその家族に会ったときの印象が大きく異なる場合，患者自身のパーソナリティの偏りが疑われる．患者による人物評価の内容が貧弱で形骸的である場合には，自閉スペクトラム症の特性を有しているかもしれない．

精神疾患の家族歴は非常に重要であるが，きわめてプライベートな情報であり，これを正確に聞き出すことは容易ではない．患者本人であれ，その家族であれ，精神疾患の家族歴の質問には，事実を反射的に隠してしまうことが多いのである．これに対して筆者は，「治療は受けていた方はいらっしゃらないとしても，気性の激しい方や，変わり者の方はいらっしゃいませんか」「依存症の方や自殺で亡くなった方はいらっしゃいませんか」と，少しずつ問い方を変えながら，関連する質問を繰り返すようにしている．そうするうちに，「そういえば…」と，はじめには出なかった答えが出てくることがある．

4）病前性格

家族のパーソナリティに続けて，患者自身のパーソナリティについても説明を求める．また同伴者がいる場合には，同伴者にもその評価を求める．

5）生活歴

精神医学における診断は，身体医学におけるそれとは多くの面で異なるが，最も異なる点の一つは，**生活歴**の重要性であろう．生活歴は，**生物・心理・社会モデル**を念頭に置いて聴取するのがよい（column②）．生命体と環境との累積的な**相互作用**のイメージである．

人の発生は遺伝子にプログラムされているといっても，環境も遺伝子発現に影響を与えうる．出生以前の段階から，胎児と母体は影響し合っている．望まれた妊娠であったのか，胎児期，周産期に医学的トラブルがなかったか，出生体重はどれぐらいであったかを確認

する．出生後は，いわゆる発達のマイルストーンに沿って発達のペースを確認しながら，好きだった遊び，同年代との交流，こだわり，印象的なエピソードなどを聞いていく．子どもは養育者の態度に影響を受けるが，養育者も子どものふるまいに影響を受ける．母親による虐待を受ける子どもが，発達症であることが少なからずあるのも，相互作用の一例である．

児童期になると，集団に適応できるか否か，ルールを守れるか否か（忘れ物，授業中の着席）の問題が大きくなっていく．集団適応に必要とされる技術は，小学校高学年以降は急速に複雑化していく点には注意が必要であり，この時期から周囲と馴染めなくなっていく者は多い．また，継続していた習い事やスポーツについても尋ねておく．

思春期（おおよそ中学，高校に通う期間と対応する）になると，交友関係には個人の価値観がより強く影響するようになるため，どのような活動を通じた交友関係であったのかは重要である．部活動やアルバイトの経験，およびその中での役割についても尋ねておく．異性との関わり方も，大きな個人差が生じるようになる．**学業成績**は非常に重要な情報であるが，最も参考になるのはおそらく，高校受験前の成績であろう（高校進学後は学校のランクを考慮しなければならなくなる）．総合的にみてどの程度の成績であったのか，得意な科目や苦手な科目は何であったのかを尋ねておく．その後は，最終学歴がどのようなものであったのか，進路の選択は主に誰のどのような意向によるものであったのか，といったことも確認する．

職業については，就職の経緯，職場適応を確認し，転職している場合には，その理由も尋ねておく．**婚姻歴**については，相手と知り合った経緯を尋ねる．離婚している場合にはその理由も重要であるが，敏感な話題でもあるため，「差し支えのない範囲で教えていただけないでしょうか」といった尋ね方をするとよい．女性の場合，**妊娠出産**は精神医学的問題を生じるきっかけになりやすいため，周産期の精神状態について確認する．

現在の**生活環境**については，**社会的環境**と**価値観**を理解することが重要である．すなわち，家族やコミュニティなど，血縁的，地域的，職業的，宗教的，その他の集団への所属，それらの集団の一員としての活動や対人交流が患者にとってそれぞれどの程度重要であるのかを理解する．価値観の別の現れは患者の趣味であり，どのような活動にどの程度の時間と金銭をつぎ込んでいるのかを尋ねておく．患者の価値観は単なる背景情報ではない．精神医学的治療は，単に病的症状を消去すればよいというものではなく，患者が自身の価値観に従って生活するのを支援するという視点が欠かせない．早期に発症したり，慢性に経過したりして，そこに戻るべき生活，治療の目標とすべき生活がイメージできなくなっている患者に対しては，「病気が治ったらどんなことをしたいのか」を話し合うことも必要である．

このような，**出生から現在に至る過程**は，**内側からの視点**と，**外側からの視点**それぞれからみていくのがよい．内側からの視点では，「その人がその出来事をどのように体験したのか」に注目し，その時々での患者の主観を問う．外側からの視点では，「その人の機能がその時点でどの程度のものであったのか」に注目し，その時々の患者についての客観的情報を聴取する．それぞれの視点を互いに裏打ちをするようにして，生活歴の聴取を進めていく．心の動きにばかり気をとられ，軽い知的能力障害を見落すのは，初学者にありがちな誤りである．

精神科の疾患や問題は，どの時点から始まったのか，明瞭であることもあれば，そうで

ないこともある．そのため，「**病前**」の諸特性や諸機能をよく評価してから，それとの比較で，現在の症状を評価することが必要になる．ところが，そもそも「病前」の状態でも，少なからず偏りや問題があったことがわかる場合も多く，その場合には，それらの問題点のためにストレス対処に失敗し，発病に至っているともみえる．つまり，精神医学的面接における生活歴の聴取は，①ある時点から始まった疾患の影響を推測するうえで必要な，病前の標準的水準を推定する，②ストレス対処の失敗をもたらした，病前の機能的問題を評価する，という二重の目的をもっているのである．そうすると，精神疾患の発病というかたちで現れる精神的破綻には，2つの典型があることになる．すなわち，①それなりに普通に機能していた人に，ある時点から精神症状が出現するパターンであり，発病のきっかけは見当たらないこともあれば，きっかけはあってもそれと釣り合わないほど強い（了解不能な）反応が起きていることもある，②もともと機能的な問題をもっていた人が，何らかの出来事に対処できずに思い悩むうちに精神症状が出現するパターンであり，きっかけとそれに続く精神症状の間には，了解しうる関連がある，というものである．うつ病を例にとれば，①は内因性うつ病，②は心因性ないし反応性うつ病と，かつては呼ばれていた．前者には薬物療法や電気けいれん療法が奏効するのに対し，後者には精神（心理）療法主体の治療が必要になる，端的にいえば，前者は病気であり，後者はパーソナリティの問題であると考えられていた．しかしこのような分類は，現代の精神医学では用いられていない．前述した明瞭な対比は，典型例には当てはまるものの，現実に多様な症例を2つに分けることは，不可能だからである．現代の精神科医療従事者は，かつての「**内因性**」疾患と「**心因性**」疾患の典型例における理念上の違いと，実際上の分割不可能性とを，ともに認識しておくことが必要である（column①②）．

6）既往歴

身体疾患の既往歴は重要である．若年者でも，内分泌疾患や自己免疫疾患などが精神科的問題につながりやすいことが知られているが，年齢を重ねるほど，臓器の一つであるという脳の性質が，精神活動に影響を与えることになる．糖尿病，脂質異常症，高血圧といった慢性疾患は，脳の循環や代謝に影響し，退行期，老年期における精神疾患の発病の一因となりうる．

7）その他の情報

嗜好品の確認も必要である．アルコールや違法薬物の依存症が重大な問題であることはもちろんであるが，それに至っていなくとも，精神的不調をきたした者が，アルコールやニコチンの使用によって，睡眠覚醒リズムを乱していることは非常に多い．カフェインの過剰摂取は見逃されやすく，注意が必要である．睡眠薬の処方を望むのであれば，覚醒を高めるカフェインやニコチンを制限するのが先である．

その他，**犯罪歴**，**宗教**なども確認したほうがよい．

5．身体診察，医学的検査

どのような身体疾患が，どのような精神医学的症状を呈しやすいのかについて，知っておくことが必要である（6章参照）．精神病症状，抑うつ症状，不安症状，その他，様々

な精神医学的症状が，**身体疾患**や**器質的脳疾患**にともなって生じうる．身体因や器質因（外因）の見落としは患者に大きな損失をもたらしうるため，可能性が高いとはいえなくとも，鑑別は必要である（column ①）．身体診察の詳細は省略するが，たとえば内分泌疾患や神経疾患，あるいは自傷や虐待の痕跡，るい痩がみられることがある．

医学的検査として代表的なものは**脳波検査**である．てんかん，せん妄では決定的に重要な役割を果たす．**脳画像検査**もますます普及しており，頭部CT，頭部MRIといった検査が，特に認知症の診療を行ううえでは重要である．梅毒やAIDSなど，精神症状をきたしうる感染症については，**血液検査**が必要である．最近明らかになりつつある，自己免疫性脳炎（幻覚・妄想などの精神病症状をきたしうる）の鑑別のためには，**髄液検査**を行い，自己抗体を検出する必要がある．

6. 精神医学的評価尺度，心理検査，診断面接

評価尺度の役割は，情報を標準化することである．患者の症状を，評価尺度を用いて評価することは，研究結果を参照して予測を立てたり，疾患の経過や治療への反応性を観察したりするうえで役に立つ．心理検査は，全般的な知能や様々な認知機能，あるいはパーソナリティを，体系的に評価する検査である．**心理検査**の際は，単に数値を算出することを目的とするのではなく，患者が抱えてきた問題の成り立ちを理解することや，今後治療を受けたり生活したりするうえで役に立つことを目的として行う．検査の結果を患者自身に説明する機会を設けることは，治療の流れを変えるためにもしばしば役に立つ．精神科臨床でしばしば用いられる評価尺度および心理検査を**表**2に示す．

その他に，DSMのための**構造化臨床面接**（Structured Clinical Interview for DSM：SCID）がある．診断を厳密に行ううえで有用であるが，時間を要するため，もっぱら研究に関連して用いられる．

7. 行動観察

「2. 初診時面接：留意点」でも述べたが，精神疾患を診断する際には，主観的症状（本人が何を訴えるか）と客観的症状（本人がどのようにふるまうか）の双方を把握する必要がある．面接者は，患者が話しているときや，家族が話しているときはもちろん，患者が待合室にいるときや，心理検査を受けているとき，検査のために移動するときも含めて，その行動を観察し続ける必要がある．患者が何と言っているかに耳を傾けつつ，患者がどのようにふるまっているのかを観察し続ける．そのような作業を並行して自然にこなせるようになるには，それなりの経験を要する．

患者本人のふるまいについては，「3. 精神現症」で述べた通りであるが，患者の行動には，患者の内的な精神病理だけでなく，家族との関係も表出されうる．青年期の患者で，待ち時間中，患者と家族が離れて座っていることがあるが，そのような場合には特別な注意と配慮が必要かもしれない．青年期の場合，ある患者は，質問されるたびに家族の方を振り返って答えを求めるのに，別の患者は，家族が話し出すたびに表情が硬くなり，爪を噛んだり皮膚をむしったりするということが起こりうる．一方，老年期の患者で質問されるたびに家族の方を振り返るのは，アルツハイマー病の徴候とされている．

[表2] 精神科臨床で用いられる代表的な評価尺度および心理検査

生活・社会機能	機能の全体的評価尺度（Global Assessment of Functioning Scale：GAF Scale），世界保健機関障害評価尺度 第2版（WHO Disability Assessment Schedule：WHODAS 2.0），Vineland-Ⅱ適応行動尺度
知能	田中ビネー知能検査Ⅴ（Tanaka-Binet Scale of Intelligence Ⅴ），WISC-V（Wechsler Intelligence Scale for Children-Fifth edition），WAIS-Ⅳ（Wechsler Adult Intelligence Scale -Fourth edition）
記憶・高次脳機能	標準言語性対連合学習検査，ベントン視覚記名検査（Benton Visual Retention Test），ウェクスラー記憶検査（Wechsler Memory Scale-Revised：WMS-R），リバーミード行動記憶検査（Rivermead Behavioural Memory Test：RBMT），遂行機能障害症候群の行動評価（Behavioural Assessment of Dysexecutive Syndrome：BADS），ウィスコンシンカード分類検査（Wisconsin Card Sorting Test：WCST），TMT（Trail Making Test），前頭葉機能検査（Frontal Assessment Battery）
パーソナリティ	文章完成法テスト（Sentence Completion Test：SCT），P-Fスタディ（Picture-Frustration Study），ロールシャッハテスト（Rorschach Test），バウムテスト（Baum test），ミネソタ多面的人格検査（Minnesota Multiphasic Personality Inventory：MMPI）
神経発達症群	自閉症スペクトラム指数（Autism-Spectrum Quotient：AQ），自閉症診断観察検査（Autism Diagnostic Observation Schedule：ADOS），自閉症診断面接改訂版（Autism Diagnostic Interview-Revised：ADI-R），コナーズ成人注意欠如・多動症評価尺度（Conners' Adult ADHD Rating Scale：CAARS）
統合失調症	簡易版精神疾患評価尺度（Brief Psychiatric Rating Scale：BPRS），陽性および陰性症状評価尺度（Positive and Negative Syndrome Scale：PANSS）
気分障害	ハミルトンうつ病評価尺度（Hamilton Rating Scale for Depression：HAM-D），ベックうつ病尺度（Beck Depression Inventory：BDI），ヤング躁病評価尺度（Young Mania Rating Scale）
不安症群・強迫症	ハミルトン不安評価尺度（Hamilton Anxiety Rating Scale：HAM-A），リーボヴィッツ社交不安尺度（Liebowitz Social Anxiety Scale：LSAS），イェール・ブラウン強迫観念・強迫行為尺度（Yale-Brown Obsessive-Compulsive Scale：YBOCS）
物質関連症	アルコール使用障害判定テスト（Alcohol Use Disorders Identification Test：AUDIT）
神経認知障害群	ミニメンタルステート検査（mini-mental state examination：MMSE），改訂長谷川式簡易知能評価スケール（Hasegawa Dementia rating Scale, Revised：HDS-R）

（文献5を参考に作成）

　児童・思春期の患者の場合，初診時面接ではしばしば患者と家族を分離し，心理職が患者を，医師が家族を面接して，その後両者を同席させる，という流れになることも多い．年齢が若い患者ほど，「病前」の自分が定まっておらず，症状を言語化することも困難であるため，行動観察の相対的な重要性はより大きくなる．家族との分離により態度が大きく変化することもある．患者にとって重要な問題，特に家族からの虐待のような問題ほど語りにくいものであるが，語りにくそうであること自体も重要な所見である．

　行動観察は，心理検査中も継続する必要がある．検査者は，単に記載された事項を解析すればよいのではなく，検査への取り組みや，検査中の態度全般も観察して記録し，それらの情報もあわせて評価を行う．注意欠如多動症の患者では，検査への取り組み方によって結果が変動しやすいこともあり，そのような意味でも観察情報は重要である．

8. 診断

以上の情報をもとに，**診断**を行う．初診の段階では，一つの正しい診断にたどりつくことよりも，可能性のある診断を網羅的に列挙して，それらを鑑別していく計画を立てることを目指す．その際には，現代の操作的診断基準に関する情報だけでなく，伝統的診断図式（column ①）も念頭に置くことが役に立つ．

患者は，得体の知れないものに苦しめられて，途方に暮れて精神科を受診している．自分が抱えてきた苦しみには医学的な名前があり，それについて専門的な情報が蓄積されていると知ることは，それだけでも患者を大いに安心させうる．「今日得られた情報からは，自分は今のところ，これこれの疾患の可能性が高いと考える．そうであるとすれば，おおよその予後や，治療上の選択肢について，これこれのことがいえる．自分が治療を担当するのであれば，これこれの治療を行うことができる」といったように患者と同伴者に伝え，治療契約が結ばれたら，治療を開始する．

3章 Q and A

Q1 外因・内因・心因について，正しいものを1つ選べ．
1. 心因→内因→外因の順に鑑別診断の除外を進める．
2. 典型的な統合失調症の症状を呈していれば，器質因の除外は不要である．
3. 統合失調症は心因性の疾患に分類される．
4. 内因性の疾患は環境の影響は受けない．
5. 認知症は外因性の疾患に分類される．

Q2 初診時面接で注意すべき事項について，誤っているものを1つ選べ．
1. 患者と同伴者のどちらから問診を始めるか，患者に配慮しながら決める．
2. 面接の特に前半は，できるだけオープンエンドの質問をする．
3. 患者に病識がなく家族が困っている場合には，家族の側に立つ．
4. 専門用語はみだりに使わないよう気を付ける．
5. 家族が患者に無断で提供しようとする情報を聞くのは，望ましくない．

Q1 **A……5**
解説
伝統的診断図式である，外因・内因・心因性疾患の三分法は，外因→内因→心因の順に鑑別を進めていくことが基本である．統合失調症は内因性精神疾患であるが，てんかんや物質使用症，自己免疫性脳炎のような器質因性（外因性）疾患が，統合失調症様の病態を示すことも知られており，鑑別は必要である．しかし，外因・内因・心因の三分法はあくまでも理念的な図式であって，外因性の疾患でも体質や外的環境の影響を受けうるし，内因性の疾患でも心理社会的要因の影響を受けうる．

Q2　A……3

解説

　精神科の臨床では，本人の望まない受診もしばしばあり，面接者は，本人と家族との対立する利害の狭間に立つことになる．病識のない統合失調症などの場合，精神科医はときに，医療保護入院のようなかたちで，パターナリズムをもって対応せざるを得ないこともある．それでも，そこに至るまでの過程では，本人の意思を尊重する最善の努力を行うべきである．面接の進め方も患者の希望に配慮し，患者よりも家族との関係がより強くなってしまうことには注意し，患者に病識がない場合でも，面接者は患者のことを中心に考えている，ということを伝え続ける．

　その他，面接では，患者が自分の言葉で心情を語れるよう，オープンエンドの質問を多用し，患者が理解しやすいよう，専門用語の使用をできるだけ控えるべきである．

本論文の作成に要した調査は JSPS 科研費 17K04423（研究代表者：黒木俊秀）の助成を受けた．

文献

1) 神田橋條治：精神科診断面接のコツ，岩崎学術出版社，1984．
2) 笠原　嘉：精神科における予診・初診・初期治療，星和書店，2007．
3) Morrison J：The First Interview, Fourth Edition, Guilford Press, 2014（高橋祥友監訳：精神科初回面接．医学書院，2015）．
4) Sadock B J, et al.：Kaplan & Sadock's Synopsis of Psychiatry: Behavioral Scinences/Clinical Psychiatry, Eleventh Edition, Wolters Kluwer, 2015（井上令一監修：カプラン臨床精神医学テキスト，日本語版第 3 版，メディカルサイエンスインターナショナル）．
5) 山内俊雄，鹿島晴雄総編集：精神・心理機能評価ハンドブック，中山書店，2015．

（本村啓介）

4章 精神疾患と薬物療法

> **到達目標**
> - 精神疾患の治療における薬物療法の基本を理解する．
> - 抗うつ薬，抗不安薬・睡眠薬，抗精神病薬，気分安定薬，認知症治療薬，ADHD治療薬の基本を理解する．

1. 精神疾患の治療における薬物療法

　精神疾患における治療は，精神療法と生物学的治療に大別され，後者を構成するものは薬物療法とニューロモデュレーション（電気けいれん療法，経頭蓋磁気刺激法など）である．特に統合失調症，うつ病（特に中等度以上），双極症における治療の主体は薬物療法であり，心理職においても治療薬の知識は必須である．

　本章では抗うつ薬，抗不安薬・睡眠薬，抗精神病薬，気分安定薬，認知症治療薬，ADHD治療薬について解説する．

2. 薬物療法の基礎知識

　向精神薬：「精神に向かう薬」と書くように，精神に作用する薬全般を指す．向精神薬には，抗うつ薬，抗不安薬・睡眠薬，抗精神病薬（向精神薬と紛らわしいが，「精神病に抗う薬」と書き，主に統合失調症，双極症，うつ病の治療に用いられる），気分安定薬，認知症治療薬，ADHD治療薬などが含まれる．

　副作用と有害事象：厳密には，副作用（side effect）とは，薬の主作用以外の作用であり，必ずしも有害とは限らない．一方，有害事象（adverse event）とは，薬の使用中に起きたあらゆる有害な出来事であり，必ずしも薬が原因とは限らない．しかし，これらの用語はあまり区別されず使用されることが多い．

　アドヒアランス：アドヒアランス（adherence）とは，患者が治療や服薬に対して積極的に関わることを指す．以前は，患者が医師の指示に従うことを指すコンプライアンス

〔キーワード〕向精神薬，抗うつ薬，抗不安薬・睡眠薬，抗精神病薬，気分安定薬，認知症治療薬，ADHD治療薬

(compliance) という用語が使用されていたが，近年は患者の自主性を重視し，アドヒアランスが使われることが一般的である．

薬物動態：ほとんどの向精神薬は，血液脳関門を通過しやすくなるよう脂溶性が高い．主に肝臓（薬物代謝酵素であるシトクロム P450 の分子種 CYP2D6 や CYP3A4）で代謝され，多くは尿（一部は胆汁）中に排泄される．

3．抗うつ薬

1）分類

抗うつ薬は，**選択的セロトニン再取り込み阻害薬**（Selective Serotonin Reuptake Inhibitor：SSRI），**セロトニン・ノルアドレナリン再取り込み阻害薬**（Serotonin Noradrenaline Reuptake Inhibitor：SNRI），**三環系抗うつ薬**，**四環系抗うつ薬**，**その他**に分類される **[表1]**．一般的に，**新規抗うつ薬**は SSRI，SNRI，ミルタザピンを指す．

2）薬理作用

うつ病では，セロトニン神経やノルアドレナリン神経の機能が低下している．いずれの抗うつ薬も，シナプス間隙のセロトニンを増加し，セロトニン神経の機能を増強することにより，抗うつ作用と抗不安作用をもつ．

[表1] 抗うつ薬の分類

分類	薬剤名（商品名）
選択的セロトニン再取り込み阻害薬（SSRI）	エスシタロプラム（レクサプロ®）
	セルトラリン（ジェイゾロフト®）
	ボルチオキセチン（トリンテリックス®）
	パロキセチン（パキシル®）
	フルボキサミン（ルボックス®，デプロメール®）
セロトニン・ノルアドレナリン再取り込み阻害薬（SNRI）	ベンラファキシン（イフェクサー®）
	デュロキセチン（サインバルタ®）
	ミルナシプラン（トレドミン®）
三環系抗うつ薬	イミプラミン（トフラニール®）
	クロミプラミン（アナフラニール®）
	アミトリプチリン（トリプタノール®）
	ノルトリプチリン（ノリトレン®）
	アモキサピン（アモキサン®）
四環系抗うつ薬	ミアンセリン（テトラミド®）
	マプロチリン（ルジオミール®）
	セチプチリン（テシプール®）
その他の抗うつ薬	ミルタザピン*（リフレックス®，レメロン®）
	トラゾドン（レスリン®，デジレル®）

* 化学構造式では四環系抗うつ薬に分類されるが，薬理作用としてはノルアドレナリン作動性・特異的セロトニン作動性抗うつ薬（NaSSA）に分類される．

SSRIは，セロトニン・トランスポーター（serotonin transporter：SERT）を選択的に阻害する．SERTは，放出されたシナプス間隙のセロトニンを前シナプス神経に再び取り込む作用があり，SSRIがこれを阻害することにより，シナプス間隙のセロトニンが増加し，セロトニン神経の機能を増強する．同じSSRIに分類される薬剤でも多少の差異があり，エスシタロプラムはSERT阻害作用のみであるが，パロキセチンは弱いノルアドレナリン・トランスポーター（noradrenaline transporter：NAT）阻害作用とムスカリンM_1受容体遮断作用，セルトラリンは弱いドパミン・トランスポーター（dopamine transporter：DAT）阻害作用とσ_1受容体作動作用，フルボキサミンはσ_1受容体作動作用を併せもつ．

　SNRIは，SERTだけでなく，NATも阻害する．これにより，シナプス間隙のノルアドレナリンも増加し，ノルアドレナリン神経の機能も増強する．同じSNRIであってもNAT阻害作用の強さに差があり，ミルナシプラン＞デュロキセチン＞ベンラファキシンである．低用量のベンラファキシンはSSRIとして働く．

　三環系抗うつ薬と**四環系抗うつ薬**は，SNRIと同様にSERTとNATを阻害する．しかし，これだけでなく，ムスカリンM_1受容体，ヒスタミンH_1受容体，アドレナリンα_1受容体，電位感受性ナトリウムチャネルを遮断する作用をもつため，後述するような様々な副作用が起こりうる．

　その他の抗うつ薬のうち，**ミルタザピン**は，ノルアドレナリン作動性・特異的セロトニン作動性抗うつ薬（Noradrenergic and Specific Serotonergic Antidepressant：NaSSA）と呼ばれ，アドレナリンα_2受容体を遮断する作用をもつ．ノルアドレナリンのシナプス前神経のアドレナリンα_2受容体（自己受容体）が遮断されると，ネガティブ・フィードバックが外れ，ノルアドレナリンの放出が増加する．また，セロトニンのシナプス前神経のアドレナリンα_2ヘテロ受容体が遮断されると，ネガティブ・フィードバックが外れ，セロトニンの放出が増加する．そして，放出されたノルアドレナリンがセロトニンのシナプス後神経のアドレナリンα_1受容体を刺激し，セロトニンの放出がさらに増加する．**トラゾドン**は，セロトニン受容体遮断・再取り込み阻害薬（Serotonin Antagonist/Reuptake Inhibitor：SARI）と呼ばれ，SERTの阻害作用だけでなく，セロトニン$5HT_{2A}$と$5HT_{2C}$受容体の遮断作用をもつ．

3）効果と使い方

　すべての抗うつ薬は基本的にはうつ病，不安症群をはじめとするセロトニン関連疾患に有効である．多剤少量使用ではなく，原則単剤で十分用量を十分期間，しっかりと使用することが大切である．

　SSRI，SNRIは副作用が少ないことから，うつ病治療の第一選択である．また，特にSSRIはパニック症，社交不安症，全般不安症などの不安症群や，強迫症にも有効である．SNRIは疼痛性障害にも有効である．

　三環系抗うつ薬は使用される頻度が減ったが，SSRIやSNRIで十分な効果が認められない場合には適応となる．

　ミルタザピンは比較的特徴的であり，鎮静作用，食欲増進作用が大きいため，不安焦燥や不眠，食欲減退が強い場合に用いられることが多い．トラゾドンや四環系抗うつ薬のミアンセリンも鎮静作用が強く，不眠に使用されることがある．

4）副作用・有害事象

SSRI，SNRIでは，セロトニンの増加により，投与初期に食欲不振，嘔気，下痢などの消化器症状が起こりうる．SNRIでは，ノルアドレナリンの増加により，血圧上昇，頻脈などが起こりうる．

三環系抗うつ薬では，抗コリン症状（副交感神経機能の抑制による，霧視，口渇，便秘，尿閉など），起立性低血圧，めまい，不整脈などが加わる．大量に服薬した場合，致死的になることもある．

ミルタザピン，トラゾドン，ミアンセリンは鎮静作用が強いが，不安焦燥や不眠が強い場合は，副作用よりむしろ効果として働く．

5）依存耐性

明確な依存耐性は知られていない．しかし，抗うつ薬を突然中止したり急激に減量したりすると，中断症候群と呼ばれる現象が発生しうる．症状としては，感覚異常（電気ショック様，感覚麻痺など），嘔気，めまい，不安焦燥，不眠などがある．特に血中半減期が短い薬剤で起こりやすい．

4．抗不安薬・睡眠薬

1）分類

抗不安薬，睡眠薬ともに**ベンゾジアゼピン系とその他**に分類される．ベンゾジアゼピン系は作用時間の長さによってさらに分類される［表2, 3］．

2）薬理作用

ベンゾジアゼピン系の抗不安薬・睡眠薬は，γ-アミノ酪酸 $GABA_A$ 受容体に存在するベンゾジアゼピン受容体に作動薬として働く．塩素イオンチャネルを構成している $GABA_A$ 受容体に GABA が結合すると，塩素イオンが細胞内に流入し，神経細胞の過分極が起こる．ベンゾジアゼピン薬剤はこれを増加し，GABA 神経の機能を増強する．ベンゾジアゼピン受容体は ω_1 と ω_2 の2種類があり，ω_1 は催眠作用，ω_2 は抗不安作用や

[表2] 抗不安薬の分類

分類			薬剤名（商品名）
ベンゾジアゼピン系の抗不安薬	短時間型	弱	クロチアゼパム（リーゼ®）
		強	エチゾラム（デパス®）
	中時間型	中	アルプラゾラム（ソラナックス®，コンスタン®）
		強	ロラゼパム（ワイパックス®）
			ブロマゼパム（レキソタン®）
	長時間型	中	ジアゼパム（セルシン®，ホリゾン®）
			クロルジアゼポキシド（コントール®，バランス®）
		強	クロナゼパム（リボトリール®）
			クロキサゾラム（セパゾン®）
	超長時間型	中	ロフラゼプ酸エチル（メイラックス®）
その他の抗不安薬			タンドスピロン（セディール®）

[表3] 睡眠薬の分類

分類		薬剤名（商品名）
ベンゾジアゼピン系の睡眠薬	超短時間型	トリアゾラム（ハルシオン®）
		ゾルピデム*（マイスリー®）
		ゾピクロン*（アモバン®）
		エスゾピクロン*（ルネスタ®）
	短時間型	エチゾラム（デパス®）
		ブロチゾラム（レンドルミン®）
		ロルメタゼパム（ロラメット®, エバミール®）
	中時間型	フルニトラゼパム（ロヒプノール®, サイレース®）
		ニトラゼパム（ベンザリン®）
		エスタゾラム（ユーロジン®）
	長時間型	フルラゼパム（ダルメート®）
		クアゼパム（ドラール®）
メラトニン受容体作動薬		ラメルテオン（ロゼレム®）
オレキシン受容体拮抗薬		スボレキサント（ベルソムラ®）
		レンボレキサント（デエビゴ®）

＊化学構造式では非ベンゾジアゼピン系薬剤（頭文字からZ薬とも呼ばれる）に分類されるが，薬理作用としてはベンゾジアゼピン系と類似している．

筋弛緩作用に関与している．ベンゾジアゼピン系睡眠薬の中でも非ベンゾジアゼピン系薬剤〔Z薬（非ベンゾジアゼピン系と呼ばれるが，ベンゾジアゼピン系と薬理学的に類似している）〕と呼ばれるゾルピデム，ゾピクロン，エスゾピクロンは，ω_1への選択性が高く，筋弛緩作用が少ない．

　タンドスピロンは，セロトニン$5HT_{1A}$受容体部分作動薬であり，抗不安作用をもつ．
　ラメルテオンは，メラトニン受容体作動薬であり，催眠作用をもつ．
　スボレキサント，**レンボレキサント**は，オレキシン受容体拮抗薬であり，催眠作用をもつ．

3）効果と使い方

　ベンゾジアゼピン系薬剤は，催眠作用，抗不安作用，抗けいれん作用をもつため，不安症群，睡眠障害，てんかんなどに使用される．
　タンドスピロンは不安症群に使用されるが，効果発現までに時間がかかり，また効果も弱い．
　ラメルテオンとスボレキサント，レンボレキサントは不眠に使用される．

4）副作用・有害事象

　ベンゾジアゼピン系薬剤は，筋弛緩作用ももつため，ふらつき，転倒が起こりうる．高齢者の不眠については，ラメルテオンやスボレキサントの使用を検討する．また，ベンゾジアゼピン系薬剤は，常用量依存，脱抑制をきたすこともある．

5）依存耐性

　ベンゾジアゼピン系薬剤は，常用量依存が問題となる．通常の治療用量であっても，長

期間服用すると依存が形成され，中止すると離脱症状が出現する．よって，てんかんを除き，ベンゾジアゼピン系薬剤の安易な使用は避け，使用する場合は原則短期間にとどめる．特に不安症群に対しては，ベンゾジアゼピン系抗不安薬を漫然と使用せず，必要に応じてSSRIを適切に使用する．

5. 抗精神病薬

1）分類

抗精神病薬は，**第1世代（定型）**，**第2世代（非定型）**に分類される．第1世代抗精神病薬は，力価で分類すると特徴を把握しやすい [表4]．力価によって同等の効果をもたらすために必要な用量が異なり，高力価薬では少なく，低力価薬では多くなる．

2）薬理作用

統合失調症では，ドパミン神経の機能が亢進している．抗精神病薬は，すべてドパミンD_2受容体拮抗薬（厳密にはアリピプラゾールとブレクスピプラゾールはドパミンD_2受容体部分作動薬）であり，ドパミン神経伝達を抑制することにより抗精神病作用をもつ．一方，ドパミンD_2受容体が遮断されすぎると，錐体外路症状などの副作用が惹起される．**第2世代抗精神病薬**では，①ドパミンD_2受容体に緩く結合する作用（特に，クエチアピン，クロザピン），②ドパミンD_2受容体を弱く刺激する作用（アリピプラゾール，ブレクスピプラゾール），③セロトニン5-HT_{2A}受容体を遮断する作用（ほとんどすべての第2世代抗精神病薬），④様々な種類の受容体への作用（特に，オランザピン，クエチアピン，

[表4] 抗精神病薬の分類

分類		薬剤名（商品名）
第2世代（非定型）抗精神病薬		リスペリドン（リスパダール®，リスパダールコンスタ®*）
		パリペリドン（インヴェガ®，ゼプリオン®*）
		オランザピン（ジプレキサ®）
		クエチアピン（セロクエル®，ビプレッソ®**）
		アリピプラゾール（エビリファイ®，エビリファイ持続性水懸筋注用®*）
		ブレクスピプラゾール（レキサルティ®）
		アセナピン（シクレスト®）
		ルラシドン（ラツーダ®）
		ペロスピロン（ルーラン®）
		ブロナンセリン（ロナセン®）
		クロザピン（クロザリル®）
第1世代（定型）抗精神病薬	高力価薬	ハロペリドール（セレネース®，ハロマンス®*）
		フルフェナジン（フルメジン®，フルデカシン®*）
	中力価薬	ペルフェナジン（PZC®）
	低力価薬	スルピリド（ドグマチール®）
		レボメプロマジン（ヒルナミン®）
		クロルプロマジン（コントミン®）

* 持効性注射剤（long-acting injection：LAI）
** クエチアピンの徐放剤，適応は双極症のうつ症状

クロザピン）により，ドパミンD_2受容体が過剰に遮断されにくくなっている．

3）効果と使い方

抗精神病薬は抗精神病作用（幻覚妄想を改善する効果）をもつため，統合失調症の治療に使用される．また，第2世代抗精神病薬は気分安定作用や抗うつ作用も併せもっており，双極症やうつ病に対しても使用される．

統合失調症に対しては，第2世代抗精神病薬（クロザピンを除く）を第一選択とし，原則単剤で使用する．2剤以上の抗精神病薬で十分な効果が得られない場合は，治療抵抗性統合失調症と呼ばれ，クロザピンを使用する．ただし，クロザピンは基準を満たす特定の施設でしか使用できない．また，服薬アドヒアランスが不良である場合，作用が持続し2～4週間ごとの投与が可能な持効性注射剤（long-acting injection：LAI）を使用することもある．現在，わが国で使用可能なLAIは，第2世代抗精神病薬ではリスペリドン，パリペリドン，アリピプラゾール，第1世代抗精神病薬ではハロペリドール，フルフェナジンである．

4）副作用・有害事象

抗精神病薬の主な副作用として，**錐体外路症状**，**高プロラクチン血症**，**代謝系副作用**がある．錐体外路症状と高プロラクチン血症は，抗精神病薬のドパミンD_2受容体遮断作用に直接関係している．

錐体外路症状は，錐体外路の障害による不随意運動であり，①**パーキンソン症候群**（仮面様顔貌，手指の振戦，筋固縮），②**ジストニア**（眼球上転，舌突出，痙性斜頚などの筋緊張亢進），③**アカシジア**（下半身を中心としたムズムズ感と落ち着きのなさ），④**遅発性ジスキネジア**（口をもぐもぐさせる，舌なめずりなどの緩徐で不規則な動き）がある．第2世代抗精神病薬は，第1世代抗精神病薬と比べて錐体外路症状の出現が少ないことが特徴である．遅発性ジスキネジアは，抗精神病薬を開始してから数カ月以上経ってから出現する（このため，遅発性と称される）．パーキンソン症候群，ジストニア，アカシジアは急性にも遅発性にも起こりうる．遅発性の錐体外路症状は難治性である．

高プロラクチン血症とは，乳汁分泌ホルモンであるプロラクチンの血中濃度が基準値以上となることである．高プロラクチン血症により，乳汁分泌（男性では女性化乳房），月経不順，性機能障害，骨密度低下などが出現する．どの抗精神病薬によっても引き起こされる可能性があるが，特に第1世代抗精神病薬，リスペリドン，パリペリドンで多い．

代謝系副作用とは，体重増加，糖代謝異常・糖尿病，脂質異常症のことである．どの抗精神病薬によっても起こりうるが，アリピプラゾール以外の第2世代抗精神病薬（特にクロザピン，オランザピン），低力価の第1世代抗精神病薬で多い．わが国では，糖尿病または糖尿病の既往がある患者にクエチアピン，オランザピンは禁忌，クロザピンは原則禁忌であることに注意する．

この他，抗コリン症状（霧視，口渇，便秘など），鎮静，起立性低血圧，QTc延長（致死性の不整脈の原因となる），悪性症候群（発熱，意識障害，錐体外路症状，自律神経症状などが生じる重篤な副作用）などがみられる．また，稀ではあるが，クロザピンは無顆粒球症，心筋炎・心筋症といった重篤な副作用を引き起こすことがあり，定期的な血液検査によるモニタリングが義務づけられている．

6. 気分安定薬

1）分類
気分安定薬は，**リチウム**と**抗てんかん薬系**に分類される［表5］．

2）薬理作用
　気分安定薬の薬理作用は不明な点が多い．**リチウム**は，二次メッセンジャー系に作用すると考えられている．**抗てんかん薬系**の気分安定薬は，グルタミン酸神経にある電位感受性ナトリウムやカルシウムチャネルの遮断に作用する．これによって神経細胞内へのナトリウムやカルシウムの流入が低下し，グルタミン酸の放出が減少する．また，GABA系にも作用するものがある．

3）効果と使い方
　気分安定薬は，双極症の治療に使用される．理想的な気分安定薬とは，急性期における躁エピソードと抑うつエピソードの改善，維持期における躁エピソードと抑うつエピソードの予防の4つの効果（気分安定作用）を兼ね備えたものである．リチウムはこれらの効果を比較的バランスよくもっており，第一選択となる．バルプロ酸，カルバマゼピンは抗躁作用，ラモトリギンは抗うつ作用に優れている．ただし，カルバマゼピンの使用は減少している．第2世代抗精神病薬も気分安定作用をもち，双極症の治療に使用される．特にオランザピン，クエチアピンはリチウムと並び，第一選択となる．

　まずは気分安定薬または抗精神病薬の単剤投与を試みる．しかし，気分安定薬同士や気分安定薬と抗精神病薬の併用が必要になることも少なくない．気分安定薬は効果発現までに数週間かかるため，重度の躁エピソードの場合，比較的効果発現が速い抗精神病薬を使用または併用する．また，双極症の抑うつエピソードに対し，抗うつ薬は単剤で使用しない．必要な場合は気分安定薬か抗精神病薬に併用するが，第一選択ではない．

　ラモトリギン以外の気分安定薬は，有効血中濃度が存在するため，血中濃度を測定しながら，適切な血中濃度を維持するよう用量を調整する．特にリチウムは，効果に必要な濃度（治療域）と中毒を引き起こす濃度（中毒域）が近く，有効血中濃度の範囲が狭いため，血中濃度のモニタリングが必須である．

4）副作用・有害事象
　リチウムの副作用には，甲状腺機能低下，多尿，記憶障害，振戦，体重増加，鎮静，消化器症状などがある．また，腎機能障害，副甲状腺機能亢進，洞不全症候群などが起こることもある．リチウムの血中濃度が高くなりすぎると，リチウム中毒が生じる．血中濃度

［表5］気分安定薬の分類

分類	薬剤名（商品名）
リチウム（リーマス®）	
抗てんかん薬系の気分安定薬	バルプロ酸（デパケン®）
	ラモトリギン（ラミクタール®）
	カルバマゼピン（テグレトール®）

が 1.5 mEq/L を超えると，消化器症状（食欲不振，悪心嘔吐，下痢），中枢神経症状（筋力低下，傾眠，失調，粗大振戦，筋攣縮）などが起こる．2 mEq/L を超えると，見当識障害，けいれんなどが起こる．リチウム中毒が重篤な場合には，昏睡に至って致死的になり，腹膜透析や血液透析の適応となる．

バルプロ酸の副作用には，嘔気，血小板減少，鎮静，頭痛などがある．また，運動失調，脱毛，体重増加，肝機能障害，膵炎，白血球減少，貧血，高アンモニア血症などが起こることもある．**カルバマゼピン**の副作用には，めまい，抗利尿ホルモン不適合分泌症候群（SIADH），眠気，嘔気，発疹，徐脈などがある．また，運動失調，肝機能障害，白血球減少，貧血，皮膚粘膜眼症候群（スティーブンス・ジョンソン症候群），中毒性表皮壊死症（TEN）などが起こることもある．**ラモトリギン**の副作用には，めまい，頭痛，嘔気，眠気，発疹などがある．皮膚粘膜眼症候群，中毒性表皮壊死症などが起こることもある．

ラモトリギン以外の気分安定薬は催奇形性が高く，妊婦に対する使用は慎重に検討する．カルバマゼピン，ラモトリギンは，稀だが重篤な皮膚症状を引き起こすことがあり，注意が必要である．

7. 認知症治療薬

1）分類

認知症治療薬は，コリンエステラーゼ阻害薬，NMDA 受容体拮抗薬，抗アミロイド β 抗体に分類される [表6]．

2）薬理作用

アルツハイマー病やレビー小体型認知症では，アセチルコリン神経の機能が低下している．コリンエステラーゼ阻害薬は，アセチルコリンを分解する酵素である（アセチル）コリンエステラーゼを阻害する．これにより，シナプス間隙のアセチルコリンが増加し，アセチルコリン神経の機能を増強する．ドネペジルはコリンエステラーゼ阻害作用のみであるが，ガランタミンではニコチン性アセチルコリン受容体増強作用，リバスチグミンではブチリルコリンエステラーゼ阻害作用が加わっている．なお，リバスチグミンは経皮吸収型製剤（パッチ剤）のみ使用できる．

NMDA 受容体拮抗薬は，グルタミン酸受容体の一種類である NMDA 受容体を遮断することにより，過剰なグルタミン酸による神経障害を防ぐ．

アルツハイマー病では，アミロイド β が蓄積し，神経変性が引き起こされる．抗アミロイド β 抗体は，アミロイド β の凝集体（プロトフィブリル）に結合し，免疫系が活性化さ

[表6] 認知症治療薬の分類

分類	薬剤名（代表的な商品名）
コリンエステラーゼ阻害薬	ドネペジル（アリセプト®）
	ガランタミン（レミニール®）
	リバスチグミン（イクセロンパッチ®）
NMDA 受容体拮抗薬	メマンチン（メマリー®）
抗アミロイド β 抗体	レカネマブ（レケンビ®）

れ，プロトフィブリルがマイクログリアによって貪食されて除去される．

3）効果と使い方

　認知症治療薬は，認知症（特にアルツハイマー病）の中核症状である記憶障害などの認知機能障害に対して使用される．その効果は認知症の進行の予防であり，認知症を回復する薬は現在のところ開発されていない．

　各認知症治療薬によって適応となるアルツハイマー病の重症度が異なり，ドネペジルは軽度〜高度，ガランタミンとリバスチグミンは軽度〜中等度，メマンチンは中等度〜高度の認知症である．レカネマブは，アルツハイマー病による軽度認知障害（Mild Cognitive Impairment：MCI）と軽度認知症が適応である．2週間ごとに点滴静注し，原則18カ月間投与する．

　抑うつ，幻覚妄想など認知症の行動・心理症状（Behavioral and Psychological Symptoms of Dementia：BPSD）には，抗うつ薬や抗精神病薬などを併用することもある．

4）副作用・有害事象

　コリンエステラーゼ阻害薬には，食欲不振，悪心・嘔吐，下痢などの消化器症状，めまい，頭痛などがある．

　NMDA受容体拮抗薬には，めまい，頭痛，便秘などがある．

　抗アミロイドβ抗体では，脳浮腫，脳出血が起こりうる．これらの神経画像上の異常は，アミロイド関連画像異常（Amyloid-Related Imaging Abnormalities：ARIA）と呼ばれる．ApoEε4遺伝子型をもつ患者では，ARIAのリスクが高くなる．

8. 注意欠如多動症（ADHD）治療薬

1）分類

　注意欠如多動症（ADHD）治療薬は，**ノルアドレナリン再取り込み阻害薬**（Noradrenaline Reuptake Inhibitor：NRI），**精神刺激薬**，**その他**に分類される [表7]．

2）薬理作用

　ADHDでは，前頭前皮質のドパミン神経とノルアドレナリン神経の機能が低下している．

　NRIは，NATを選択的に阻害する．NATは，放出されたシナプス間隙のノルアドレナリンを前シナプス神経に再び取り込む作用があり，NRIがこれを阻害することにより，シナプス間隙のノルアドレナリンが増加し，ノルアドレナリン神経の機能を増強する．ま

[表7] ADHD治療薬の分類

分類	薬剤名（商品名）
ノルアドレナリン再取り込み阻害薬（NRI）	アトモキセチン（ストラテラ®）
精神刺激薬	メチルフェニデート（コンサータ®）
	リスデキサンフェタミン*（ビバンセ®）
その他のADHD治療薬	グアンファシン（インチュニブ®）

*適応は小児のみ

た，前頭前皮質ではDATが少なく，ドパミンはNATにより前シナプス神経に再び取り込まれるため，NRIによりシナプス間隙のドパミンが増加し，ドパミン神経の機能を増強する．アトモキセチンはNATに選択性が高いが，SERTも弱く阻害する．

　精神刺激薬は，DATとNATを阻害し，シナプス間隙のドパミンとノルアドレナリンが増加し，ドパミン神経とノルアドレナリン神経の機能を増強する．違法薬物としての精神刺激薬には，覚醒剤（メタンフェタミン，アンフェタミン），コカインがある．メチルフェニデートの徐放性製剤がコンサータ®であり，即効性製剤がリタリン®である．リタリン®は過去にはうつ病やADHDの治療にも使用されていたが，乱用が問題となり，現在はナルコレプシーのみに適応がある．リスデキサンフェタミンはプロドラッグ（そのままの形では薬理作用を示さず，生体内で代謝されることによって初めて薬効を発揮する薬物）であり，体内で代謝されるとd-アンフェタミンとなる．メタンフェタミン，アンフェタミンは小胞モノアミン・トランスポーター2（VMAT2）阻害作用も併せもつ．

　グアンファシンは，シナプス後神経のアドレナリンα_{2A}受容体を刺激する作用をもち，ノルアドレナリン神経の機能を調整する．

3）効果と使い方

　精神刺激薬のうち，成人にも適応があるのはコンサータ®のみであり，ビバンセ®は小児のみに適応がある．精神刺激薬は強い効果がある一方，依存性があり，乱用のリスクがある．過去にはリタリン®の乱用が社会問題となった．コンサータ®とビバンセ®は，ADHD適正流通管理システムによって管理されており，登録された医師しか処方できない．アトモキセチンとグアンファシンは依存性が少ない．アトモキセチンは効果発現までに時間がかかる．

4）副作用・有害事象

　NRIでは，食欲不振，嘔気，血圧上昇，頻脈などがある．
　精神刺激薬では，食欲不振，嘔気，体重減少，不眠，血圧上昇，頻脈などがある．
　グアンファシンでは，傾眠，血圧低下，徐脈，めまいなどがある．

4章 Q and A

Q1 うつ病の薬物治療の第一選択として，適切なものを2つ選べ．
1. アミトリプチリン
2. エスシタロプラム
3. ミアンセリン
4. トラゾドン
5. ミルタザピン

Q2 ベンゾジアゼピン系の抗不安薬・睡眠薬として，適切なものを2つ選べ．
1. タンドスピロン
2. ラメルテオン
3. ロラゼパム
4. フルニトラゼパム
5. スボレキサント

Q3 第2世代（非定型）抗精神病薬として，適切でないものを1つ選べ．
1. クロザピン
2. オランザピン
3. ハロペリドール
4. アリピプラゾール
5. クエチアピン

Q1 | **A** …… 2, 5
解説
副作用が少ないSSRI，SNRI，ミルタザピンが第一選択となる．

Q2 | **A** …… 3, 4
解説
タンドスピロンはセロトニン$5HT_{1A}$受容体部分作動薬，ラメルテオンはメラトニン受容体作動薬，スボレキサントはオレキシン受容体拮抗薬である．

Q3 | **A** …… 3
解説
ハロペリドールは代表的な第1世代（定型）抗精神病薬である．

推奨図書
1) 仙波純一・他監訳：ストール精神薬理学エセンシャルズ　第5版－神経科学的基礎と応用－，メディカル・サイエンス・インターナショナル，2023．

（竹内啓善）

5章　心理療法・支援の基本

到達目標
- 心理療法の基本を理解する．
- 支持的心理療法，精神分析的心理療法，認知行動療法のポイントについて理解し説明できる．
- 集団へのアプローチの基本を理解する．

1. 個人心理療法

1）心理療法の基本
　心理療法について河合隼雄は，「心理療法とは，悩みや問題の解決のために来談した人に対して，専門的な訓練を受けた者が，主として心理的な接近法によって，可能な限り来談者の全存在に対する配慮をもちつつ，来談者が人生の過程を発見的に歩むのを援助すること」だと述べている[1]．この短い文章に心理療法の本質が簡潔にまとめられている．キーワードを書き出してみると，(1) 専門的な訓練，(2) 心理的な接近法，(3) 配慮，(4) 援助となる．これらに沿って，以下に筆者の理解を述べていく．

(1) 専門的な訓練
　専門家としてクライエントの歩みを「援助 (4)」するためには，訓練が不可欠である．その主なものは，教科書やセミナーで理論を学ぶこと，自分が実践している心理療法についてスーパーヴィジョンを受けること，そして教育分析を受けることである．様々な理論について広く学ぶことも大切だが，いつかは一つの理論を選択し，その理解を深めることによって心理療法家としての芯が育っていく．その際には，成田善弘がいうように，「神田橋も述べているように，まず理論以前に自分が素朴に感じていること，思っていることに馴染む理論から入るのがよい．著者の書いているものを読んで，あーこれは自分も考えていることだ，自分は言葉にする能力が乏しいからこんなふうに明確に言えなかったけれど経験していることや考えていることは同じだ，と思えるような著者から読み始めるのがよい」[2]．

【キーワード】支持的心理療法，精神分析的心理療法，認知行動療法，家族療法，集団心理療法，コミュニティ・アプローチ

ケースを担当するようになったら，指導者を選んでスーパーヴィジョンを受ける．一般的には実際のケース記録に基づいた指導者との対話，議論を通じて，クライエントに関する理解を深めていく．それと同時に，セラピストとしての自らの対応についても客観的な視点から指導を受けることができる．

心理療法家を志すもの自身がクライエントとして心理療法を受けることを教育分析と呼ぶ．このような体験を通じて自分自身を知ることは，他者理解を深めることにも通じる．

(2) 心理的な接近法

セラピスト（therapist）の語源はギリシア語の therápôn であるが，これは召使，世話役，付き添い，看護師を意味している[3]．つまりそれは技法ではなく，クライエントに寄り添うことを強調していることがわかるだろう．積極的な介入よりも受容的な態度に重きがおかれているのである．また，たとえば，法律家による具体的・直接的な支援とは異なることを示すため，「主として心理的」と形容されている．

受動的態度を表すものとして「傾聴」が挙げられる．主役はクライエントであり，話をするのはクライエントである．セラピストは自分の推測や思い込みという色眼鏡をできるだけ通さず，さらには性急な理解や解決を求めることなく，クライエントの言葉に耳を傾け，それを受容するのである．しかし，先入観をもちこまずに相手の話を聞くことは容易なことではないため，「専門的な訓練 (1)」が必要になる．

また，傾聴のためにはそのための時間と空間を設定する必要がある．長く聞くことが必ずしも治療的ではないし，話をする場所についても意識的でなくてはならない．少なくともプライバシーが守られる場所である必要があるだろう．心理療法の時間はわれわれが営んでいる通常の社会生活におけるそれとは異なり，心理的により深いレベルでの交流が生じるため，それを支えることのできる枠組みが必要となる．このような，セラピストとクライエントの心的交流に関わるような様々な要因（たとえば，時間や料金，治療契約などがある）を**治療構造**と呼ぶ．構造化された個人心理療法の場合，1回あたりの時間は45分ないし50分であることが多く，頻度は週1回や2週に1回，さらには精神分析のように週4回行う場合もある．

面接の頻度や面接場所を決定する際に重要なことは，クライエントの病態水準のアセスメントである．たとえば面接する場所が精神科病院の外来である場合と，マンションの一室である場合とでは，心理療法の対象となるクライエントは異なるだろう．精神病水準のクライエントであれば，いざというときに必要な手当ができる前者での実施が望ましいが，神経症水準のクライエントで時間などのルールを守れる人であれば，後者で問題ないだろう．病棟や教育現場など，誰にも邪魔されない空間を定期的に確保することが難しい場合もある．治療構造が容易に乱されうる環境であるならば，クライエントの心の奥深くにある問題にまで立ち入らず，簡単な相談程度に止めるほうがよい．

(3) 配慮

河合は「可能な限り来談者の全存在に対する配慮」としている．来談者の全存在とは，面接時点における状態のみならず，そこに至るまでの人生全体を含んでいるだろう．たとえば自傷行為についても，そうせざるを得ないその人なりの事情がある（クライエントが意識している場合も，していない場合もある）．それへの配慮のないまま，ただ自傷行為をやめるように伝えることは心理療法とはいえない．

クライエントの抱えている問題がセラピストの力量を超えている場合もある．話を聞い

ていて耐えられない，受け入れられないと強く感じる場合には，自分で引き受けることはせず，ほかのセラピストに対応を依頼するほうがよいだろう．また，セラピストの髪型や服装がクライエントに与える影響についても考慮する必要がある．ごく常識的な挨拶など，自らの立ち居振る舞いにも心を配ることが大切である．これらのことも治療プロセスに影響を与える重要な要素である．

(4) 援助

心理療法のプロセスとは，セラピストの援助のもと，クライエントが自分自身を知る（もしくは発見する）過程だといえよう．それを河合は「発見的」と表現しているのである．自分自身を知ること，発見することは容易なことではないが，そうすることによってはじめて人は変わることができるのではないだろうか．知ることとは秘密を暴くことではない．今のところわからないと知ることや，知りたくないという気持ちがあることを認めることも，また知ることであることを，セラピストは心に留めておく必要がある．そのような謙虚さが大切である．

2）様々な心理療法

(1) 支持的心理療法

支持的心理療法とは，クライエントを受容し，不安や緊張などの症状を除去し，精神的危機状況を解決することを目的とした心理療法アプローチを総称したものである[4]．問題や症状について話し合い，クライエントを情緒的にサポートするなかで助言や励まし，情報提供などを行うことを通じて，クライエントが本来もっていた（症状のために機能不全におちいっている）問題解決能力の回復を目指す．その際，クライエントの無意識的な葛藤やパーソナリティの問題には深く立ち入らないことが原則である[5]．

クライエント・セラピスト間の信頼関係が重要だが，支持的にサポートされたクライエントには陽性転移が生じやすく，それを土台にしてプラスの方向に進んでくれればよいが，反対に過度に依存し，退行する危険をはらんでいるため，注意が必要である[5]．村上は，支持とはクライエントのなかで支えが必要な部分を支えることであり，何を支持し，何を支持しないかという点に留意することが大切だと指摘している[5]．その例として，希死念慮を訴えたクライエントの場合であれば，「死にたいほど苦しい気持ち」を理解して支持するのはよいが，死ぬこと自体を支持したりはしないとしている．多くの精神科医が一般臨床の現場で実践しているのは，支持的精神療法と薬物療法を組み合わせた治療である．

Gabbard（ギャバード）は「**表出的―支持的連続体**」という概念を提唱している[6]．線分の一方の極に表出的な治療法をおき，その対極に支持的な治療法をおいた場合，すべての心理療法はその線分上のどこかに位置づけられるとする考えである．支持的心理療法に対して，表出的な治療法とは，精神分析療法に代表されるように，無意識にある内容を意識化することによって意識の領域を広げようとする方向性をもった治療アプローチである．しかしすべての心理療法は，程度の差こそあれ，表出的側面と支持的側面の両方を有しているものであるといえよう．

(2) 精神分析的心理療法

精神分析的心理療法はFreudが創始した精神分析をもとにしており，精神分析療法の治療理論と基本原則を修正・応用した心理療法である[7]．精神分析療法と精神分析的心理療法には共通点と相違点があるが，主な違いは構造と目的である．たとえば，前者が週4

回以上，1回45分ないしは50分の面接であり，カウチを用いるのに対して，後者の頻度は週に1，2回程度であり，面接は対面で行われることが多い．このような構造上の違いによって，精神分析療法のほうがクライエントは退行し，より深いレベルの無意識を扱うことが可能になる．精神分析療法は，クライエントが**精神内界への理解を深める**ことを目標としており[8]，症状や行動の変化は精神分析の結果として生じてくるものという位置付けになる[9]．それに対して精神分析的心理療法は，治療や症状の改善，より良い社会適応を目指している．鈴木は，「精神分析的心理療法が『治療的である』一方で，精神分析は単なる『治療ではない』ということが，この2つを決定的に分かつ点である」と指摘している[10]．そのため，後者では解釈以外の技法も使用され，ある程度のところで妥協が生じ，主訴や問題が解決すれば面接を終えようという気持ちがセラピストとクライエントに生じることになる[10]．Gabbardのいう精神分析的心理療法の基本原則を**表1**に示す[11]．

　精神分析療法，精神分析的心理療法では，クライエントに**自由連想**を促す．自由連想とは，心に浮かんだ内容を取捨選択することなく言葉にすることである．それによってクライエントの無意識の願望や衝動，空想などが面接場面内外において言語的・非言語的に展開することになり，それらを手がかりにして症状の背景や精神内界についての理解を深めていくのである．そのプロセスにおいて転移や抵抗が生じ，セラピストはそれを解釈することによって無意識内容の意識化を促し，症状の回復やクライエントの自己理解を深めることを目指す．**転移**とは，クライエントの心の中にある過去の人物（たとえば，母親）との関係や，その人物に対する感情などが，セラピストとの「今・ここ」での関係において再現される現象のことである（ただし，転移の体験様式や転移の起源についての強調点は理論により異なる[7]）．その結果，セラピストがまるで母親であるかのように無意識的には体験されることになる．松木は「無意識のうちにこころのなかに創り上げられている世界，内的世界が，分析空間のなかに限られている現実の世界に映し出される，投影されるということ」が転移であるとし[8]，「すべてが転移でもなく，また逆転移でもないとしても，すべてが転移であり逆転移である可能性を考えることが，精神分析治療である」と述べている[12]．無意識内容が意識化されることは，意識の側からすれば抑圧してきたもの（意識化することを無意識的に避けてきたもの）が表面化することであり，これまでの安定を揺るがす脅威でもあるため，苦痛を伴う．そのため，意識化を妨げるような抵抗，たとえば自由連想が滞ったり，面接外で問題行動を起こしたり（行動化）することが生じる．このような転移や抵抗をクライエントに意識化させる技法を**解釈**と呼ぶ．それは「治療者の

[表1] 精神分析的心理療法の基本原則

1	精神生活の大部分は無意識である
2	幼少期の経験は，遺伝的要因とあいまって成人期を決定する
3	クライエントのセラピストに対する転移が主な理解の源となる
4	セラピストの逆転移は，クライエントが他者に引き起こすものについて適切な理解を与える
5	治療過程に対するクライエントの抵抗が，治療の主な焦点になる
6	症候や行動は種々の機能を果たしており，それを決定するのは複合的で多くの場合，無意識的な力である
7	精神分析的心理療法のセラピストは，クライエントが自分は真っ当でかけがえのない存在だという感覚に到達できるよう援助する

（文献11より引用，一部改変）

言葉によってクライエントの無意識を意識化させる技法であり，セラピストがクライエントに，クライエントの無意識の心のありよう，すなわち空想，感情，思考，欲動，防衛などについての理解を伝えること」である[8]．たとえば，行動化の含意する意味について，転移の側面からクライエントに伝えることもこれにあたる．

(3) 認知行動療法（CBT）

1950 年代に精神分析家である Beck によって認知療法が考案され，しだいに行動療法などと融合しながら有効性の高い心理療法，現在の認知行動療法（Cognitive Behavioral Therapy：CBT）として確立されてきた[13]．認知療法・認知行動療法と併記される場合もある．うつ病や不安症群，強迫症，神経性過食症などに効果のあることが実証されており，一定の要件を満たせば保険診療の対象になる．精神科領域にとどまらず，産業や教育，司法など，様々な領域で用いられており，個人心理療法だけでなく，集団認知行動療法も実践されている．

CBT はクライエントの認知や行動に働きかけることによって問題解決を目指す構造化された心理療法である．クライエントの体験を「**認知**」「**気分・感情**」「**身体**」「**行動**」に分け，これらの要素間の悪循環を明らかにすることを試みるが，その際，CBT で直接対処できるのは認知と行動であると考え，セラピストとの協働によってそれらの修正を目指す．

CBT における重要な概念に「**自動思考**」と「**スキーマ**」がある．自動思考とは，ある状況で自動的に（自然に）沸き起こってくる思考およびイメージで，その時々の認知のあり方が反映される[14]．CBT では感情を伴う自動思考である「ホットな認知」に気づき，モニターすることが重要になる．スキーマは，その人の基本的な人生観や人間観であり，心の底に気づかれないまま存在している個人的な思いであり，自動思考に影響を与える[14]．

CBT では 1 回のセッションもケース全体の流れも構造化されており，テーマを決めて進めていくため，自然な流れに任せるということはない[9]．たとえば，うつ病の CBT では，面接時間は 30 分以上，原則として 16 ～ 20 回という構造だが，クライエントの状態によって延長することもある[15]．

以下，伊藤による CBT の基本原則に基づいて，その概略を紹介する[9]．

①**常に基本モデルに沿って体験を理解する．**

　ここでいう基本モデルとは，外界と個人の相互関係をみていくこと，その人の体験を先に述べた 4 つのカテゴリーに分類して，それらの相互作用をみていくことである．セラピスト自身もこのモデルを使って自分自身をモニターすることが重要である．

②**セラピストとクライエントはチームを形成し，実証的視点から協同作業に取り組む．**

　これを**実証的協同主義**と呼ぶ．実証的とは，観念的にではなくデータをみながらセラピーを進めていくことを意味している．

③**「今・ここ」の問題に焦点を当て，問題を理解し，解決を目指していく．**

　今，目の前にある問題に焦点を当てて解決を図る．テーマを決めて進めていくためフリートークにはならない．過去や未来を扱わないという意味ではなく，「今・ここ」の問題に関連するものであれば扱う．

④心理教育を重視し，クライエント自身がセルフでCBTができるようになることを手助けし，再発を予防する．

クライエントが自分で自分を助けられるようになる，**セルフヘルプ**できるようになることがCBTの目標である．そのためには心理教育を行い，クライエント自身が学び，実践できるように支援する．

⑤ホームワークを出すことによって，日常生活でクライエントがCBTを実践することを重視する．

日常生活でCBTを使えるようになるためにも，毎回**ホームワーク**を出す．ホームワークは面接で話し合ったことを実生活で確認するものであり，セラピストとクライエントが話し合って決めていく[14]．

⑥毎回のセッション，そして初回から終結までの流れを構造化する．

CBTは構造化されており，段取りがあるため，自然な流れに任せることはしない．1回のセッションも全体の流れも構造化されている．

CBTの実証性は，トレーニングを受けたセラピストが条件に合った臨床状況下で正式なCBTを実施した際の効果であり，CBTの効果を高めるためには正式な訓練を受けた者が実施することが望ましい[13]．現在では上記に概説したようなCBTを基にして，**マインドフルネス**や**アクセプタンス＆コミットメント・セラピー**，**スキーマ療法**などが発展してきている．

(4) 森田療法

森田正馬によって創始された日本発の心理療法である．治療の対象となるのはいわゆる神経症であるが，特に対象となるのは「森田神経質」と呼ばれる人たちであり，「普通神経症」（身体症状症），「発作性神経症」（パニック症），「強迫観念症」（強迫症）に分類される．現在では神経症にとどまらず，うつ病などの治療にも応用されている．日本のみならず海外でも実践されている心理療法であり，国際学会も設立されている．

森田療法では，症状や不安の背後にある「生の欲望」が叶わないために思い悩み，「かくあるべき」という思いに「とらわれ」て生きるのではなく，今の自分を「あるがまま」に受け入れることが大切であると考える[16]．治療において特徴的なことは，神経症の根本にある不安を取り除こうとせず，不安の背後にある「生の欲望」に目を向けて行動的に生きること，「気分本位」（気分を重視するありよう）ではなく，「目的本位」（目的を重視するありよう）に生きることを目指す点にある[16]．

森田が治療を始めた当初，クライエントは森田の自宅で共に生活するなかで治療を受けていた．その後入院療法が行われるようになり，現在では外来での実践に比重が移っている．外来森田療法のガイドラインに記載されている基本的構成要素を**表2**に示す．

(5) ユング派心理療法

Jung（ユング）の理論に基づいて実践される心理療法である．河合が「ユング派の心理療法では，夢であれ，箱庭であれ，イメージの流れに自分をゆだねるという面が強い」と指摘しているように，

[表2] 外来森田療法の基本的構成要素

1	感情の自覚と受容を促す
2	「生の欲望」を発見し賦活する
3	悪循環を明確にする
4	建設的な行動を指導する
5	行動や生活のパターンを見直す

（文献16より引用，一部改変）

夢をはじめとしたイメージを重視する[17]．日本人最初のユング派分析家である河合は，ユング心理学だけでなく，Kalff（カルフ）が創始した箱庭療法も日本に紹介した．ユング派は，分析家とクライエントが対等な関係であることを重視しているため，面接は対面で行われる．頻度に関しては精神分析のような決まりはなく，週1回や2週に1回程度の頻度で行われることが多い．

2．家族療法・集団心理療法

1）家族療法

　家族を対象として行われる心理療法が家族療法である．家族療法の歴史は1940年代に米国で始まった統合失調症の家族研究に端を発しており，しだいに**システムズ・アプローチに基づいた家族療法**が主流になっていった[18]．ほかの心理療法と比較して家族療法に特徴的なことは，家族というシステムにアプローチすること，チームによる治療を行うこと，ワンサイド・ミラーを用いることなどである[19]．

　システムズ・アプローチに基づく家族療法では，クライエントをIP（identified patient）と呼ぶ．これは症状や問題を示している人が患者なのではなくて，その人がたまたま家族システム全体の歪みを体現しており，その犠牲になっているという考えに基づいている[19]．クライエントも家族も互いに環境システムの構成員であり，相互に影響を与え合っていることを重視するのである[20]．家族をシステムとして捉え，問題は家族システムの一部分であると考え，問題を含まないものにシステムを変化させることによって，問題は解消されると考える[18]．

　家族療法の技法には様々なものがある．大西は経験の浅いセラピストでも実践しやすく，家族との治療関係を作る際に役立つ技法として，**トラッキング**，**マイム**，**アコモデーション**を挙げている[18]．これらによってセラピストは家族が有している独特の文化に溶けこんでいく（**ジョイニング**する）のである．以下，大西の解説に基づき，それぞれの概略を紹介する．

①トラッキング
　これは家族の語る内容や流れについていくことを意味する．いわゆる傾聴である．

②マイム
　家族のもつ文化や家風に合わせることであり，家族の言葉遣いや方言などを真似ることなどがこれに当たる．さりげなく合わせることによって，家族とセラピストの波長が合っていく．

③アコモデーション
　家族のなかにある役割分担に合わせることを意味する．たとえばIPに代わって母親が病気の経過を話すという役割を担っているのであれば，治療関係を作るためにその役割分担を尊重する．

2）集団心理療法

　様々な臨床場面において，個人のみならず集団へのアプローチが重要になる．病院や学校，会社は集団によって構成されており，そのなかには多様なサブグループが内包されている（たとえば，病院における病棟や，そこにある治療チームなど）．このようにわれわ

れの周りには（そのような視点で観察すれば），たくさんのグループが存在している．

　クライエントは**集団不適応**を起こしている人たちだと考えることができる[21]．家族や学校といった集団のなかで傷つきを体験し，その延長として，今，目の前にある集団にも適応できずにいる．このような人たちを前にしてグループセラピストは，「安全な集団の中で，新たな心理体験や人間関係を経験して，心の在り方や考え方が変わることが彼らに必要だと考える」のである[22]．田辺は，「集団のこころの動きが，集団に属する個人のこころに影響を与え」「今，この場の，この集団で体験したこころの動きが過去の体験から影響を受けていたこころの在り方や考え方の癖を改め」「これからの，この集団以外の状況でのこころの在り方も変えうる」という仮説が集団心理療法成立の前提であるとしている[22]．

　集団心理療法は集団をコントロールする方法ではない．結論をみつけるための方法でもない．グループの力を借りることで，そこに参加する個々人が自分についての理解を深める方法である．他のメンバーの振る舞いを見て，自分も同じだとつながりを感じることもあれば，違うと感じてさみしい気持ちになることもある．様々な体験を通して，自らのあり方を見つめることが大切なのである．鈴木は「集団の中にいる自分ということを意識して，そしてその自分がどうすれば自然に生きていけるか，ということを考えさせてくれる方法として，集団精神療法が私を助けてくれたことは間違いない」と自身の経験を述べている[21]．

　集団心理療法には言語的交流を中心としたもの以外にも，**サイコドラマ**や**ソーシャル・スキル・トレーニング**（SST），**ダンスセラピー**など，多様なアプローチが存在している．少人数を対象としたものから入院患者全体を対象とするような大グループまで様々なサイズがある．対象とする人数や疾患，目的などの観点から集団心理療法を定義すると，概ね**表3**のようになる[22]．

　治療構造が重要であることは個人心理療法の場合と同様である．時間は50〜90分で，頻度は週に1回程度の場合が多い．自我機能が脆弱なクライエントを対象にする場合は50分など短時間とし，コミュニケーション能力が高い場合は90分程度とする[22]．集団心理療法場面におけるセラピストは**コンダクター**とか**ファシリテーター**などの呼称で呼ばれ，始まりの時間を告げ，時間がきたらグループを終えることが重要な役割となる．境界を守るのである．

　構造化された集団心理療法を行うことが理想的だが，そうではなくとも，グループをみ

[表3] 集団心理療法とは

1	3名以上の集団（2名以上のクライエントと1名以上のグループセラピスト）が一定の時間枠で行う精神療法である
2	目的は，参加するクライエントの，①症状や行動の改善，②心理的問題の解決や緩和，③人格的成長である
3	グループセラピストは目的にかなうようにグループを編成する（人数，疾患や問題，自我機能のレベルなどを考慮）
4	グループセラピストは集団力動（メンバー間のコミュニケーション，集団のこころの動き）を活用する
5	グループセラピストは集団力動に関する訓練を受けている

（文献22より引用，一部改変）

る視点をもっていると臨床現場では役に立つ．先にも述べたが，そこかしこにグループは存在している．武井は「グループワークとは，一般に複数の人間が集まって行う活動もしくはその活動形態のことを指す．つまり，人が集団で何かをすれば，それがグループワークということになる」と述べている[23]．個人の問題としてだけクライエントの症状や問題行動を理解しようとするのではなく，それらの問題と彼らが所属している集団との間にある関連についても考慮することが，グループ（もしくはシステム）をみる視点をもつということである．たとえば，病棟である患者が暴力行為に及んだ場合には，彼もしくは彼女の病棟内における人間関係についても検討する必要がある．治療チームや家族との関係についてももちろん考える．すべてを患者個人の病理のせいにしてはならない．

3. コミュニティ・アプローチ

　心理職の活躍する場所は，地域社会において様々な広がりをみせている．いじめや学級崩壊，虐待，災害支援など，地域社会における問題は多様であり，そこでは個人だけではなく環境にも働きかける必要のある場合が少なくない．さらにはインターネットの発達によって，これまでにないつながりや居場所が生まれており，コミュニティの定義やそこで求められる活動は，常に変化しているといえるだろう．

　このような問題をテーマにする心理学としてコミュニティ心理学がある．その基本には，社会心理学者のLewin（レヴィン）が示した $B = f(P, E)$ という公式，すなわち人の行動（Behavior）は，人（Person）側の要因と環境（Environment）側の要因との関数（function）であるという考えがある．

　コミュニティ心理学の定義について植村は「コミュニティ心理学とは，多様なコミュニティの中に存在および発生する問題をメンバーが社会問題として捉え，当該コミュニティ内外の人的・物的・その他活用可能な社会資源を動員しながら協働することで，人と環境の不適合から生じたそれを解決・低減することを通して，コミュニティおよびそれを構成する人々のウェルビーイングの向上を目指す，市民主体の心理学である」としている[24]．コミュニティ心理学の理念には次のようなものがある[24]．

①人と環境の適合を図ること

　　人よりも環境を変える方が現実的で容易な場合がある．環境に人を一方的に適応させるのではなく，人と環境の適合を図ることが重要であり，コミュニティ心理学は「人」とともに，それ以上に「環境」に注目する姿勢をとる．

②人々を支援すること

　　コミュニティ心理学で「支援」という場合，従来は住民相互の私的なものを念頭においた議論が多く，公的な支援や公共性の高いものは含まないことが一般的であったが，ボランティアやNPO法人，フリースクールの支援などについても取り上げられるようになり，対象とする領域は拡大している．

③人が本来もっている強さとコンピテンス（有能さ）を重視すること

　　人には元来回復力（レジリエンス）が備わっており，強くて有能な存在であるという人間観に立つコミュニティ心理学は，人のもつ，より健康な部分や強い部分に働きかけることでコンピテンスを発揮・向上させることに重きをおく成長促進モデル（developmental model）を採用している．

④治療よりも予防と増進を重視すること

　　病気であれ問題行動であれ，発生してしまってから対応することで問題解決するよりも，問題が起きる前に介入することで未然に防ごうという発想である．予防だけにとどまらず，現在の状態をよりよい方向に増進させることを志向する．

⑤問題に対処（コーピング）すること

　　予防できなかった問題には対処しなくてはならない．人がストレスフルな状況や危機状況（環境）と適合する仕方の一つである対処のありようについて検討することは，コミュニティ心理学にとって重要な課題である．

⑥人がエンパワーする（力を獲得する）ようになること

　　エンパワメントとは，何らかの理由でパワーの欠如状態にある個人や集団やコミュニティが，自らの生活にコントロール感と意味を見出すことで力を獲得するプロセス，および，結果として獲得した力のことである．

⑦人の多様性を尊重し差別から解放すること

　　人は他人と異なっていてよいという権利をもっており，それは劣っていることを意味していない．人の多様性を確信すると，生活の仕方や世界観にはいろいろなスタイルがあるという認識が生まれる．多様性を尊重することは差別や偏見から解放する力にもなる．

⑧代替物を選択することができること

　　一つのサービスが誰にとっても最善のものとは限らない．様々な社会資源は異なるすべての人々の必要に応じて分配されるべきであり，受給者も受け身ではなく，そのサービスの企画に参加し，自らがサービスを選択するパワーが求められる．

⑨人々がコミュニティ感覚をもつこと

　　コミュニティが成立するためには，そこに集う人々がそれを自分たちのコミュニティであると認識し，愛着をもち，維持・発展させていこうとする意欲が必要である．コミュニティ感覚がメンバーの間で強く意識されているほど好ましいコミュニティである．

⑩他の学問や研究者・実践家と協働（コラボレーション）すること

　　コミュニティ心理学が対象とする問題は，現代社会が抱える多様で込み入った，単独で解決するには難しい課題であることが多く，適切に対処・解決するためには他の専門家や実践家の力を借りる必要がある．

⑪社会変革を目指すこと

　　コミュニティ心理学が目指す変革は，個人よりは組織やコミュニティなどのレベルを中心に据えている．そしてそれは，昨日より今日，今日よりも明日の方が少しでも生きやすく，住みやすい社会に変えていこうとすることを意図している．

　このように，コミュニティで活動する心理職には，面接室で心理療法を提供するという従来の方法とは異なる対応が求められることになる．そのため，個人心理療法の経験から歴史的に積み上げられてきた知見が，そのままでは通用しないという困難に遭遇することもあるだろう．これに関連して河合は，「近年，教育現場に派遣されるスクールカウンセラー，ターミナルケア，HIVカウンセリング，遺伝子カウンセリングなど，医療現場に派遣されている臨床心理士，医療少年院など司法領域に派遣されている臨床心理士，企業に派遣されている臨床心理士，さらには震災のこころのケアで脚光を浴びたように，災害

現場に派遣されている臨床心理士などが増えてきている．これは従来のように，セラピストが主体的に訪れてくるクライエントを待つのではなくて，逆にセラピストが出向いていって，クライエントのほうはいわば受動的にサービスが受けられる形態が広がってきているのである．スクールカウンセラーをはじめとして，無料のことも多い．このことは，クライエントの主体性を大切にするという心理療法の本質にも変化をもたらしていると考えられるので，よく検討する必要があるだろう」と指摘している[17]．

5章 Q and A

Q1 心理療法について，不適切なものを1つ選べ．
1. 支持的心理療法では，クライエントの無意識的葛藤について積極的に扱う．
2. セラピスト自身が専門的な訓練を受けることが大切である．
3. 精神分析的心理療法では，転移や抵抗を解釈することによって，精神内界の理解を深める．
4. 認知行動療法では自動思考に気づくことが重要である．
5. 家族療法では家族のもつ文化にジョイニングすることが重要である．

Q2 心理職の役割・態度について，不適切なものを1つ選べ．
1. 治療構造を意識する．
2. コミュニティで活動する場合は環境についても考慮する必要がある．
3. クライエントの病態水準に応じた工夫が必要である．
4. セラピストの服装や態度は心理療法にあまり関係しない．
5. クライエントの症状をその人が属しているグループの視点からも検討する．

Q1 A……1
解説
支持的心理療法では，クライエントの無意識的な葛藤やパーソナリティの問題には深く立ち入らないことが原則である．

Q2 A……4
解説
セラピストの態度や身なりも，心理療法を構成する重要な要素の一つである．

文献
1) 河合隼雄：心理療法序説，岩波書店，1992，p3．
2) 成田善弘：精神療法家の仕事，金剛出版，2003，pp153-154．
3) Giegerich, W：Working With Dreams：Initiation into the Soul's Speaking About Itself, Routledge.

4) 加藤正明・他：精神医学事典，弘文堂，2011．
5) 村上伸治：精神療法の基礎としての支持的精神療法．精神療法マニュアル，アークメディア，2012，pp39-44．
6) G・O・ギャバード：精神力動的精神医学 その臨床実践〔DSM-IV版〕①理論編，岩崎学術出版社，2004．
7) 小此木啓吾・他：精神分析事典，岩崎学術出版，2002，pp343-344．
8) 松木邦裕：私説対象関係論的心理療法入門 精神分析的アプローチのすすめ，金剛出版，2006．
9) 藤山直樹，伊藤絵美：認知行動療法と精神分析が出会ったら こころの臨床達人対談，岩崎学術出版社，2016．
10) 鈴木菜実子：精神分析と精神分析的心理療法の関係性：インタビューを通して（特集 セッションの頻度から見た日本の精神分析）．精神分析研究，56（1）：30-38，2012．
11) G・O・ギャバード：精神力動的精神療法，岩崎学術出版社，2018．
12) 松木邦裕：すべてが転移／逆転移……ではないとしても．新版転移／逆転移，人文書院，2008，pp69-87．
13) 堀越 勝：認知行動療法 ①認知療法．精神療法マニュアル，アークメディア，2012，pp67-73．
14) 大野 裕・他：認知療法・認知行動療法総論―うつ病の認知療法・認知行動療法マニュアルガイドを中心に―．精神療法マニュアル，アークメディア，2012，pp57-63．
15) 厚生労働科学研究費補助金こころの健康科学研究事業「精神療法の実施方法と有効性に関する研究」：うつ病の認知療法・認知行動療法 治療者用マニュアル，2009．https://www.mhlw.go.jp/bunya/shougaihoken/kokoro/dl/01.pdf（2024年3月29日閲覧）
16) 中村 敬：よくわかる森田療法 心の自然治癒力を高める，主婦の友社，2018．
17) 河合俊雄：心理療法という場と主体性．ユング派心理療法（河合俊雄編著），ミネルヴァ書房，2013，pp3-17．
18) 大西 勝：家族療法．精神療法マニュアル，アークメディア，2012，pp197-202．
19) 河合俊雄：心理臨床の理論，岩波書店，2013．
20) 遊佐安一郎：家族療法入門 システムズ・アプローチの理論と実際，星和書店，2004，p7．
21) 鈴木純一：集団精神療法 理論と実際，金剛出版，2014．
22) 田辺 等：集団精神療法．精神療法マニュアル，アークメディア，2012，pp203-209．
23) 武井麻子：「グループ」という方法，医学書院，2002．
24) 植村勝彦：現代コミュニティ心理学 理論と展開，東京大学出版会，2012．

（林　公輔）

6章 多職種連携とリエゾン精神医学

到達目標
- チーム医療を構成する専門職とその役割を理解する．
- 現在の医療システムの中にチーム医療がどう組み込まれているかを理解する．
- チーム医療における公認心理師の役割と，必要とされるスキルについて理解し説明できる．
- リエゾン精神医学の重要性について説明できる．
- 身体疾患患者の精神症状を評価する上で重要なポイントについて理解し説明できる．

① 多職種連携

1. チーム医療とは

　厚生労働省は，2010（平成22）年3月19日付けの「チーム医療の推進に関する検討会報告書」の中でチーム医療について「医療に従事する多種多様な医療スタッフが，各々の高い専門性を前提に，目的と情報を共有し，業務を分担しつつも互いに連携・補完し合い，患者の状況に的確に対応した医療を提供すること」[1]と定義している．様々な職種が**連携・協働**し，それぞれの**専門性**を発揮しながら，患者のQOL（人生の質，生活の質）の維持や向上を目指し，患者の意志を尊重した生活をサポートしていく．単に，大人数，様々な職種が個々に関わるだけでは，チーム医療とはいえない．目標を一つにするメンバーが集まって支援にあたることで，はじめてチーム医療が成立する．また，チーム医療というと，患者やその家族を中心に，各職種が支援を行う図をよくみかけるが，実際のところは，患者自身がその課題に取り組むチームの一員として加わり，専門職のサポートを受けながら自分なりにその課題に取り組み，共通のゴールを目指すだけの力を取り戻していけるような援助形態 **［図1］** が望ましい．

〔キーワード〕公認心理師，チーム医療，他職種連携，多職種協働，コンサルテーション・リエゾン，生物学的要因，緩和ケア，全人的苦痛，AYA世代

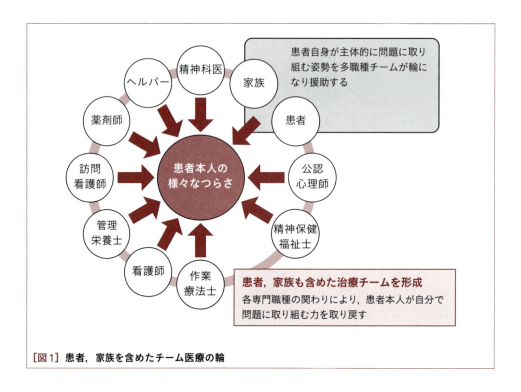

[図1] 患者，家族を含めたチーム医療の輪

2. 連携と協働，他職種連携と多職種連携

　連携は，『大辞林　第3版』[2]によると「連絡を密に取り合って，一つの目的のために一緒に物事をすること．『連携プレー』『父母と教師の連携を密にする』『関係諸機関が連携して研究開発を行う』」とされ，また「同音語の『連係・連繋』は物事と物事，人と人との間のつながりのことであるが，それに対して『連携』は連絡を取り合って一緒に物事を行うことをいう」と書かれている．**協働**は，「同じ目的のために，協力して働くこと」とされ，ほぼ同じ意味と捉えてよいだろう．筆者は協力して働くと書く「協働」の方が，チーム医療になじむような気がしているが，実際のところチーム医療における「連携」「協働」は同義語として扱われることが多い．

　ただし，「他職種連携」と，「多職種連携」は，似ているようで違っている．**他職種連携**は，「他」という言葉が使われており「自」と「他」が対とされることから，自分が仕事をする上で他の専門職と連携・協働することを指すように思われる．それに対して**多職種連携**は，「多くの職種が連携してものごとに取り組む」ということで「チーム医療」を体現している言葉に思われる．

3. チーム医療における各職種の役割

　医療専門職には様々なものがある．医療で働く専門職として一般の方でもすぐに思いつくのは，医師，看護師，薬剤師くらいかもしれない．その他の医療専門職にどんなものがあるかについては，「チーム医療推進協議会」[3]の参加団体をみると参考になるだろう．一部，国家資格でないものも含まれるが，上記にあげた職種以外に，理学療法士，作業療法士，言語聴覚士，診療放射線技師，臨床検査技師，医療ソーシャルワーカー，医療リン

パドレナージセラピスト，栄養士，義肢装具士，救急救命士，歯科衛生士，視能訓練士，診療情報管理士，精神保健福祉士，臨床工学技士，細胞検査士，臨床心理士といった専門職の団体が参加している．それぞれの**職種の役割や働き**については，各団体のホームページなどを参照するとよい．公認心理師の働き方は，医療分野だけをみても，精神科に限らず多岐に広がっていることから，連携する職種は増えている．精神科病院に勤務する公認心理師と，がんセンターで働く公認心理師では役割が違うように，看護師でも急性期医療における看護師に求められることと，維持期医療における看護師に求められることは違うことを理解しておきたい．

　院外との連携が必要な場合は，外部機関の様々な専門家が，さらにここに加わることになるだろう．就学児が患者の場合には，保護者はもちろんのこと，学級担任や養護教諭，学校のスクールカウンセラー，時には校医などとの連携が必要となることもあるだろう．精神疾患で休職中の患者の場合は，産業医や産業保健師，リワーク担当などとの連携が求められる．目の前の患者を支えるために，必要な職種が連携して支援すること，さらに，機関対機関の連携になるため，より相手にわかりやすい情報を伝達・共有し，患者本人が不在とならないような支援を行うことが重要である．

4. チーム医療に関わる心理職が知っておくべき基本知識と求められる役割

　医療機関で働くにあたっては，前述のようにチームによる医療，多職種連携が前提となるため，**医療のシステム**や**他職種の役割**を知らないと仕事にならない．

　医療で働く公認心理師として知っておくべきこと[5]を，以下に列挙する．自分が主に関わる患者が抱える疾患の基礎知識や，薬物療法の基本を知っていること，自らコミュニケーションをとろうとする姿勢があることが大前提である．

(1) 医療の仕組みを知ること

　わが国の医療の特徴は，**医療保険制度**が国民皆保険で行われていることである．国民のヘルスケアに関するものとして，保健や福祉は主に税金により，医療や介護は保険制度により運用されている．それに伴い，医療の収益の元となる診療報酬の仕組みも知っておく必要がある．また，**医療提供施設**（病院，診療所，老人保健施設など）や，病床の種類（一般病床，感染症病床，精神病床といった分類）にどのようなものがあるのかなども知っておきたい．

　医療と密接に関係する保健サービスなど**医療外**のサービスや，**社会保障の仕組み**も知っておくことが重要である．保健所や精神保健福祉センターの相談窓口から精神科医療につながることも少なくない．それは，医療に届きにくい層への支援を行っているのが**保健領域**であり，医療を受けつつ生活をする支援を行っているのが**福祉領域**であるからである．各種医療費助成・公費負担制度，年金制度，各種手帳の制度なども知っておきたい．

(2) 現代の医療を取り巻く情勢を知ること

　現代の**医療システム**がどう変化してきたのか，何が問題になっており，課題は何かを知ることは，医療で働く上で必須である．例えば，医師の偏在，地方の医師不足に伴う病院閉鎖の問題，産科・小児科・外科などの医師不足，慢性的な看護師や介護士の不足，救急医療の受け入れ問題，医療事故・訴訟，モンスターペイシェント，「医療者の過剰労働」

や「医療者の働き方改革」と「医療の質の確保」における葛藤，高齢者・認知症者の増加，地域包括ケアシステムの推進，といったトピックスが挙げられる．また，**医療法や精神保健福祉法**の改正を追っていくと，何が求められて，法が改正されてきたのかがわかる．改正内容によって，各職種の働き方に変化が出ることもあり，公認心理師も然りである．2014（平成26）年6月成立・10月施行の**第6次医療法改正**ではチーム医療の推進が掲げられ，特定行為に係る看護師の研修制度の創設，診療放射線技師や歯科衛生士の業務範囲の見直しなどが行われた．2022（令和4）年の精神保健福祉法の改正では「精神科病院における虐待防止措置の義務化」「目的規定における権利擁護の明確化」などが盛り込まれている．2020年前半から流行した新型コロナウイルス感染症（COVID-19）により，世の中が大きく変化し，オンライン診療が進歩したり，オンライン面会などのサービスが飛躍的に向上したりしている．公認心理師も社会の変化に積極的に目を向けていくべきである．

(3) 医療関連の法規を知ること

世の中の秩序は，法律に従って動いている．医療関連法規以前に「日本国憲法」がある．その25条には「すべて国民は，健康で文化的な最低限度の生活を営む権利を有する」とある．これは，対人援助にあたる者が基本的にいつも考えなければいけないことであろう．その上で，「国民」を守り，より良い生活へと支援するために様々な法律が存在していることを忘れてはならない．医療提供に関連する法律（医療法や，各種専門職の資格を定める法など），医療保険および年金保険に関する法律，労働に関する法律，医薬品・食品に関連する法律，高齢者・母子等に関する法律，社会福祉及び障害者に関する法律（精神保健及び精神障害者福祉に関する法律など），疾病予防・健康増進に関する法律（がん対策基本法，健康増進法，地域保健法など），その他医療・保健に関連する法律（個人情報保護法，自殺対策基本法，アルコール健康障害対策基本法など）といったものが挙げられる．自分の関わる領域がどこかによって，知るべき法律も変わってくる．

医療分野で働く公認心理師であれば，診療報酬上に公認心理師がどう組み込まれているのか，2年に1回の診療報酬改定時期には必ず**診療報酬点数表**に目を通すべきであろう．本稿執筆現在（2024年10月）は，令和6年度診療報酬改定による診療報酬点数表が用いられているが，その中で心理検査については「臨床心理・神経心理検査は，医師が自ら，又は医師の指示により他の従事者が自施設において検査及び結果処理を行い，かつ，その結果に基づき医師が自ら結果を分析した場合にのみ算定する」と明記されている．そのため，公認心理師が心理検査の実施をした場合，その後の報告書作成にどのような形でコミットし，最終的に「医師が分析」する流れになるのか，施設内できちんと取り決めておく必要がある．2020（令和2）年度の改定では「小児特定疾患カウンセリング料」，2022（令和4）年度の改定では「がん患者指導管理料」，2024（令和6）年度の改定では「通院在宅精神療法への心理支援加算」が設定されるなど，公認心理師の支援に関する点数化が少しずつ増えている．今まで点数化されていなかった支援内容が保険請求できるようになった際には，「これが点数化されましたので，取り入れませんか」と医師をはじめ，他の職種に提案できるような公認心理師であってほしい．そして，何よりもわれわれ公認心理師は「**公認心理師法**」を知っておく必要がある．業務内容を含め，自分たちが働く上での基本となる事項がまとめられている．第42条に「多職種連携」が義務づけられ，その他，信用失墜行為，秘密保持義務，名称の使用制限といったいくつかの義務が列挙されている．義務を違反したときの罰則規定もきちんと知っておきたい．

(4) チーム医療・他の職種について知ること

　チーム医療の定義については，厚生労働省のチーム医療推進会議が提出した報告書をもとに説明したが，現在，自分の勤務している機関ではどのようなチームが活動しているのか，各職種がどのように動いているのかを知っていく必要がある．本稿執筆現在（2024年10月），チーム活動として診療報酬上算定可能なもので，公認心理師が加入していることが多いものに，**緩和ケアチーム**，**精神科リエゾンチーム**，**認知症ケアチーム**が挙げられる．チームによる加算の施設基準に公認心理師が明記されているのは精神科リエゾンチームのみであるが，今後他チームでも公認心理師の参入が期待される．

①緩和ケアチーム

　　がんなどの生命が脅かされる疾患にかかった患者とその家族などに対して，病から生じる様々な苦痛（病そのものからくる身体的な苦痛，心理的な苦痛，社会的な苦痛，実存的な苦痛）をそれぞれの専門職の立場から，終末期だけでなく早い段階よりチームで介入することでQOLを改善していくものである．その中で公認心理師は，本人や家族が今後のことを考えるにあたって話を聞き，不安が強い場合はリラクセーションを指導するなど，非薬物的な対応方法での介入を行う．緩和ケアチームは，身体症状の緩和を担当する常勤医師，精神症状の緩和を担当する常勤医師，緩和ケアの経験を有する常勤看護師，緩和ケアの経験を有する薬剤師などを中心に，栄養士，心理職，医療ソーシャルワーカー，リハビリテーション専門職などをチームメンバーとし，回診を行ってその都度カンファレンスを行い，コンサルテーション形式で主科にアドバイス的な役割で関わることが多い．

②認知症ケアチーム

　　認知症や認知機能が低下している入院患者が増えていることから，そのような状態の患者が入院しても安全に穏やかに主科の治療が行えるように，環境調整などを行う．精神科医や神経内科医，薬剤師，専門看護師または認知症看護認定看護師，精神保健福祉士または社会福祉士などを中心として，栄養士，薬剤師，公認心理師，リハビリテーション専門職などがチームメンバーとして関わる．急性期治療においては，せん妄など一過性の意識障害を起こすことも多く，その対応も含めて入院時より多職種が連携を図り，サポートする．公認心理師は，他職種とともに認知機能の評価を行い，ケアに対するアドバイスなどを行う．

③精神科リエゾンチーム

　2014（平成26）年度の診療報酬改定から登場したチーム加算である．身体疾患の治療を受けている患者が精神疾患を合併する場合や，何らかの精神的・心理的問題を抱えた場合に，精神科リエゾンチームが身体科の担当医や病棟スタッフと連携をとりつつ，精神科治療や看護のコンサルテーションを行い，主科の治療が円滑に進むよう支援をしていく．精神科医，専門または認定の看護師（精神看護専門看護師であることが多い），薬剤師，公認心理師，精神保健福祉士，作業療法士などのメンバーで構成され，各専門職の視点からアプローチを行う．公認心理師は，心理検査を用いてアセスメントを行い，対象者のカウンセリングに加わることもあれば，なぜこの患者がこのような考えに陥りがちなのかといった患者の特性を，心理職の視点からスタッフに説明したり，接し方，対応の工夫についてアドバイスを行ったりすることもある．

　紹介した以上のチームは，主に総合病院におけるコンサルテーション型チームであるが，

これらのチームに限らず，疾患ごと，または患者ごとに必要な職種が集まってチームを構成し，治療にあたっている．栄養サポートチーム，褥瘡対策チーム，感染対策チーム，医療安全対策チームなどといった活動も行われており，どのチームの関わりが現在この患者に必要なのか，そして，チームの関わりを治療にどう生かすのかを，常に考えていかねばならない．チーム内において各専門職は，医師に専門分野があるように，看護師や薬剤師などにも基礎資格をベースに，さらに専門知識を身に付けた認定や専門の看護師，薬剤師がおり，より高度なプロフェッショナルとして活動を行っていることを理解する必要がある．

公認心理師は，チーム内でどのような支援が提供できるのかについて，チームメンバーに示す必要がある．チーム内や主科とのカンファレンスの中で，「公認心理師はこのような支援を行うことができる」「心理学の観点からはこのような患者心理が考えられるので，このような関わりはどうか」などと提案を伝えていけるとよい．

いずれにせよ公認心理師は，検査や面接で得た情報を多職種に共有し，自身が関わった結果を他の専門職に伝え，患者や家族にもアセスメント結果をフィードバックし，皆で共有しながら支援の方向性を構築していく．

(5) 医療における倫理を知ること

公認心理師として，対人援助の職業上の倫理は当然理解しておくべきだが，**人権尊重**や，**守秘義務**，**インフォームドコンセント**の大切さなどを知っておくことは重要であり，医療現場においてはさらに，**患者の権利**や，**医療研究における倫理**など，複数の視点から医療で働く者の倫理として知っておくべきものがある．

医療倫理4原則は，医療の中で倫理的問題の解決への指針となる原則である[6]．

①**自律尊重原則**：自律的な患者の意思決定を尊重しなければならない．インフォームドコンセントが重要である．

②**無危害原則**：患者に危害を及ぼすのを避けなければならない．治療を行うにあたって痛みなど様々な苦痛を最小限に抑えるよう配慮するべきである．

③**善行原則**：患者に利益を与えなければならない．最良の結果を得るために医療者が最善の努力を行うべきである．

④**正義原則**：各患者に過不足なく正当な持分を与えなければならない．医療は公平であるべきである．

これらを知らないでいると，他の職種と同じ目線で連携をとることができなくなってしまう．例えば，家族は延命治療を望んでいるが，本人は苦痛を伴う治療を望まず，「もう苦しいことは嫌だ，早く死んでしまった方がいい」というケースで葛藤が生じているときにどうするか．また，これらの倫理的なジレンマに陥っている他の職種や家族と話し合い，皆が合意できるゴール設定を行うことに関与する可能性があるため，ぜひ知っておくべき内容である．

(6) 医療を安全に行うために気をつけるべき点を知ること

医療安全に配慮し，**患者誤認**などが起こらないように最大限の注意を払う．また，患者を感染の危険にさらさないため，手洗いをはじめとする**感染対策**の基本も知っておく．例えば，感染症に罹患して隔離されている患者に対する心理支援を求められたら，入室時や退室時に何に気をつけなくてはいけないのか，わからないことは医師や看護師に聞き，自己流の解釈を行わないよう気をつける．医療で働く上でのマナーとしての身だしなみ，清潔感なども感染対策・医療安全対策につながっていく．

また，複数の職種の視点で，支援を多層的に効果的に行うために情報共有が大切になるが，その情報共有は適切に行われないと医療事故のもとになる．そのため，適切な記録とコミュニケーションを普段から大切にしていきたい．多職種で共有するためには**誰が読んでもわかりやすい記録**を心がけるべきであり，医療訴訟などに利用される可能性もあるため，開示される可能性も考えて，**客観的な事実の記録**をきちんと行う必要がある．公認心理師は会話内容や予測される本人の心情を記載しがちだが，それだけではなく「どういった経緯で関わることになり，どう説明したのか」「本人の同意は得られたのか」「どう関わっていく計画なのか」「計画をどのように実行したのか」をわかりやすく記載する．心理用語は使わずに，検査結果も他の職種が参照しやすい記載を心がける．

(7) 医療において公認心理師に求められているものは何かを知ること

日本公認心理師協会（2022）が行った調査[4]で，公認心理師が協働の中で役に立っていると思われる場面や，さらに期待されることについて多職種に尋ねたところ，以下のような回答があった．

・公認心理師の心理アセスメントにより，患者の内面が理解しやすくなる．公認心理師に相談することにより，自職種の支援の道筋が立てやすくなり，安心して関与できる（管理栄養士）．
・（ともに関与することで）スタッフのメンタルヘルスに役立っている（精神保健福祉士）．
・支援を受け入れない患者の課題や不安など，否定的な側面を本人と取り扱う役割が期待される（精神科医師）．
・意思決定支援の場面で，患者や家族の言動の捉え方などについて，心理的な視点から対象者の理解が深まるよう，他職種に対して関わり方やケアの方法の助言を受けている（看護師）．
・自殺対策の一次・二次・三次予防，相談窓口などを一緒にやってほしい（看護師）．
・公認心理師がカウンセリングを実施することで，患者が医療者に「話しやすい」土壌を作ってくれる．公認心理師が関わることで，「自分のために時間を作ってもらっている」と患者に感じてもらうことができ，患者満足度が上がる」（精神科医師）．

これらは，役立つと思ってもらえていると同時に，このような関わりが公認心理師に求められているといえるだろう．また，機関によって公認心理師に求めるものは少しずつ違うため，その場にどんなニーズがあってどのような関わりが求められるのか，考えて動く必要がある．

(8) 自分を知ること・自分を取り巻く職場環境を知ること

対人援助職であるため，「自分はどうしてこの職を目指したのか．苦手分野はどういう対象か．思い入れをもちやすい分野はどういう対象か．自分の力量は今どのくらいか．この場で公認心理師として，自分に求められているものは何か．自分はどういうコミュニケーションパターンをとるか」など，**自分自身の特性**を知っておく必要がある．また，自分の陥りやすい癖なども知っておく必要がある．そして，自分の特性とともに，公認心理師の限界を知り，自分のキャパシティ以上のものを抱えないことは，患者を守るために重要な視点である．また**セルフケア**のため，自分が疲れたと思うサインや，ストレス対処法を知っておく．自分自身が健康でないと，対人援助を行うことが難しくなるからである．

自分を取り巻く環境や，**自分の勤務する機関**について理解することも必要である．「勤務先はどういう機関で，地域でどのような役割を担っているのか．自分は何を求められて

雇用されているのか，誰を対象に仕事をするのか．自分の雇われ方は常勤か，非常勤か．自分の勤務先の地域はどんな場所で，どんな患者が多く来院するのか．地域で紹介する資源はどんなものがどこにあるか．自分は特定の分野に従事するのか，そうではないのか．一緒に働く人はどんな人（職種やキャラクターも含めて）か．相談すべきときにはどこに行けばよいのか．気持ちを共有できそうな人は誰か」といったことを含めて環境もアセスメントし，その中で自分がどう立ち振る舞うべきか考えていく必要がある．自分の立場を理解し，気持ちを共有できるメンバーが一人でもいれば，そこを糸口に仕事を進めていくことができるが，上司もはっきりしないまま雇用される場合もある．その時には，自分なりに相談ルートや立ち位置を構築することが必要となる．院内外の自職種・多職種のつながりなどから，自分を支える機能をもつことも重要である．

5．多職種連携によるチーム医療における公認心理師の関わりの例

　ここでは，医療，とりわけ精神科医療の場で公認心理師が連携，協働することの多い職種を中心に，事例（架空症例）を紹介する．

　Aさんは双極症の50代男性である．妻と息子がいたが，離婚を経験し，現在は単身生活である．
　以前は，道路工事や大工などの仕事をしていたが，躁状態のときに同僚とトラブルを起こして仕事を辞めた．その後，服薬を中断していたこともあり，うつ状態がひどくなり，入院治療を行うことになった．
　入院してまずは精神科医が薬物治療を中心とした治療を行い，看護師が療養生活を支援した．治療が進み落ち着いてきたところで，今後Aさんをどう支援していくかについてカンファレンスが実施された．看護師より，入院中も他の入院患者に話しかけ談笑している様子や，別れて暮らしている息子と同年代の患者が入院してくると特に関心を示す様子が報告された．病棟スタッフで話し合い，Aさんは人の輪の中にいた方が落ち着くのではないかということになり，入院中から集団精神療法に導入した．グループには，作業療法士や公認心理師，看護師が関わっていたが，Aさんは以前大工だったこともあり，作業療法士の指導する作業を丁寧にこなし，それを参加者に褒められ，照れながらも嬉しそうに参加していた．グループの合間に，公認心理師に対して離れて暮らす家族への思いなどを話し始めたため，主治医の判断でカウンセリングにも導入することになった．公認心理師とのカウンセリングの中では，家族に迷惑をかけると思って離婚したが，本当は大切に思っており，会いたいと思っていること，一人だと寂しくなってどうでもよいと思ってしまうときがあることなど，今まで明かさなかった孤独感や家族に対する思いが語られた．退院に向けてのカンファレンスでは，Aさんが精神的に安定し続けていくためには，通院を途切れないようにすることが必要であり，そのためには人とのつながりが重要であるとスタッフ間で話し合った．Aさんには，デイケアに通うこと，カウンセリングを継続して孤独感に対する支援と生活指導も含めた心理面接を行うこと，訪問看護やヘルパーを導入して生活支援・療養支援を行うことなどを主治医から提案した．Aさんから了承が得られ，精神保健福祉士が訪問看護ステーションとの調整を行った後，外部機関と合同の多職種カンファレンスが行われ，Aさんは退院となった．単身で不規則な食事を行っている様子も

あったので，栄養士が外来受診時に栄養相談を行い，ヘルパーや訪問看護師に注意点を伝えるようにした．その後も，手先が器用なAさんは，その能力をデイケアの場で発揮し，人とのつながりを楽しんでいるようで，主治医による定期的な診察，訪問看護やヘルパーによる支援，通院時のカウンセリングを利用し，安定した精神状態で通院を続け，復職を目指している．

　以上のように，多職種がカンファレンスにおいて情報交換を行い，同じ場面で支援に加わることにより，Aさんの様々な側面を複数の専門職の視点からみることができた．その結果，Aさんのニーズや特性に合わせた多層的な支援が行えるようになっていることが理解できる．これは，精神科医療における例であるが，緩和ケアチームの一員としての関わりや，精神科リエゾンチームの一員としての関わりの場合には，身体科医師との連携なども加わるため，公認心理師は，さらに広い視野をもってチームに関わることが求められる．

6. より良いチーム医療のために

　最後に前述したことと重なる面があるが，チームでの支援を円滑に行うために公認心理師として心がけるべきことを列挙する[5]．

　①**チームとは何かを知ること**：メンバーが各ポジションをもちながらも，一つの目標に向かって連携しながら進んでいく仲間であると理解すること．

　②**アクセスしやすい専門職であること**：自らが，コミュニケーションを積極的にとっていくこと．相手にわかりやすく情報共有を行うこと．

　③**常にチーム全体を含むアセスメントを行うこと**：常に状況は変化しているため，アセスメントを更新しながら，全体状況をみて関わること．チームの力動もアセスメントすること．

　④**患者，家族もチームの一員とみなし，関係職種が集まってチームを組むこと**：患者本人が，多職種を使いこなし，自らの力で立ち上がっていけるようになることが望ましい．現在の問題対処のために必要なメンバーでサポートに当たること．

　⑤**他の職種を知ること，相手を尊敬すること**：心理的な支援はどの職種も行っており，公認心理師だけが心理支援を担っていると思わないこと．困難に立ち向かおうと立ち上がる患者や家族を尊敬する視点をもつこと．

　⑥**自分の役割と限界を知ること**：自分だけで抱えこまないこと．必要に応じて多職種にリファーすること，自職種で省みること．

　⑦**他職種協働だけでなく，同職種内での連携，協働，交流にも気を配ること**：他職種の前に自職種同士でまず相談しあえる仲間をもつこと．

　⑧**より良いコミュニケーションをとること**：自分を知ってもらう努力を怠らないこと．あの人になら，あの患者も心を開くのではないかと他職種に思ってもらえるような努力を怠らないこと．

　公認心理師が他の職種と連携しチーム医療を行っていく上で，大切と思われることを述べてきた．実践にあたり，協働する相手を理解することの必要性を述べたが，それは他の職種に対する尊敬のみならず，病や障害をもちながらも立ち上がろうとする**患者への尊敬**が含まれていなければならない．目の前の患者の支援として，何が今一番必要なのか，どの職種が関わることが必要なのかを他の専門職とともに常に考えていくことができる「現

場で役立つ」公認心理師であるために，われわれは努力を続けていかねばならない．そのためにも**ケースマネジメント**の能力を高めていく必要があるだろう．自分は「他の職種と連携をとって最善を尽くそうとしているか」「チーム医療の一員としての自覚があるか」といったことを常に問い続けていく必要がある．

② リエゾン精神医学

1. コンサルテーション・リエゾン精神医学の基本

1）コンサルテーション・リエゾン活動とは

コンサルテーション・リエゾン活動とは，身体疾患の治療中に現れてくる様々な精神医学的問題，心理社会的問題に対処し，治療に伴う**心理的苦痛のケア**を行うことで，元々の**身体疾患の治療**をスムーズに進めようとする活動の1つである．その対象は患者のみにとどまらず，患者の家族，患者の治療やケアに関わる医療スタッフ，そして患者が亡くなった後の遺族と多岐にわたっている．

2）身体疾患に伴う精神症状の評価

身体疾患の患者を診ていく上では，まず**身体疾患に伴う精神症状の評価**が必要になる．これは，脳血管疾患や脳腫瘍などの中枢神経疾患に伴って生じる様々な器質的精神障害の症状（記憶障害，遂行機能障害，失語，情動障害，せん妄など）の評価，身体疾患によって生じるホルモンの異常，電解質異常，呼吸不全や肝機能不全など身体の生化学的バランスの乱れから生じる精神症状の評価，治療薬の副作用によって生じる精神症状の評価などを指す．

さらに，患者の**心理社会的問題**を踏まえた評価が必要になる．重症身体疾患（特に生命の危機を伴う疾患）や，完治は難しく障害が残り社会生活上の変化を余儀なくされる疾患，慢性進行性の疾患に罹患するということは，それまでの身体的な健康や，それによって支えられていた自信を失うことであり，さらに社会的立場や家庭での役割に変化が生じる．こうした変化は患者にとって今まで築いてきた社会的有能感の重大な**喪失体験**となる．

3）コンサルテーション活動の流れ

(1) 依頼を受けたとき

依頼に至った背景や理由について，直接担当医や病棟スタッフに聞くことが大切である．電子カルテや依頼状に書かれている内容の背後に別の問題が存在し，依頼を通して解決を願っている真の目的や，医療スタッフの懸念が隠れている場合がある．医療スタッフが困っていることに配慮する姿勢が必要である．また患者と面談する前に，身体治療の経過と服薬内容の把握を行う．

(2) 心理社会的問題の把握

心理社会的問題は，①疾患に伴う様々な苦痛，②医療における意思決定の問題，③日常生活への支障，④人生や自身の生命に関わる問題などに留意して把握する必要がある．

また，患者が疾患に関わる困難にどのように対応してきたか，そして現在どのように対処しているか，何が患者の支えになっているかなど，患者の疾患に対する**コーピング方略**

を把握することも重要である．

(3) 初回面接

まず面接の場所は，プライバシーに配慮した，ゆっくり話ができる**個室の面接室**を設定することが望ましい．面接の冒頭で自己紹介し，今回面接に至った経緯や目的を説明する．メンタルケアの専門家に併診されたことへの戸惑い・抵抗，ときには強い不満を抱く場合もあるので，「併診依頼についてどのように感じているのか？」患者の認識を傾聴し，身体治療中に不安や心配が出現することは決して特別なことではない旨を説明する．

その上で，①疾患やその経過，予後について患者がどのように認識しているか，②疾患が患者の日常生活や社会的な役割にどのような影響を及ぼすと予測しているか，③どのような精神症状か，について評価を行う．

(4) 診断の進め方

身体疾患患者の精神疾患の診断指針を青木が示している[7]．まず，①意識障害の有無（中でもせん妄の有無），次に，②薬物を含めた器質性，症状性精神疾患の可能性を診断する．①②が否定された場合には，③内因性精神障害（統合失調症，双極症，うつ病）を診断し，最後に，④患者の性格や心理社会的要因による精神症状を検討する．複数の要因が重複している場合も多いので注意を要する．

(5) 面接内容のフィードバック

①**直接担当医や病棟スタッフに伝える**：カルテに記載すると同時に，まず直接依頼元のスタッフに，チーム内守秘義務を鑑みて，可能な範囲で面接内容と見立てを伝える．診断がつく場合には，診断名とその根拠，予測される疾患の原因や今後の方針について，わかりやすく簡潔に説明する．さらに，プライマリケアで実行可能な対応方法を複数提案し，実行可能な方法について話し合う．

②**カルテに記載する**：精神科の難しい専門用語は用いず，簡潔でわかりやすい表現で記載する．明確な治療方針を示し，日常生活で対応可能なケアや配慮の方針を示す．また，カルテへの記載は，身体科スタッフのメンタルケアに対する理解を促進する意図もあることを念頭に入れて記録する．

(6) 継続的介入

継続的介入が必要な場合は，定期的な診察や心理面接を開始し，カンファレンスへの出席，家族への説明や介入などを適宜行う．

2．緩和ケア概論

1）緩和ケアとは

わが国では2019年度に約100万人ががんに罹患し，2人に1人が生涯の間にがんに罹っている．がんは日本人の死因の第一位であり，2022年度の統計では，年間約38万5,797人ががんで死亡している．がん闘病の経過には，様々な苦痛を伴い，その治療やケアへのニーズが存在する．WHO（2002）は，緩和ケアとは「生命を脅かす疾患に伴う問題に直面する患者と家族に対し，疼痛や身体的，心理社会的，スピリチュアルな問題を早期から正確にアセスメントし解決することにより，苦痛の予防と軽減を図り，QOLを向上させるためのアプローチである」と定義している．つまり緩和ケアは，がんなどの重篤な疾患による患者の心と体の苦痛を和らげることであり，その中で心理支援は欠かせない要素の

1つである．さらに2007年のわが国のがん対策推進基本計画でも，重点的に取り組むべき事項の1つとして，治療の初期段階からの緩和ケアの実施が掲げられている．

2）がんの臨床経過に伴う全人的苦痛（total pain）

　がん患者の苦痛は多岐にわたり，全人的苦痛と言われている．それは以下の4つの苦痛である．①がんの診断やその再発の告知，積極的な治療中止の告知などの悪い知らせは，患者にとって将来の見通しを根底から変えてしまう大きな喪失体験となり，眠れない，気持ちが落ち込む，不安を感じるなどの「**精神的苦痛**」，②病気に伴う失職や治療が長期化することによる経済的負担などの「**社会的苦痛**」，③がんの症状や治療に伴う「**身体的苦痛**」，④特に人生の最終段階にあるがん患者の場合には，その生きる意味の喪失や死と向き合う課題などの「**スピリチュアルな苦痛**」がある．

　また，がん患者に特徴的な，予期性悪心・嘔吐と言われる症状がある．抗がん剤の有害事象の1つである激しい悪心・嘔吐が，化学療法室に入った直後や点滴パックを見ただけで起こる現象を指す[8]．予期性悪心・嘔吐の発生機序としては，学習理論に基づく古典的条件付けが深く関与していると示唆されている[9]．

3）症状・診断

　基本的には，通常の精神疾患の症状判定や診断基準に照らし合わせて診断を行っていく．しかし，がん患者の精神症状は見落とされやすいため注意を要する．がんの影響，または治療に伴う副作用による症状であると判断されたり，「がんに罹患したのだから落ち込んでも当たり前」と考えられたり，医療者だけでなく，患者自身や家族も精神症状を軽視する傾向がある．

4）治療

（1）薬物療法

　治療にあたっては，身体疾患の状態や症状，身体治療で用いられている薬剤との相互作用，全身状態を考慮した上で，薬剤を選択していく．精神疾患が診断された場合は，通常の精神疾患の薬物療法と同様の考えで治療を開始するのが1つの選択である．しかしがん患者は，自身の身体疾患への影響や，すでに身体治療の薬剤を飲んでいることなどから，精神科薬の追加に懸念を示すことが多い．薬物療法が必須と考えられる場合を除き，患者の意思を尊重し，必要性を十分に話し合った上で，薬物療法以外の治療の選択肢を示すことも必要である．

（2）心理社会的介入

①支持的精神療法

　最初に行う基本的アプローチは，支持的な対応である．最も重要なことは，患者の苦痛や困惑をよく理解することであり，**共感的・非審判的姿勢**で患者の話を傾聴することである．患者の気持ちに関心を寄せ，疾患が患者の心理や生活に与えた影響について患者に感情の表出を促し，支持的，共感的に聴くことが大切である．

　その中で，疾患の治療経過の体験を聴くこと，患者がこれまで受けてきた医療の振返りを行うことも有効である．患者と過去の苦しい体験を共有することにより，患者－医療者の治療同盟を形成する手助けとなる．

②心理教育

　　心理教育の目標は，疾患や治療に関する正しい医学的知識・情報を提供することと，不確実な知識や理解から生じた誤解や思い込みを訂正し，誤解から起因している**不安や心配**を軽減することである．がん患者の疾患や症状に対する不安は，現実的で不安になって当然の場合と，非現実的で過剰に不安になっている場合がある．身体の症状や治療に対する間違った意味付けや拡大解釈により，過剰に不安になっている場合には，適切な医学情報を提供する心理教育が非常に重要になる．また，心理教育は，他の医療スタッフと協働し，課題を統一して進めていくと効果的である．

③その他の心理療法

　　支持的対応と心理教育を行っても，様々な精神的問題が継続していると評価された場合には，**心理療法**が追加される．比較的エビデンスがあり，頻用されているのが**リラクセーション法**や，**認知行動療法**などである．さらに，自分の死を意識してスピリチュアルペインを抱く患者に対しては，**スピリチュアルケア**が有効である．「尊厳」をキーワードに行われる短期療法として Dignity Psychotherapy [10] や，Frankl（フランクル）の実存分析を基に生きる意味の再構築を行う Meaning Centered Psychotherapy [11] などがある．また短期ライフレビューを行い，自分史を作成する方法 [12] などがわが国でも開発されている．

5）家族・遺族への介入

　患者の家族は，患者の援助者であると同時に，患者と共に様々な心理社会的苦痛を抱えている．家族ケアは，**患者家族としてのケアの時期**と，患者が不幸にして亡くなった場合の**遺族ケアの時期**とに分けられる．

　患者家族は，家族が重篤な疾患に罹患したという精神的なショック，「なぜもっと早く病気の徴候に気付けなかったのか」という自責感，依存対象を失う不安など，家族の負担は非常に大きい．しかし家族の苦悩は過小評価されていることが多く，注意が必要である．

　患者が亡くなった後，家族は大切な人を亡くした悲嘆を経験する．死別後の悲嘆反応の多くは正常な反応とされ，通常，喪失後6カ月程度をピークに，徐々に緩和されるといわれている [13]．しかし，悲嘆反応の程度や期間が「正常」な範囲を超える場合は，複雑性悲嘆と言われる [14]．複雑性悲嘆は通常，自然には解決せず，長期にわたる身体・精神の健康リスクを伴うため心理的支援が必要である [15]．

6）AYA 世代への支援

　2018年の「第3期がん対策推進基本計画」では，小児・AYA世代の就学・就労，生殖機能などの状況に応じた多様なニーズに対応した支援の必要性が示されている．AYA世代とは，思春期・若年成人（adolescent and young adult）を指す．

　AYA世代のがん患者は，がん治療と仕事の両立が重要な課題であり，罹患後も就業継続できるよう支援を要する．また，特定の抗がん剤や腹部への放射線照射の影響により，妊孕性の低下や喪失のリスクがある．治療による妊孕性低下の可能性に関する正確な情報提供を行い，必要に応じて適切な妊孕性温存に関する情報提供と生殖医療を受けるかどうかの意思決定支援を行う必要がある．その際は，患者の希望や価値観を尊重した意思決定ができるよう，多職種で連携した支援が重要である．

6章 Q and A

Q1 多職種協働による支援を行うときに気を付けるべき内容について，誤っているものを1つ選べ．
1. 他職種が参照しやすいような記録を心がける．
2. 施設内のチーム連携なので，チームでの情報共有や秘密の取り扱いについて患者に伝える必要はない．
3. 情報を一人で抱え込まないように心がける．
4. 自職種の役割とふるまいに関して，常に振り返って自己点検を行う．
5. 他職種がどのような役割をもっているのかを理解する．

Q2 医療倫理について誤っているものを1つ選べ．
1. 自律的な患者の意思決定を尊重するべきであり，そのためには患者自身が判断できるように，正確かつ十分な情報の提供を行うことが大切であるとするのは「自律尊重原則」である．
2. 患者に危害を及ぼしてはならない，治療においてはなるべく苦痛を少なくするべきとするのは「無危害原則」である．
3. 患者に利益をもたらせるために，医療者は最善の努力を行うべきとするのは「善行原則」である．
4. 患者に正義の気持ちをもってもらうよう支援するべきとするのが「正義原則」である．
5. 倫理的ジレンマに陥った場合は，話し合いの場を設けるなど皆が納得できるゴールを設定できるよう努力を行う．

Q3 がん患者が経験する全人的苦痛のうち，「生きる意味の喪失や死と向き合う課題」に当たる苦痛として，最も適切なものを1つ選べ．
1. 精神的苦痛
2. 社会的苦痛
3. 身体的苦痛
4. スピリチュアルな苦痛

Q1 | **A……2**
解説
施設内のチーム連携とはいっても，「このような職種が関わってチームで支援する，そのために連絡を取り合う」ことは患者本人が同意し納得していることが原則なので，伝えるべきである．それが行われないということは，患者本人が不在のまま支援が行われていることになり，本人が主体的に治療に関わるという姿勢も奪ってしまう．他の1，3，4，5は，どれもチーム医療，多職種連携を行ううえで気をつけるべきものである．

Q2 **A**……4

解説

　正義原則を含め，医療倫理の4原則はどれも医療者側の態度に関わるものである．4は，患者に正義の態度を求めているが，これは間違いである．正義原則は，医療者側が，すべての患者に対して正義感をもち，平等な態度で接することを求めるものである．1，2，3といった原則が対立して，倫理的ジレンマに陥った場合は，5のように多職種カンファレンスや，患者・家族も交えた話し合いをして皆が納得できるゴール設定を目指すことが大切である．

Q3 **A**……4

解説

　がん患者には4つの苦痛（全人的苦痛）があるといわれている．疾患そのものの症状や治療に伴う身体的苦痛，仕事や家事，生活の悩みなどの社会的苦痛，眠れなかったり，気持ちが落ち込んだり，意欲が低下したりするなどの精神的苦痛，そして「生きる意味がわからない．なぜ死ななくてはいけないのか？」などのように生きる意味を問う根源的苦痛をスピリチュアルな苦痛という．

文献

1) 厚生労働省：チーム医療の推進について，2010．https://www.mhlw.go.jp/shingi/2010/03/dl/s0319-9a.pdf（2024年7月8日閲覧）
2) 松村　明：大辞林　第3版，三省堂，2006．
3) チーム医療推進協議会ホームページ：https://www.team-med.jp/（2024年7月8日閲覧）
4) 日本公認心理師協会：厚生労働省令和3年度障害者総合福祉推進事業「医療機関における公認心理師が行う心理支援の実態調査」，2022．https://jacpp.or.jp/document/pdf/pdf20220530/00_20220530.pdf（2024年7月8日閲覧）
5) 花村温子：保健医療分野で働く新人公認心理師のための基礎知識～医療現場で働く中で学んできたこと～，令和6年度 日本公認心理師協会 保健医療分野委員会研修会資料，2024．
6) Beauchamp TL, Childress JF: Principles of Biomedical Ethics, 6th ed, Oxford University Press, 2009.
7) 青木孝之：身体疾患患者の精神症状の評価，総合病院精神医学マニュアル（野村総一郎，保坂　隆 編）．医学書院，1999，p19．
8) 明智龍男：緩和ケアにおける精神的アセスメント．精神神経誌，112 (10)：1029-1036，2010．
9) Morrow, GR：Chemotherapy-related nausea and vomiting：etiology and management. *CA Cancer J Clin*, **39**：89-104, 1989.
10) Chochinov HM：Dignity-conserving care-a new model for palliative care. Helping the patient feel valued. *JAMA*, **287**：2253-2260, 2002.
11) Brietbart W, et al：Depression hopelessness, and desire for hastend death in terminally ill patients with cancer. *JAMA*, **284**：2907-2911, 2000.
12) Ando M, Tsuda A, Morita T：Life review interview on the spiritual well-being of terminally ill cancer patients. *Support Care Cancer*, **15**：225-231, 2007.
13) Boelen PA, Prigerson HG：The influence of symptoms of prolonged grief disorder, depression, and anxiety on quality of life among bereaved adults：a prospective study. *Eur Arch Psychiatry Clin Neurosci*, **257**：444-452, 2007.
14) Prigerson HG, et al：Validation of the new DSM-5-TR criteria for prolonged grief disorder and the PG-13-Revised (PG-13-R) scale. *World Psychiatry*, **20**：96-106, 2021.
15) Otani H, et al：Meaningful communication before death, but not present at the time of death itself, is associated with better outcomes on measures of depression and complicated grief among bereaved family members of cancer patients. *J Pain Symptom Manage*, **54**：273–279, 2017.

（花村温子，幸田るみ子）

各論

7章 統合失調症

精神疾患の理解①

到達目標

- 統合失調症の症状について理解する．
- 操作的診断と伝統的診断についてそれぞれ説明できる．
- 統合失調症の治療法について説明できる．
- 抗精神病薬の副作用について理解し説明できる．

CASE

奥沢ゆきさん（仮名）は25歳の会社員です．元来おとなしい性格で，自分から行動するタイプではありません．学生時代は，少数の友人と過ごす時間を大切にしてきたといいます．大学を卒業したのち，事務員として小さな会社に就職しました．入社3年目の春に，書類上の些細なミスを上司に指摘されてから，社内にいると漠然としたプレッシャーを感じ始めました．以来，失敗を重ねないように気を張っていましたが，だんだん眠れない日が増え，緊張感と疲労感が抜けず，不本意ながら数日間欠勤してしまいました．何とか体調を整えて出勤したところ，上司の態度が急によそよそしくなったように感じ，同僚が自分の知らない所で悪口を言っているのではないかと不安に思うようになりました．ある日，ふと「お前なんか必要ない人間だ」という声が聞こえてきました．そうした声がどこからともなく頭のなかに入ってくるので，業務に集中できません．また通勤中に，何か不気味な出来事が起こりそうな恐怖心にも襲われます．その後も1カ月ほど無理して勤務していましたが，家でも声につきまとわれるようになったため，もしかしたら何かの病気になったかもしれないと心配し，精神科クリニックを受診しました．

〔キーワード〕ストレス-脆弱性モデル，ドパミン仮説，統合失調質・スキゾイド，良好な治療関係，抗精神病薬

アウトライン

統合失調症は，米国精神医学会の操作的診断基準（DSM-5-TR）において「統合失調スペクトラム症及び他の精神症群」に分類され，青年期に妄想・幻覚・言動の統合不全・陰性症状などの精神症症状が出現することによって発病し，同様の症状で再発を繰り返すうちに，円滑な社会生活が困難となる精神障害である．発症危険率は約0.8％，時点有病率は約0.4％であり，男女差はみられず，発病年齢は女性の方が高い．いまだ原因不明である．WHOのICD-10では，妄想型，破瓜型，緊張型，鑑別不能型，残遺型，単純型に分類されていたが，DSM-5とICD-11より，これらの病型分類が廃止された．主な症状は，妄想・幻覚・発話の統合不全・行動の著しい統合不全・陰性症状であるが，古典的症状も重要である．治療は，抗精神病薬による薬物療法，精神療法，心理教育に加えて，作業療法，生活技能訓練，服薬指導，服薬管理などの精神科リハビリテーションが行われる．早期発見・早期治療が重要であり，近年，薬物療法よりも対話を重視するオープン・ダイアローグに注目が集まっている．経過としては，患者の3分の2が再発を繰り返して就労困難などの生活障害を残し，残りの3分の1が良好な転帰をたどることが知られている．

1．成因

統合失調症は，他の多くの精神障害と同様に，遺伝的要因（脳機能の異常など）と環境的要因（内外からのストレスなど）の相互作用によって発病すると考えられている．

1）遺伝学研究

統合失調症の疾患一致率は一卵性双生児で約50％，二卵性双生児で約10％である．また，親が統合失調症患者である場合，子の発症危険率は約10％である．一般人口での統合失調症の有病率が約0.8％であることから，遺伝性が比較的高い疾患であることがわかる．

現在，統合失調症は複数の遺伝子が組み合わさって発症脆弱性を形成し，これに環境因子が関与している多因子遺伝疾患であると考えられ，1970年代に米国の精神科医Zubin（ズービン）によって，統合失調症の**ストレス−脆弱性モデル**が提唱された．

2）神経化学研究

1950年代に世界初の抗精神病薬であるクロルプロマジンが発見され，1960年代の精神薬理学研究によって，抗精神病薬にはドパミン受容体に対する拮抗作用があることと，メタンフェタミンにはドパミン放出を促進する作用があることが指摘され，**ドパミン仮説**が提唱された．1990年代以降は，中脳辺縁系ドパミンの活動亢進と前頭葉系ドパミンの活動低下が混在するという**修正ドパミン仮説**が支持されている．

3）脳画像研究

1970年代以降，脳画像研究が進められている．脳形態画像研究のうち，CTでは側脳室や第3脳室の拡大などの所見が，MRIでは前頭葉，上側頭回，海馬，扁桃体の体積減少などの所見が得られている．脳機能画像研究のうち，PETでは前頭葉の糖代謝率低下の所見が得られ，統合失調症の**前頭葉機能低下仮説**（hypofrontality hypothesis）が提

唱された．いずれの所見も統合失調症に特異的ではなかったが，2010年代に開発された**NIRS（近赤外線スペクトロスコピー）**では，前頭葉賦活課題中の酸化ヘモグロビン濃度の変化パターンの違いによって，比較的高い確率で統合失調症を判別できることから，日本では**光トポグラフィー検査**として実施されるようになった．

4）心理学研究

　研究史を概観すると，1970〜1980年代を頂点とする**精神病理学の質的研究**から，1990年代以降，英語圏でグローバルに展開している**認知心理学の量的研究**へとシフトした．

　精神病理学研究では，**統合失調症の症状の背後にある異質性**，ひいては症状の特異性が探求された**［表1］**．他にも，病前性格・発病状況論がある．病前性格としては，ドイツの精神科医Kretschmer（クレッチマー）が提唱した**統合失調質・スキゾイド**（schizoid）がある．これは，他人との心的距離を保ち（非社交性），敏感と鈍感が併存している気質であり，DSM-5-TRでは，「統合失調スペクトラム症及び他の精神症群」のなかに**統合失調型（パーソナリティ）症**が分類されている．発病状況としては，笠原が提唱した**出立**がある．これは，発病準備状態にある人が住み慣れた場所から二度と戻れない地点へと飛び立つ生き方（way of life）として説明される．あるいは，青年期にアイデンティティの確立をめぐって葛藤し，そのうちに最後の一押しがあって後戻りのできない地点（point of no return）を超え，統合失調症を発病すると言い換えてもよいかもしれない．なお，この最後の一押しを調査するのがライフイベント研究であるが，統合失調症に特異的なものは見つかっていない．

　近年の認知心理学研究では，妄想発生メカニズムとして**結論への飛躍バイアス**（jump to conclusions bias），**心の理論**（theory of mind）**の障害**などが提唱されている．

2．症状

　かつて統合失調症は，早発性痴呆ないし精神分裂病群と呼ばれ，4種類の病型（破瓜型，緊張型，妄想型，単純型）に分類されていた（column①）．また，精神病理学研究によって，統合失調症の基本症状（column②），診断に有用な主症状（column③）が取り出された．

［表1］統合失調症の症状の背後にある異質性

Jaspers（ヤスパース）	要素的な，了解不能なもの
Schneider（シュナイダー）	生活発展の意味連続性の中断
Minkowski（ミンコフスキー）	現実との生きた接触の喪失
Conrad（コンラート）	エネルギーポテンシャル減衰
Rümke（リュムケ）	プレコックス感
Blankenburg（ブランケンブルク）	自然な自明性の喪失
安永　浩	パターン逆転
木村　敏	個別化原理の危機，アンテ・フェストゥム
中安信夫	状況意味失認

しかし，1970年代の英米における比較調査研究によって，統合失調症の診断率に大きな差がみられる（後者は統合失調症の診断率が高い）ことが判明し，それ以来，診断の一致率（信頼性）を高めることに主眼が向けられるようになった．

現在では，精神医学者をはじめ，精神医療・保健・福祉の領域で働く専門職が共通して利用することを目的として，DSM-5-TR，ICD-11が定められた．DSM-5-TRの診断基準を**表2**（91頁）に示し，5つの症状を以下に示した．

なお，他の精神疾患・身体疾患でも同様の精神症症状がみられること，1カ月以内に症状が消失する短期精神症（brief psychotic disorder）と6カ月以内に症状が消失する統合失調様症（schizophreniform disorder）を除外しなければならないことに注意してほしい．

1）妄想

妄想（delusion）は，思考内容の障害であり，現実にはありえない内容を現実であると無根拠に信じて疑わないものである．統合失調症の場合，自分と世界，自分と他人が無関係であると思えず，強引にしばしば被害的に自己関係づけがみられる．**被毒妄想**（食べ物に毒を入れられている），**追跡妄想**（つけ狙われている），**注察妄想**（盗聴・監視されている）などの**被害関係妄想**が多い．

急性期には，緊迫感を伴う**妄想気分**（delusional mood）（周りの雰囲気が何となくおかしい，何か不気味な出来事が起こりそうだ）が出現する．また，急激に危機感を覚える**世界没落体験**（世界の終わりがくる，宇宙戦争が起こって地球が破滅する）がみられることもある．ノルウェーの画家Munch（ムンク）が表現した『カール・ヨハン通りの夕べ』の変容感**［図1］**と『叫び』の破局感**［図2］**をイメージするとよいかもしれない．ある知覚に対していきなり異常な意味が到来する**妄想知覚**（delusional perception）（赤い帽子をかぶった人とすれ違った．僕は殺される），何も知覚しないのに異常な意味だけが

---

column ①
統合失調症の病型分類

現在の統合失調症の原型は，ドイツの精神科医Kraepelinが入院患者の緻密な観察と記述に基づいて，破瓜病〔Hecker（ヘッカー）〕，緊張病〔Kahlbaum（カールバウム）〕などを統合した早発性痴呆（dementia praecox）という疾患単位である．この分類体系は，『精神医学教科書』第8版まで絶えざる修正が加えられたが，第4版において早発性痴呆の下位群として破瓜型，緊張型，妄想型が分類された．

のちにスイスの精神科医Bleuler（ブロイラー）がこの3病型に単純型を追加し，早発性痴呆ないし統合失調症群の4病型とし，以後，統合失調症を3種類または4種類に分ける病型分類が普及した．

しかし，その後，精神症症状が明確でないために診断の一致率が低いと考えられる単純型がまず廃止された．さらに，経過中に病型間の移行が多いこと，それにもかかわらず病型によって治療法が異ならないことなどから，DSM-5以降，病型分類が廃止されている．

column ②
統合失調症の古典的症状：Bleulerの基本症状

　スイスの精神科医Bleulerは，精神分析家Jungとの共同研究をもとに，連合弛緩，感情鈍麻，両価性，自閉という基本症状を取り上げた．この「4つのA」は，米国精神医学者にも紹介され，半世紀にわたって統合失調症の診断指標として用いられていた．
①連合弛緩（loosening of association）とは，考えの意味のあるつながりがゆるむ症状である．会話の途中で，無関係，無意味に考えが混入されたり，省略されたり，結合されたりする．
②感情鈍麻（flattening of affect）とは，刺激に対して感情が無反応となる症状である．何事にも鈍感で，相手に配慮せず，ひどくなると感情がフラットになり，無関心となる．
③両価性（ambivalence）とは，相反する感情，相反する意志，相反する考えが同時に生じる症状である．統合失調症の場合，相反するものが対立したまま併存し，決定不能に陥っている点で正常心理とは異なる．
④自閉（autism）とは，現実に背を向け，自分の世界に閉じこもる症状である．

　しかし，これらの症状に基づいて安易に診断された事例が多いことが実証研究によって判明し，1970年代以降の診断基準から「4つのA」は削除された．

column ③
統合失調症の古典的症状：Schneiderの一級症状

　ドイツの精神科医Schneiderは，統合失調症の診断に役立つ主症状として，思考化声，対話形式の幻聴，行為を批判する幻聴，身体の被影響体験，思考奪取，思考伝播，妄想知覚，作為体験（させられ体験）からなる「一級症状（first rank symptoms）」を提唱した．
①思考化声（thought echo）：自分の考えが声として聴こえる症状である．
②対話形式の幻聴：複数の誰かが自分の悪口を言い合っている声が聴こえる症状である．
③行為を批判する幻聴：自分の行動を先回りして「ほら，今〇〇したぞ」などという声が聴こえる症状である．
④身体の被影響体験：何らかの力が働いて自分の身体に異常な感覚が引き起こされると述べられる症状である．患者は「体内を膜状のものが移動するので動きがぎくしゃくする」などと述べる．
⑤思考奪取（thought withdrawal）：何らかの力が働いて自分の考えが抜き取られると述べられる症状である．
⑥思考伝播（thought broadcasting）：何らかの力が働いて自分の考えが周囲の人に伝わってしまうと述べられる症状である．
⑦妄想知覚：87頁を参照のこと．
⑧作為体験（させられ体験）：何らかの力が働いて自分の言動が操られると述べられる症状である．

　なお，現在の精神症候学では，身体の被影響体験，思考奪取，思考伝播，作為体験（させられ体験）は妄想に分類されている．

到来する**妄想着想**（sudden delusional idea）（私はイエスの生まれ変わりだ）もみられる．

維持期には，患者のなかで妄想が体系化され，複雑な妄想世界が形成されていることがある．また，現実世界と妄想世界を併存させて，**二重見当識**（double orientation）をもつことがある．たとえば，診察中には「自分はこの病院の社長だ」と主張していた患者が，作業療法では革細工に打ち込んでいることがある．

2）幻覚

幻覚（hallucination）は，知覚の障害であり，知覚すべき対象がないのに「何か」を知覚するものである．統合失調症の場合には，**幻聴**（聴覚における幻覚），**幻視**（視覚における幻覚），**体感幻覚**（体感における幻覚）の順に多い．

前駆期ないし病初期には，理由のない焦燥感や緊張感，漠然とした不安感，抑うつ感，無気力感，聴覚過敏，睡眠障害などが出現するとともに，考えがまとまらなくなり，ちぐはぐな振る舞いをし，頭のなかからざわざわした声のようなものが聴こえる．

急性期には，通常の知覚とは異なり，音，響き，声などがはっきりと頭のなかで（ときに耳元，胸，腹部から，あるいは外部から）聴こえる．幻聴の内容は，「殺すぞ」「死ね」のように緊迫感，恐怖感を伴うものや，「大丈夫」「がんばってね」のようにポジティブなもの，ヒソヒソ話など，様々である．また，「Schneider の一級症状」（Column ③）のうち，思考化声，対話形式の幻聴，行為を批判する幻聴は，統合失調症に特徴的である．

なお，解離性幻聴，物質使用の影響による器質性幻覚（幻聴よりも幻視が多い），せん妄でみられる幻覚などと区別しなければならない．

3）発話の統合不全

発話の統合不全（disorganized speech）は，思考形式の障害であり，言葉がつながらなかったり，会話がしょっちゅう脱線したり，まとまらなかったり，急に途切れたりするものである．重度になると**支離滅裂**（incoherence）と呼ばれる．「4つのA」（Column ②）の連合弛緩と同義である．重症例では，関連のない言葉が並べられる**言葉のサラダ**（word salad）がみられる．

この症状の軽いものは，知的能力障害，自閉スペクトラム症などにみられる思考の障害，

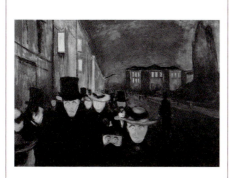

[図1]『カール・ヨハン通りの夕べ』
(Munch, 1892 年)

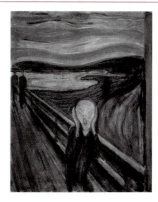

[図2]『叫び』
(Munch, 1893 年)

身体疾患・物質使用の影響による思考散乱との鑑別が必要である．
　たとえば，ある患者は自殺未遂の直前に次のようなメモを残した．

　「渋柿だということは心苦しいが，このまま書け．これは命令だ．重要な物のことや自分の心のままに服を売る．自分の心のままに服を着る．服を着ることにここを押すように．豚や羊，牛，馬，鶏など，多くおるが，風呂に行って良い．命令というが．許可するのである．本当はまだ書くのである．今すぐ風呂に行け．居間からではなく．是非よるに白．危険確実である．」

　発話の統合不全は，**文章完成法テスト**（sentence completion test：SCT）などの心理検査でも確認することができる．

4）行動の著しい統合不全，またはカタトニア性の行動

　行動の著しい統合不全または異常（grossly disorganized or abnormal motor behavior）は，カタトニア性の行動を含むひとまとまりの行動症状群であり，凍りついたような緊張感をはらみ，重度になると目的指向性を欠いたものとなる．

　急性期には，衝動行為が連鎖し，ひどくまとまりのない行動が暴発する**カタトニア性興奮**（catatonic excitement），身体が凍結したように動かなくなる**昏迷**（stupor）が出現し，しばしばこれらはいきなり反転する．カタトニア状態の患者は，ピークの状態ではそれがどのような体験であるのかを言葉にすることができない．のちに，「焦りの塊だった」「壊れたロボットみたいにひたすら動いていた」「怖くて動けなかった」などと振り返ることがある．

　他にも，反射的に外からの働きかけを拒否する**拒絶症**（negativism），自発的な発語がみられない**無言症**（mutism），不自然で奇妙な姿勢や動作が目立つ**衒奇症**（mannerism）などがみられる．被影響性が高まって，外からの働きかけによって受動的にとらされた不自然な姿勢を保ち続ける**カタレプシー**（catalepsy），相手の言葉をそのまま再生する**反響言語**（echolalia），相手の動作をまねる**反響動作**（echopraxia），無目的で状況にそぐわない動作を反復する**常同症**（stereotypy）がみられることがある．

　なお，これらのカタトニア性の行動は，自閉スペクトラム症，双極症，うつ病などの精神疾患，脳炎，髄膜炎などの身体疾患などにみられる行動症状群との鑑別が必要である．

5）陰性症状

　陰性症状（negative symptom）は，英国の精神科医 Crow（クロウ）が**陽性症状**（positive symptom）と対比して，正常に存在する機能の減弱・喪失と定義したものであり，急性期よりも維持期にみられる．この症状の軽いものは，抑うつ症，双極症でみられる抑うつ症状との鑑別が必要である．

　情動表出の減少（diminished emotional expression）は，「4つのA」（Column ②）の感情鈍麻と同義であり，刺激に対して表情，アイコンタクト，会話の抑揚，ジェスチャーなどが変化せず，感情自体が湧き上がらないものである．反対に，些細な刺激に対して極度に反応し，状況にそぐわない**不適切な感情**（inappropriate affect）がみられることもある．

意欲低下（avolition）は，自発性が失われ，自ら進んで行動を起こさないものである．重度になると，何事にも受け身となり，ものぐさな**無為**（abulia）に至る．

3. 診断

統合失調症の診断には，患者ごとに**操作的診断**と**伝統的診断**が使い分けられている．典型的な入院患者の場合は，操作的診断によって十分に対応可能である．しかし，統合失調症の典型から外れている患者の場合には，操作的な方法では十分に評価できないため，伝統的診断によって対応しなければならない．

どちらの方法も，精神症症状が出現する他の精神疾患・身体疾患がないか，精神症症状が出現するような物質使用（医薬品，治療薬を含む）がないかなどをはじめに確認する．統合失調症の診断は，それらが除外されたのちに行われるものである．

1）操作的診断

臨床現場で用いられるのは，**DSM-5-TR による診断基準**［表2］と，**ICD-11 による診断基準**の2つである．これらは，診断一致率を高めるため，全項目について漏れなく評価しなければならない．

DSM-5-TR による操作的診断方法は，次のようにまとめられる．第一に，物質・医薬品誘発性精神症と他の医学的状態による精神症を除外する．第二に，5つの症状のうち1つだけを満たす妄想症とカタトニアをそれぞれ鑑別する．第三に，5つの症状のうち2つ以上を満たすが，1カ月未満しか持続しない短期精神症と6カ月未満しか持続しない統合失調様症を除外し，著しい生活機能レベルの低下がみられる場合に最終的に統合失調症と診断する．

[表2] 統合失調症の診断基準（DSM-5-TR）

A. 以下のうち2つ以上，おのおのが1カ月間ほとんどいつも存在する．これらのうち少なくとも1つは（1）か（2）か（3）である． 　（1）妄想 　（2）幻覚 　（3）発話の統合不全（例：頻繁な脱線または滅裂） 　（4）行動の著しい統合不全，またはカタトニア性の行動 　（5）陰性症状（すなわち情動表出の減少，意欲低下） B. 障害の始まり以降の期間の大部分で，仕事，対人関係，自己管理などの面で1つ以上の機能のレベルが病前に獲得していた水準より著しく低下している． C. 障害の持続的な徴候が少なくとも6カ月間存在する．この6カ月の期間には，基準Aを満たす各症状は少なくとも1カ月存在しなければならないが，前駆期または残遺期の症状の存在する期間を含んでもよい．これらの前駆期または残遺期の期間では，障害の徴候は陰性症状のみか，もしくは基準Aにあげられた症状の2つ以上が弱められた形（例：奇妙な信念，異常な知覚体験）で表されることがある． D. 統合失調感情症と「抑うつ症または双極症，精神症性の特徴を伴う」が除外されていること． E. その障害は，物質（例：乱用薬物，医薬品）または他の医学的状態の生理学的作用によるものではない． F. 自閉スペクトラム症や小児期発症のコミュニケーション症の病歴があれば，統合失調症の追加診断は，顕著な幻覚や妄想が，その他の統合失調症の診断の必須症状に加え，少なくとも1カ月存在する場合にのみ与えられる．

［日本精神神経学会（日本語版用語監修），髙橋三郎，大野　裕監訳：DSM-5-TR 精神疾患の診断・統計マニュアル，医学書院，2023，pp110-111］

2）伝統的診断

　伝統的診断方法は，まず，患者の表情・態度・ジェスチャー・服装などの表出を観察することから始め，患者が語る体験を聴取し，その体験が**正常心理**の範囲にある体験なのか，それとも**異常心理**の体験（統合失調症の症状）なのかを検討する．その際，変な言動がみられるからといってすぐさま症状ありとせずに，丁寧に体験を聞き取り，そこから症状を読み取ることが重要である[1]．また，先にみた**統合失調症の症状の背後にある異質性**［表1］に注目してもよい．たとえば，医師が患者に関わろうとすると，共感を跳ね返されてしまうような感覚を抱く〔オランダの精神科医 Rümke（リュムケ）が提唱した**プレコックス感**の抽出など〕．

3）多次元診断

　近年では，患者が語る体験の輪郭が不鮮明なために症状の評価が難しい事例が増加している．こうした事例に対しては，**多次元診断**（pluridimensional diagnosis）が有用である．

　多次元診断の方法は次のようにまとめられる．はじめに，評価が難しい患者の表出と体験をピックアップする．次いで，それらを生育歴，気質／病前性格，発病状況／ライフイベント，精神行動特性，心理検査所見，治療反応性，経過と照らし合わせる**多次元アセスメント**［図3］を行いながら，それらが異常心理の表出と体験（統合失調症の症状）なのかを検討していく．

　すなわち，評価が難しい表出と体験が得られたら，そうした表出と体験を，①気質／病前性格と照らし合わせることによって，統合失調質・スキゾイドの生き方であると評価する，②心理検査によって，病前と比べて著しく低下した認知機能の結果であると評価する，③経過と照らし合わせることによって，生活機能レベルの低下の結果であると評価する，①〜③の結果を総合して，統合失調症の症状であると判断する．なお，数年にわたってグレイゾーンにとどまる患者では，診断確定までに数年以上を要することも稀ではないことを押さえておきたい．

4．治療法

　治療の基本は，互いに安心していられる良好な治療関係を築くことであり，そこから薬

生育歴 （教育歴，職歴）	**気質／病前性格**	発病状況 ／ライフイベント
精神行動特性	**DSM-5-TR の症状**	**評価が難しい 患者の表出と体験**
心理検査所見	治療反応性	**経　過**

［図3］多次元アセスメントのための3×3の図

物療法，精神療法，心理教育などが行われる．

1）良好な治療関係

統合失調症の治療において，精神科医を含め，あらゆる領域の専門職は，礼儀正しい態度を示しながら，静穏な雰囲気と丁寧な言葉づかいで接することが求められる．まずは，きちんと挨拶し，名札を見せるなどして名前と職種を伝え，自分の役割と立場，現在の状況を簡潔に説明する．そして，目線，態度，雰囲気，言葉づかい，距離感などに十分配慮する．一瞬でもよいので一度はしっかりと目を合わせるようにしたい．

2）薬物療法

わが国では統合失調症の薬物療法ガイドラインが公表されている[2]．

抗精神病薬には**第一世代**，**第二世代**があるが，詳細については，4章を参照されたい．

服薬を管理できない患者に対しては，患者の同意を得て持効性注射剤（第二世代）によって服薬アドヒアランスを維持し，飲み忘れによる再発を予防することが可能となった．また，治療抵抗性統合失調症（2種類の抗精神病薬の十分量を4週間以上投与しても効果が得られない）患者に対してクロザピン治療が行われ，良好な治療成績を上げている．

なお，いずれの抗精神病薬にも副作用があり，副作用が疑われる場合には，抗精神病薬を減量・中止するなどの速やかな対応が必要となる．重篤な副作用として，突然死のリスクとなる不整脈，水中毒のリスクとなる多飲水，耐糖能異常，悪性症候群などがあり，特にクロザピンには心筋炎，無顆粒球症がみられる．投与開始時・増量時はもちろん，維持療法中にも，採血・採尿・心電図などの定期的な検査を行う必要がある．

3）精神療法

日常生活上のニーズを話題の中心とする**支持的精神療法**が行われる．また，2000年代の英国で，統合失調症に対する**認知行動療法**（cognitive behavioral therapy for psychosis：CBTp）が開発され，症状と生活状況の丁寧なアセスメントと，安心して妄想・幻覚の内容を語り合える関係性の構築が重要であることが明らかとなった．日本でも幻覚妄想体験に対する心理教育，認知行動療法が試みられ，成果を挙げている[3]．

4）その他の心理社会的治療，精神科リハビリテーション

統合失調症の心理社会的治療のうち効果が実証されたものはまだ少ない．しかし，効果が実証されていないとはいえ，精神科に特化した看護，作業療法，服薬指導・服薬管理，精神科訪問看護，精神科デイケア・ナイトケアなどは必要不可欠な臨床実践である．

心理教育（psychoeducation）は，患者と家族に対して病名を伝え，転帰と今後の治療方針を説明して同意を得るまでの一連のプロセスのことであり，再発予防効果が実証されている．精神科医を含め，あらゆる領域の専門職がそれぞれの立場から心理教育を行うことが求められている．その際，精神科医が監修した製薬会社のパンフレット，当事者家族が出版した書籍[4]が参考になるかもしれない．

生活技能訓練（social skills training：SST）は，ロールプレイを行うことによって苦手な対人場面における適応的な行動を患者に身につけさせ，自信を回復させる技法である．転帰改善効果が実証されている．

包括的地域生活支援（assertive community treatment：ACT）は，入院を繰り返すような重症例の患者に対して多職種スタッフが 24 時間 365 日体制をとって在宅で訪問支援を行うものであり，再入院率減少効果が実証されている．しかし，スタッフの疲弊，採算性の問題などの課題を残す．

　オープン・ダイアローグ（open dialogue）は，1980 年代にフィンランドで開発された統合失調症の急性期に対する介入方法であり，良好な治療成績を上げている．これは，可能な限り薬物療法を行わず，多職種スタッフがクライエントの自宅に集まり，適切な配慮のもと開かれた対話を行う技法である．日本でもいち早く紹介され，実践と効果検証が開始されている[5]．

　認知機能リハビリテーションは，記憶・注意・実行機能などの認知機能領域においてコンピュータートレーニング（週 2 ～ 3 回，1 回 30 ～ 60 分，3 ～ 6 カ月継続する）を行うものであり，認知機能全般に加え，社会機能にも改善がみられることが実証されている．

　精神科デイケアは，精神障害をもつ人が安定した日常生活の維持，社会参加・社会復帰を目的とした通所型リハビリテーションである．わが国では，統合失調症をもつ人に対する就労支援は未整備であり，利用者の多いうつ病や神経発達症群に特化したものがほとんどである．また，各地で利用者の高齢化が問題となっており，思春期デイケアの設置が望まれている．デイケアのうち，夕方から夜間に利用可能なものは，ナイトケアと呼ばれている．

　障害者グループホームは，障害をもつ人が社会的自立を目指して，スタッフのサポートのもと生活を行う共同住宅である．薬の内服，金銭管理などは個人に任され，アパートでの単身生活の訓練の意味合いが大きいものから，家族との同居生活が困難となったが，入院するほどの病状ではない障害をもつ人の生活の場の意味合いが大きいものまで，様々である．

5）その他の治療法

　カタトニア症状，自殺の危険，身体衰弱などが著しい場合には，**修正型電気けいれん療法**（modified electroconvulsive therapy：m-ECT）が選択肢の一つとなる．一般には，週に 2 ～ 3 回の頻度で，合計 6 ～ 12 回施行される．副作用としては，頭痛，健忘，せん妄，遷延性発作などが知られている．

5. 経過

　統合失調症は，前駆期，急性期，消耗期，回復期という経過をとるのが一般的である［図4］．患者にとって未曾有の体験である急性期は医学的介入によって収束するが，心身ともに疲弊した消耗期ないし精神病後抑うつ（post-psychotic depression）に移行し，ここで無理をして社会参加を焦らないことが経過には重要であることが知られている．

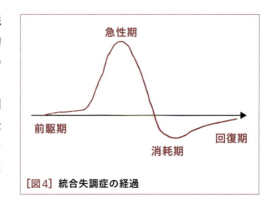

［図4］統合失調症の経過

長期経過としては，統合失調症患者の3分の2が再発を繰り返すうちに，怠学・退学・引きこもり・就労困難・休職などの比較的重い生活障害を残し，残りの3分の1が良好な転帰をたどる．ただし，一般人口と比較して数倍死亡率が高いこと，数十倍自殺が多いことも知られており，継続的な医学的介入，心理的援助，社会的支援が必要であることはいうまでもない．

6. 本人・家族への支援

　患者と家族への支援として，ここまでに述べていないものを列挙する．

　社会的支援としては，精神保健福祉法（精神保健及び精神障害者福祉に関する法律）に基づき，精神障害者保健福祉手帳を申請・取得できること，自立支援医療制度を利用し，医療費の自己負担額（精神通院医療）を軽減できること，改正障害者雇用促進法に基づき，精神障害者も合理的配慮のもとで就労するチャンスが増えたこと（2024年現在，民間企業の法定雇用率は2.5％）などが挙げられる．

　こうした統合失調症の患者と家族が病気とつき合いながら地域で生活するために必要な情報は，たとえば，全国精神保健福祉会連合会のホームページ「みんなねっと」[https://seishinhoken.jp/（2024年11月6日閲覧）]などでも入手することができる．あらゆる領域の専門職は希望をもって彼らと接するようにしたい．

7章 Q and A

Q1 統合失調症の症状として正しいものを2つ選べ．
1. 抑うつ気分
2. 妄想気分
3. 高揚気分
4. 感情鈍麻
5. 曖昧・関心の喪失

Q2 統合失調症の症状として正しいものを2つ選べ．
1. 行動の著しい統合不全
2. 記銘力障害
3. 多弁
4. 情動表出の減少
5. リスクライフ

Q3 統合失調症の治療として効果が実証されていないものを1つ選べ．
1. 薬物療法
2. 認知行動療法
3. 精神分析療法

4. オープン・ダイアローグ
5. 持効性注射剤

Q1 | **A**……2, 4
解説
1. × 抑うつ気分は，うつ病でみられる症状である．
2. ○ 妄想気分は，「周りの雰囲気が何となくおかしい」などと語られるものであり，統合失調症でみられる．
3. × 高揚気分は，双極症の躁エピソードでみられる症状である．
4. ○ 感情鈍麻は，情動表出の減少とも呼ばれ，統合失調症の陰性症状の1つである．
5. × 曖昧・関心の喪失は，うつ病，双極症の抑うつエピソードでみられる症状である．

Q2 | **A**……1, 4
解説
1. ○ 行動の著しい統合不全は，カタトニア性の行動を含む行動症状群であり，統合失調症でみられる．
2. × 記銘力障害は，神経認知障害でみられる症状である．
3. × 多弁は，双極症の躁エピソードでみられる症状である．
4. ○ 情動表出の減少は，感情鈍麻と同義であり，統合失調症の陰性症状の1つである．
5. × リスクライフは，双極症の躁エピソードでみられる症状である．

Q3 | **A**……3
解説
1. ○ 薬物療法は，統合失調症に有効であることが実証されている．
2. ○ 認知行動療法は，統合失調症に有効であることが実証されている．
3. × 現在，精神分析療法は統合失調症患者に対して禁忌とされている．
4. ○ オープン・ダイアローグは，統合失調症の急性期に有効であることが実証されている．
5. ○ 持効性注射剤は，統合失調症の再発予防に有効であることが実証されている．

事後学習課題
・統合失調症の患者さんと良好な関係を築くためにどのような工夫ができるでしょうか．
・統合失調症が疑われる患者さんの心理アセスメントを行う際には，どのような心理検査を用いるのがよいでしょうか．

推薦図書

・岡田尊司：統合失調症―その新たなる真実，PHP 新書，2010.
・中井久夫：統合失調症の有為転変，みすず書房，2013.
・村井俊哉：統合失調症，岩波新書，2019.

文献

1) 中安信夫：精神科臨床を始める人のために―精神科臨床診断の方法，星和書店，2007.
2) 日本神経精神薬理学会，日本臨床精神神経薬理学会：統合失調症薬物治療ガイドライン 2022，医学書院，2022.
3) 原田誠一：正体不明の声―幻覚妄想体験の治療ガイド，アルタ出版，2002.
4) 中村ユキ，福田正人：マンガでわかる！統合失調症，日本評論社，2011.
5) 斎藤　環：オープン・ダイアローグとは何か，医学書院，2015.
6) 日本精神神経学会（日本語版用語監修），髙橋三郎，大野　裕監訳：DSM-5-TR 精神疾患の診断・統計マニュアル，医学書院，2023，pp110-111.

（田中伸一郎）

8章 うつ病，双極症

精神疾患の理解②

到達目標

- うつ病，双極症の主な症状について理解し説明できる．
- うつ病，双極症の主な治療法について理解し説明できる．
- うつ病，双極症を抱える患者とその家族への支援の留意点を理解し説明できる．

① うつ病

CASE ①

香山祐二さん（仮名）は40歳の男性です．大学卒業後に転職を経て，現在の会社（製造業）に就職しました．37歳時に，うつ病で6カ月間休職をした経験があります．元来より完璧主義な傾向にありました．

昨年1月，エンジニア部門から管理部門に異動となり，しだいに倦怠感が顕著となり欠勤が増え，同年3月に総合病院精神科を受診しました．診察の結果，うつ病の診断となり，再び休職して抗うつ薬による薬物療法が開始されました．治療開始3カ月目に倦怠感などの症状は消退し，治療開始4カ月目に復職しました．その後も寛解状態を維持していましたが，今年4月に部署異動の話が出てから再び倦怠感が顕著となりました．しだいに欠勤が増え，3回目の休職となったため，産業医の勧めで大学病院精神科に転院となりました．

香山さんは「自分が得意としない仕事をやることがとても不安で，同僚に申し訳ない」と述べ，不安感や自責感のほかに興味・関心の低下，そして倦怠感から出勤も困難となっていたようでした．こうした症状から3回の抑うつエピソードを経て，反復性のうつ病と診断されました．

〔キーワード〕うつ病（DSM-5-TR），抗うつ薬，認知行動療法，再発，双極症，躁うつ病，気分安定薬，心理教育

アウトライン

　うつ病は疲労感・倦怠感などの不快な身体感覚や悲哀・抑うつ気分などの精神症状のみならず，食欲低下や不眠などの身体症状をも含む多様な症状を呈し，これらにより職業的，社会的な機能障害を引き起こす病態である．うつ病のインパクトは，患者のみならず，家族や社会に対しても大きい．WHO 推計によると，死亡を含めない DALY（disability-adjusted life years）損失，すなわち疾病・障害による健康損失を総合的に勘案できる指標において，うつ病は人類にとって 3 番目に大きな疾病・障害であり，2030 年にはその順位が 1 位になるといわれている[1]．さらに，わが国のうつ病の生涯有病率は 6.1%（12 カ月間有病率は 2.2%）と頻度も高い[2]．しかし，うつ病を発症していながら医療機関への受診率は約 30% にとどまっているのが現状である[3]．

1. 成因

　うつ病の概念が歴史上最初に用いられたのは，紀元前 5 世紀の Hippocrates（ヒポクラテス）の**メランコリア**（melancholia）であり，これは黒胆汁が過剰になると元気がなくなって身体愁訴が多くなるというものであった．18 世紀になると神経症の概念の登場により，メランコリーは心気症と区別されるようになり，20 世紀初頭に Kraepelin によって，今日の**抑うつ症候群**の原形である躁状態とうつ状態を一括りにした**躁うつ病**という一元論的疾患概念が確立された．しかし，1950 年代以降，躁とうつを繰り返す者と，うつだけしか呈さない者がいることから，**単極性**（unipolar）・**双極性**（bipolar）の極性に基づく二分法が注目され，遺伝研究などから**うつ病（単極性うつ病）・躁うつ病**に差異が見出されたことにより，二元論的疾患概念がうつ病概念の主流となっていった．操作的診断基準の一つである米国精神医学会の DSM-Ⅲ（1980）では，「うつ病性障害（depressive disorders）」と「双極性障害（bipolar disorders）」の二元論的疾患概念が踏襲され，これらを一括りにしたものを気分障害（mood disorders）とした．その後，気分障害のスペクトラム性が意識され，2013 年に改訂された DSM-5 では，気分障害がなくなり，**抑うつ障害群**（depressive disorders）と**双極性障害および関連障害群**（bipolar and related disorders）は独立した．

　「うつ病」は，症候群が本態であるため，生物学研究や精神病理・心理学研究などによる病態解明が取り組まれているが，その成因・病態の確立までには至っていない．

　臨床場面では，そのわかりやすさから成因別分類の**内因性**（外からの成因によらず素因により自発的に発症したもの），**心因性**（いわゆる病前性格や環境が強く関係したもので，神経症性や反応性を含む），**器質因性**（いわゆる身体疾患や薬剤によるなど症状性も含む）が使用されることが多い．一方，DSM では，現在は精神疾患の病因・病態の確立には至っていないことから成因論を排除し，横断的な状態像による**類型（タイプ）**によって分類している．

　うつ病の発症は，**素因**と**環境的要因**の相互作用によると考えられており，神経症的な気質を認める者は，**ストレスの高いライフイベント**に反応して生じることが示唆されている．うつ病の家族歴を第一度近親者に有する者のうつ病発症リスクは，一般人口の 2～4 倍で，特に家族が早発性や再発性のうつ病の場合，さらにリスクは高くなるといわれており，そ

の大部分は神経症的な気質の遺伝で説明されるという．虐待など幼少期のストレスの高いライフイベントも，大きな発症リスクであることがわかっている．しかし，ストレスの高いライフイベントは，発症促進因子であるものの，治療経過や治療選択の有用な指標にはならないとされている．

2．症状

うつ病でみられる代表的な症状を**表1**に示す．米国精神医学会によるDSM-5-TRでは，うつ病の**診断基準症状**として，①抑うつ気分，②興味関心の低下・喜びの喪失，③食欲低下または亢進，④不眠または過眠，⑤精神運動興奮または制止，⑥易疲労感または気力減退，⑦無価値感または罪責感，⑧思考力・集中力の減退または決断困難，⑨希死念慮を挙げている．

1）ライフステージ別の症状の特徴
(1) 児童期のうつ病

児童期のうつ病の病像は年齢によって異なるが，男子優位で，成年期にみられるような典型的な症状は目立たず，頭痛や腹痛，吐き気・嘔吐，チック，夜尿といった**身体愁訴**が前面に出ることが多い．かんしゃくを起こしたり〔**重篤気分調節症**（disruptive mood dysregulation disorder）：DSM-5-TR〕，精神運動性焦燥，分離不安，恐怖症などの**不安症状**，ひねくれや反抗的態度などの**行動上の問題**が現れたりすることも多い．児童期のうつ病は，両親の不和や虐待など家族機能の障害と関連することが多く，ほかの精神疾患（素行症，注意欠如多動症，不安症群）を併存することが多いといわれているが，成年期のうつ病へ移行するものは，青年期のうつ病より少ないとされている．

(2) 思春期・青年期のうつ病

身体の発育と精神的発達のバランスが崩れやすいため，環境因により急激に発症し，症状の変動が成人より大きい傾向にある．思春期・青年期のうつ病は，女子優位で，症状としては，不快気分，絶望感，過眠，体重変動，衝動性が強く，登校拒否やひきこもりの状態になったり，逆に攻撃的になったり，あるいはアルコールや薬物に手を出したりするなどの問題行動に至ることもあり，**逃避型の抑うつ**を発症することが多い．また，うつ病は単独ではなく，素行症，注意欠如多動症，不安症群，物質関連症，摂食症などに併存して発症することもある．なお，思春期・青年期のうつ病は，成年期のうつ病へ移行するものが多いとされている．

(3) 成年期・壮年期のうつ病

成年期・壮年期には，社会の一員としての責任が求められ，仕事量や仕事内容の増大，職場や家庭内の人間関係，仕事と家庭（育児や介護など）のバランスに伴う葛藤など，様々な負荷がのしかかってくるために，**疲弊・茫然型の抑うつ**を発症する例も少なくない．長くストレス負荷が続く生活から，目標を達成し，急に緊張の糸が切れたことによって生じる**荷降ろしうつ**，引っ越しに伴う過労や今まで慣れ親しんだ環境の喪失から生じる**引っ越しうつ**と呼ばれるものもある．そのほかに昇進・栄転，結婚・出産など喜ばしい生活の変化が負荷となって引き起こされる抑うつもある．また，不安・焦燥型の抑うつを特徴とするホルモンのバランスが崩れることによって生じる**月経前不快気分障害**（premenstrual

[表1] うつ病でみられる代表的な症状

精神症状（例）	
抑うつ気分	気が沈む，気がめいる，落ち込む，憂うつ，おもしろくない，喜怒哀楽の感情がわかない，哀しい，ひとりでに涙が流れる
興味の喪失	興味・関心がなくなる，楽しめない，TVや新聞を見ようと思わない
思考や行動の抑制	考えが浮かばない，考えがまとまらない，頭の動きが鈍い，決断力の低下，返事に時間がかかる，生気のない話し方，話すスピードが遅い，ぼそぼそと小声で話す
微小妄想	取り返しのつかないことをした，過去の小さな過ちを悔やむ，自分を責める，周りに申し訳ないと確信する（罪業妄想） 不治の病にかかっている，もう助からない，身体がすっかり駄目になっている（心気妄想） お金がない，貧乏で入院費も払えない，財産を手放さなければならない（実際にはそのような状況にはない，貧困妄想）
自責感	自分には価値がない，罪悪感
意欲の低下	やる気がない，億劫，気力がわかない，寝てばかりいる
希死念慮	いっそのこと消えてしまいたい，生きていても無意味
不安・焦燥	イライラする，落ち着かない，じっとしていられない，そわそわする
身体症状（例）	
睡眠障害	うつ病患者のほぼ全例にみられ，特に早朝覚醒が典型的 中途覚醒，入眠困難もある 過眠の場合もあり（非定型うつ病など）
消化器系症状	食欲低下，体重減少が代表的 便秘や下痢，悪心，腹痛，腹部不快感（腹部膨満感など），口渇など多彩
疼痛	頭痛，腰痛など 外科系を受診することが多い
全身倦怠感，易疲労感	
めまい，耳鳴り	
その他の自律神経症状	動悸，発汗，しびれ感など
性欲減退	
頻尿	

dysphoric disorder）：DSM-5-TR や，**更年期の抑うつ**，妊娠・出産に伴って抑うつを発症する**産後うつ病**など，女性特有の抑うつもある．なお，産褥期早期に発症する抑うつは自殺念慮や自責感が強く，入院を要することも多いので注意が必要である．

(4) 老年期のうつ病

老年期になると，脳の加齢変化に伴い無症候性の脳血管障害を伴う**血管性うつ病**（vascular depression）が増えてくるほか，甲状腺疾患，心疾患，悪性腫瘍などの身体疾患，副腎皮質ホルモン（ステロイド）などの薬剤からうつ病が引き起こされることもある．また，老年期になると退職などによる社会的役割の喪失や，身内や友人との死別，老人施設の入所などによる喪失体験の心因が，認知機能が低下することにより思考の柔軟性を欠いているため，問題解決力が低下し，悪循環に陥ってうつ病が発症することもある．

老年期うつ病の症状としては，悲哀などの精神症状は目立たず，身体の不調などの身体愁訴や自律神経症状が前面に出る**仮面うつ病**を示す場合があり，気づかれずにかかりつけ

医を受診していることもある(気づいても精神科への紹介に抵抗を示す例が多い).他方で,抑うつ気分があまり目立たず平気な顔をしているものの,丁寧に聴取すると厭世感や希死念慮などを認めるといった smiling depression があるので注意を要する.

老年期うつ病では,抑うつ気分よりも不安・焦燥を前景とする抑うつが出現する例が多いのが特徴である.また,中等度以上の老年期うつ病では,自己を実際より低く評価し,物事を悪いほうにばかり解釈して取り越し苦労をする**微小妄想**(**心気妄想**,**貧困妄想**,**罪業妄想**)などがみられることがある.

3. 診断

1) 伝統的診断

1961 年,Tellenbach(テレンバッハ)は「内因性」「心因性」の成因別分類から距離をとり,病前性格としての**メランコリー親和型性格**の特性(秩序愛をその本質とし,自己への要求水準が高く,献身的で他者配慮に優れ,几帳面で責任感が強く,仕事熱心という特徴)をもつ者が,周囲からの評価や庇護が破綻するという状況がからむとうつ病が発症する,という文脈でうつ病の発症過程を説明し,これがわが国のうつ病の中核群として認識されてきた.わが国では,病前性格と発症状況によるうつ病の類型分類の細分化が研究され,1975 年の**笠原・木村分類**(性格,発症状況,治療反応性,経過,発症年齢,病前適応,体形の 7 つの軸に基づく気分障害の病型)が有名である.

近年,わが国では外来を受診するうつ病患者が増加し,メランコリー親和型性格を有しない**軽症抑うつ**が増えてきているといわれている.1995 年に**未熟型うつ病**(依存性が強く未熟なパーソナリティ傾向をもち,他者配慮に乏しく,自己愛性で自責の念があまり認められない特徴を有する)や,2005 年に**ディスチミア親和型うつ病**(回避的なパーソナリティが基本にあり,規範を嫌い,常同的にやる気のなさを訴える)などの抑うつの類型分類が提されている.さらに,マスコミ造語である**新型うつ病**など医学的知見の明確な裏打ちもなく広まったものもあり,臨床場面は混沌とした状況が続いている.

2) 操作的診断

第二次世界大戦後の米国精神医学界では精神分析学が主流を極め,症状の解釈や心理的な原因の探索に力点がおかれるなど,この時期の米国の精神科医は診断基準にあまり重きをおいていなかった.このため,精神科医ごとに診断のバラつきは大きく,治療効果の判定も曖昧であった.1950~1960 年代に向精神薬が登場したことによって精神病水準患者の治療について道筋が立ったことや,1970 年代に米国と英国の精神疾患診断の比較研究により診断一致率が低かったことから,信頼性の高い新しい精神科診断基準が求められ,操作的診断基準が作成された経緯がある.

主要な操作的診断基準としては,米国精神医学会の **DSM** と WHO の **ICD** がある.DSM-5-TR の「うつ病」では,2 週間以上ほとんど毎日の抑うつ気分または興味・喜びの喪失の中核的症状が持続し,それに加えて 4 つ以上の精神・身体症状により著しい苦痛もしくは顕著な社会・職業などの機能障害を引き起こしている状態と定義され,その明確さから,ランダム化比較試験など多くの研究は DSM の診断基準に基づき実施されている.一方,ICD は臨床のみならず,保険病名としての登録の際にも使用されている.

3）補助診断検査

わが国では，2014年から**近赤外線スペクトロスコピー**（near-infrared spectroscopy：NIRS）が，抑うつの鑑別診断の補助診断検査として保険適用された．NIRSは，前頭部の表面から頭蓋内に近赤外光を照射し，その反射光を計測し，脳血流の変化を伴う脳内ヘモグロビン濃度の変化を測定することによって脳の活動状態を捉える検査法で，約60～80％の精度でうつ病，双極症，統合失調症のいずれの可能性かを示唆する結果が得られる．

うつ病の重症度評価は，観察者評価としては，**ハミルトンうつ病評価尺度**（Hamilton Depression Rating Scale：HAM-D），**Montgomery-Asbergうつ病評価尺度**（Montgomery-Asberg Depression Rating Scale：MADRS），自記式評価としては，**うつ病自己評価尺度**（Self-rating Depression Scale：SDS），**ベック抑うつ質問票**（Beck Depression Inventory：BDI-Ⅱ），**簡易抑うつ症状尺度**（Quick Inventory of Depressive Symptomatology：QIDS-J）などが使用される．

4．治療法 [4]

1）軽度うつ病

心理教育を行いながら支持的に関わり，患者の抱える問題の解決をまず試みる．必要に応じて，**運動療法**，**薬物療法**〔忍容性の面から三環系抗うつ薬（TCA）よりも**新規抗うつ薬**（選択的セロトニン再取り込み阻害薬：SSRIなど）の選択を検討〕，**心理教育**，**精神療法**が開始される．軽度うつ病では，一般的に抗うつ薬による薬物療法を初期から導入することは慎重にすべきだが，過去に薬物療法に対して良好な反応がある場合や，中等度以上のうつ病の既往がある場合，非薬物療法が奏功しなかった場合には，薬物療法の導入を検討する．

2）中等度うつ病

抗うつ薬による**薬物療法**（忍容性の面から三環系抗うつ薬よりも新規抗うつ薬）の選択をまず検討する．特に，抗うつ薬による薬物療法は，過去に抗うつ薬に対して良好な反応がある場合や，患者の希望がある場合，睡眠や食欲の問題が重い場合，焦燥が強い場合などに選択される．抗うつ薬を開始する際は，**アクチベーション症候群**や24歳以下の若者では**自殺関連行動リスクの亢進**が報告されていることに注意が必要である．不安・焦燥が強い場合は必要に応じて，ベンゾジアゼピン系薬の一時的な併用を行う（ふらつきに注意）．また漫然と処方して，常用量依存を起こさせないため，一定期間の後，漸減中止を開始する．薬物療法が適切でない場合は，精神療法として認知行動療法を選択することもありうる．

3）重度うつ病

新規抗うつ薬，三環系抗うつ薬，その他の抗うつ薬など，すべての種類の抗うつ薬が選択されうる．抗うつ薬でうまく治療反応が得られない場合には，**非定型抗精神病薬**（アリピプラゾール／例：エビリファイ®，ブレクスピプラゾール／例：レキサルティ®，クエチアピン／例：セロクエル®，オランザピン／例：ジプレキサ®など），**気分安定薬**（炭酸リチウム／例：リーマス®，バルプロ酸／例：デパケン®，カルバマゼピン／例：テグレトール®など），甲状腺ホルモンを追加することによる抗うつ薬の増強療法，認知行動療法な

どの精神療法の併用が行われる．なお，精神病性うつ病の場合は，抗うつ薬と抗精神病薬の併用療法，自殺リスクや栄養摂取不良など生命危機が切迫している場合は，**修正型電気けいれん療法**（modified electroconvulsive therapy：m-ECT）などが実施される．

4）抗うつ薬治療の経過による対応
(1) 抗うつ薬治療により症状が改善しない場合
　治療用量にて抗うつ薬治療を4～6週間行っても症状が改善しない場合には，治療の再検討を行う．まず，服用アドヒアランス不良で抗うつ薬が十分量・十分期間用いられていない可能性がある．次に，診断が妥当か，再評価を行う．これらの再検討を経ても当該抗うつ薬への反応性が不十分と判断される場合には，変薬，追加（増強療法），CBT，反復経頭蓋磁気刺激療法（repetitive transcranial magnetic stimulation：rTMS）など，ほかの治療法へ変更・追加するなど，治療選択を再考する．
(2) 抗うつ薬治療により症状が軽快した場合
　寛解後の維持治療期において，初発例では，副作用で問題がない限り再発予防の観点から急性期と同用量の抗うつ薬を6カ月以上は継続する必要がある．再発例では，急性期と同用量の抗うつ薬を1～3年間継続する必要がある．

5．経過

　うつ病の一般的な**治療過程**を**図1**に示す．うつ病患者に，抗うつ薬による薬物療法を十分用量，十分期間の投与を行った場合，治療反応率（うつ病重症度が治療開始時の半分以下になる）は約50%，寛解率（うつ病症状がほぼ消失する）は約30%であるといわれている．そして，この最初の抗うつ薬が奏功しない場合，その後は抗うつ薬を変更したり，組み合わせたりするなど，いくつかの試みがなされるが，1/3程度の患者は寛解しないままであり，うつ病症状が残遺する患者は少なくない．また，1/5程度のうつ病患者は発症から2年経過後もうつ病が持続しており，慢性的な経過をたどる者も少なくない．

　治療によって寛解に至っても，初発のうつ病の場合は約50%，2回の抑うつエピソードを経験している場合は約70%，3回の抑うつエピソードを経験している場合は約90%が

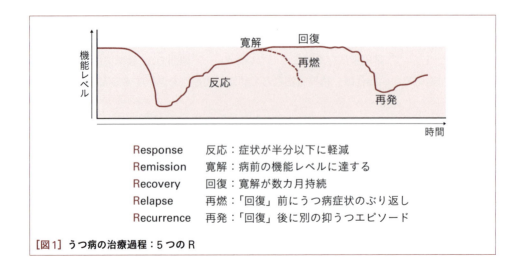

[図1] うつ病の治療過程：5つのR

再発するといわれている．なお，再発までの期間は，寛解に至った場合には平均 45 カ月，残遺症状を認める場合には平均 8 カ月といわれている．再発リスクは，寛解の期間が長くなるに従って減少する．一方，再発リスクを高める要因として，前回のうつ病が重度であること，若年者であること，複数回の抑うつエピソードの既往があること，残遺症状がみられることなどが挙げられる．

予後不良因子として，うつ病の家族歴（第一度近親者），若年発症，抑うつエピソード期間の長さ，重症度のほか，精神病や不安症状（不安症群）の併存，パーソナリティ症の併存，持続性抑うつ症との重複（いわゆる double depression），アルコールなどの物質依存の併存，慢性もしくは重度な身体疾患の併存などが挙げられる．なお，うつ病があると，心筋梗塞の再発率は約 4 倍，心臓死リスクは約 2 倍，高齢者における糖尿病発症リスクは約 1.5 倍に引き上げられ，身体疾患の予後不良因子としてうつ病が注目されている．なお，うつ病有病率は，男性よりも女性が 1.5 ～ 3 倍高い傾向にあるが，治療反応性や治療経過には性差が認められていない．

6．本人・家族への支援

1）診断と症例の定式化ならびに**治療計画**

診断面接で本人や家族より得られた情報から患者の生物学的背景，心理的背景，社会文化的背景などをふまえ，どのような契機で発症し，どのような要因のために問題が持続しているのかといった，患者の総合的な理解を図る（**症例の定式化**）．症例の定式化の際には，①発症のきっかけ，②発症後の経過とその症状持続因子や悪化因子（たとえば，アルコールの問題，不安症群，ほかの精神疾患や特異なパーソナリティの併存など），③問題に対峙した際にとってきた思考・行動パターン，④強み（長所，レジリエンス）に注目し評価する．そして，診断と症例の定式化をもとに，**包括的な検査・治療計画**を策定する．

治療法を選択するにあたって，**身体的評価**（血液検査，心電図，頭部画像，脳波など）と自殺など**安全性の評価**が重要であり，この安全性を確保するために，**適切な治療場面**（例：入院）を選択する．特に，自殺企図が切迫していたり，病状の急速な進行が想定されていたりする場合には，入院治療から開始することを考慮する．

なお，経過のなかで新たな情報を得た場合は，常に診断や症例の定式化を見直すことが重要である．

2）診断・治療の心理教育

うつ病治療は，患者との協働によって実施されるものであり，まずは良好な医療者－患者関係を築いていくことが重要である．あわせて情報提供や心理教育など，治療の基盤を整える．実践としては，医療者は患者にうつ病はどんな病気（**疾患モデル**）か，どのような治療法があり，転帰を含めてどの治療法が必要なのかを説明し，あわせて患者・家族の意向や価値観を把握しながら，治療目標を共有し，患者・家族に対して治療に好ましい対処行動をとるよう促していくことが望ましい．病状が許す限り，患者・家族が医療者の説明を理解し，その治療法に関して，医療者と患者・家族が納得して協働的に治療法を選択し（shared decision making），治療に取り組むといった姿勢を心がける．

3）心理教育としてのうつ病の疾患モデル

　日本うつ病学会のガイドラインでは，うつ病の病態説明の一例として，「**脳**」と「**環境**」の関係，そして「**否定的なものの見方**」をキーポイントとし，**悪循環**を説明する疾患モデルが示されている [図2]．この疾患モデルでは，まず，各個人に対してストレスになる出来事が重なることが抑うつを呈し，脳機能変化が生じ，様々なことに不安が生じるようになる．不安が強くなると睡眠障害が生じることがあり，睡眠障害によっても不安が生じるといった悪循環に陥ることがある．さらに脳機能の変化が生じることで，病前とは違う「**ものの見方**」をするようになり，出来事に関して過度に自分を責めたり，周囲の環境をより悲観的に感じたりすることが多くなり，将来への希望が考えにくくなる．その結果，ことさら強くストレスを感じ，周囲に助けを求めることを無駄と考え，相談せずにひとりで抱え込み，問題解決が困難となる．うつ病治療で用いられる薬物療法は脳機能の変化や睡眠の問題に焦点をおくことにより，精神療法は問題解決につながらない思考や行動に焦点をおくことにより，環境調整はストレスになる出来事を減らすことなどに焦点をおくことにより，症状が改善していく．こうした説明を通して，当面の治療目標を共有し，治療を進めていく．

4）抗うつ薬治療を中止・中断するとき

　抗うつ薬を中止・中断する際は，抗うつ薬の投与量を数週間かけて漸減中止する．急速に中止・中断すると，めまい，悪心，頭痛，疲労感などを呈する**中断症候群**が生じることがある．この中断症状は，再燃・再発症状との区別がつきにくいため，注意が必要である．なお，抗うつ薬の中断症状は，治療用量の抗うつ薬を再投与することにより消失することが多い．

　反復性うつ病では，抗うつ薬を中止すると 50 〜 80％ 再発するといわれているため，抗うつ薬の中止後も再発がないことを確認するため，中止後 6 カ月間は経過観察をすべきである．通院を終了とする場合には，患者とその家族に再発時に予想される症状（不眠など

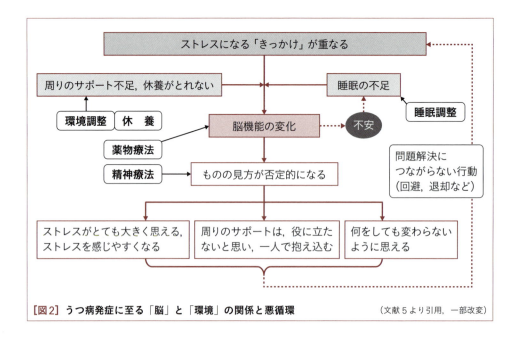

[図2] うつ病発症に至る「脳」と「環境」の関係と悪循環　　　　　　　　　（文献5より引用，一部改変）

該当患者が経験した症状）をあらかじめ説明し，症状を認めた場合には速やかに再受診するように伝えておく．

② 双極症

> **CASE ②**
> 倉田 昇さん（仮名）は30歳の男性です．元来より生真面目な性格で，大学の薬学部を卒業後，薬剤師免許を取得しました．
> 23歳時に抑うつエピソードを半年ほど経験し，26歳になった2月頃より多弁で落ち着かなくなりました．浪費も認めるようになり，しだいに会社も無断欠勤するようになりました．このため，3月に家族と大学病院精神科を受診し，双極症I型躁エピソードと診断され，1カ月間医療保護入院となりました．
> 入院加療で軽快し，退院後は外来通院を行うことになりましたが，3年経った29歳頃よりしだいに怠薬するようになり，30歳になった1月，会社内の対人関係のトラブルを契機に不眠，多弁・多動，浪費や女性を追いかけるなどの逸脱行動症状を認め，2月に両親とともに精神科専門病院を初診しました．
> 診察時，医師に名刺を差し出し，「薬害問題で〇〇候補を応援しています」と，まとまりを欠いた内容の発言を繰り返すなど，観念奔逸を認めました．また，終始多動で落ち着きがなく，時折，怒声をあげて精神運動興奮も顕著でした．双極症I型躁エピソード（再発）に対する早急な治療導入を行うため，入院治療が必要と判断され，同日より医療保護入院となりました．

アウトライン

　双極症は躁うつ病とも呼ばれ，気分が高揚し，易怒性を伴うことのある躁状態と，気分の落ち込みを中心とするうつ状態の間を変動することによって特徴づけられる精神疾患で，これらの症状により著しく職業的，社会的な機能障害が引き起こされる病態である．双極症患者は，生涯の47％を症状のある状態で過ごし，抑うつエピソードで過ごす期間が躁／軽躁エピソードで過ごす期間よりも3倍長い **[図3]**．このため，初発のうつ病の評価では過去の躁エピソードを丁寧に聴取し，うつ病との鑑別を慎重に行わなければならない．特に，若年（25歳以下）発症の場合や，抑うつエピソードの再発回数が多い場合，血縁者に双極症の家族歴がある場合には，双極症を疑う．また，双極症患者は治療を中断しやすく，その結果として再発を繰り返すことで徐々に病状のコントロールが悪くなるため，長期にわたり維持治療を継続し，再発予防に努めることが重要である．このため，患者や家族に双極症に関する心理教育を十分に行い，病気や継続的な薬物療法の理解を図っていく必要がある．

1. 成因

双極症の病態解明を目指し，様々な生物学研究や精神病理・心理学研究が進められているが，双極症の病因・病態の確立までには至っていない．DSM-5-TRでは，病因・病態の確立には至っていないことから成因論を排除し，横断的な状態像による**類型疾患分類**によって診断が行われているのが現状である．

双極症の発症に対して，Goodwin（グッドウィン）とJamison（ジャミソン）は**ストレス－素因モデル**を提唱し，双極症エピソードは，遺伝的または生物学的素因を背景に，ライフイベントなどによるストレスによって誘発されると説明している［図4］．双極症の家族歴をもつ者は，発症リスクが平均10倍上昇するように，有力な生物学的な発症リスクである．一方，双極症の患者家族が受けるストレスは，患者の**防衛コーピング様式**（反抗またはひきこもり）とも連動し，結果的に患者にも心理的に影響を与えうる．

また，生活におけるストレスは，生活や睡眠リズムを変化させ，ドパミン報酬系回路などの脳神経にも影響を及ぼす．ストレス－素因モデルに基づけば，薬物治療は双極症の維持治療において欠くことができないものであるが，ストレスが高い状況下ではその再発予防効果が弱まるということが示されている．このため，環境ストレスのリスクを減らすためにも，より包括的な心理・社会的プログラムがより大切であり，家族間のストレスに重きをおいた家族焦点化療法や，対人関係ストレスと睡眠リズムの調整に重きをおいた**対人関係・社会リズム療法**が実施される．

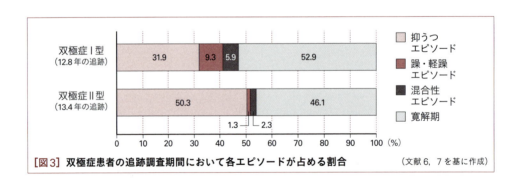

[図3] 双極症患者の追跡調査期間において各エピソードが占める割合 （文献6, 7を基に作成）

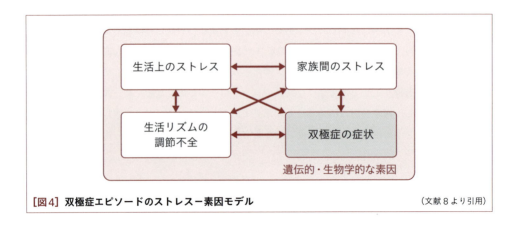

[図4] 双極症エピソードのストレス－素因モデル （文献8より引用）

2. 症状

躁エピソードでは，①気分の高揚（例：気分がスッキリ爽快で，上機嫌な状態），②開放または易怒的（例：不機嫌でイライラが目立つ状態），③自尊心の肥大，④睡眠欲求の減少，⑤多弁，⑥観念奔逸（例：ほとんど話がつながらずに，次々と話題が飛ぶこと），⑦注意散漫，⑧目標指向性の活動の増加や精神運動興奮，⑨困った結果につながる可能性が高い活動への熱中（例：性的逸脱，浪費，仕事の軽率な判断，危険な運転）などの症状が認められる．

軽躁エピソードでは，躁エピソードと同様に，①気分の高揚（例：気分がスッキリ爽快で，上機嫌な状態），②開放または易怒的（例：不機嫌でイライラが目立つ状態），③自尊心の肥大，④睡眠欲求の減少，⑤多弁，⑥観念奔逸，⑦注意散漫，⑧目標指向性の活動の増加や精神運動興奮，⑨困った結果につながる可能性が高い活動への熱中などの症状が認められるが，その程度は躁エピソードよりも軽く，これらの症状により著しい苦痛もしくは顕著な機能障害をきたすことはない．

抑うつエピソードでは，うつ病と同様に，①抑うつ気分，②興味関心の低下・喜びの喪失，③食欲低下または亢進，④不眠または過眠，⑤精神運動興奮または制止，⑥易疲労感または気力減退，⑦無価値感または罪責感，⑧思考力・集中力の減退または決断困難，⑨希死念慮などの症状が認められ，①抑うつ気分または②興味関心の低下・喜びの喪失を必ず含む．

なお，躁エピソードと抑うつエピソードが同時だったり，数日で気分エピソードが入れ替わったりすることがあり，これは**混合性エピソード**と呼ばれ，易怒性，不安，自殺傾向，無価値観に加え，エネルギーや活動，衝動行為が増加する．混合性の特徴を伴う場合には，混合性の特徴を伴わないものよりも薬物療法にて躁エピソードや抑うつエピソードが安定するまでに時間がかかるといわれている．

3. 診断

DSM-5-TR では，**躁エピソード**とは，気分が高揚し，開放的または易怒的となることに加えて，目標指向性の活動が亢進した症状が3つ以上（気分が易怒性のみの場合は4つ以上），1週間以上毎日続き，そのために著しい苦痛もしくは顕著な社会・職業などの機能障害をきたしているもの（あるいは入院を必要とするもの）としている．**軽躁エピソード**とは，気分が高揚し，開放的または易怒的となることに加えて，活動が亢進した症状が3つ以上（気分が易怒性のみの場合は4つ以上），4日間以上毎日続いているものとしている．**抑うつエピソード**とは，うつ病と同様の症状が5つ以上，2週間以上ほとんど毎日持続し，その結果著しい苦痛もしくは顕著な社会・職業などの機能障害をきたしているものとしている．

DSM-5-TR では，双極症は，各気分エピソードからなる診断基準によって双極症Ⅰ型，双極症Ⅱ型，気分循環症，物質・医薬品誘発性双極症，他の医学的状態による双極症，他の特定される双極症，特定不能の双極症に分類されているが，臨床では抑うつエピソードと躁エピソードを伴う**双極症Ⅰ型**と，抑うつエピソードと軽躁エピソードを伴う**双極症Ⅱ型**が主に扱われる．

双極症Ⅰ型の有病率は約1%，双極症Ⅱ型は約1.1%で，男女差はないといわれている．双極症Ⅰ型の平均発症年齢は18.2歳，双極症Ⅱ型は20.3歳で，これらの患者の50～67%が18歳までに発症し，15～28%が13歳までに発症するといわれている[9]．

正常な気分変動とは，悲しみと高揚した気分の期間の交代は存在するが，臨床的に著しい苦悩または機能障害は伴わない点で双極症と鑑別される．双極症Ⅰ型は，躁エピソードや軽躁エピソードを経験している点がうつ病とは異なり，軽躁エピソードを経験したことはあるが，完全な躁エピソードを経験していないと双極症Ⅱ型と診断される．また，抑うつエピソードもしくは軽躁エピソードは認めていないが，少なくとも2年間にわたって閾値下の気分変動が持続し，臨床的に著しい苦悩または機能障害を呈している場合は，気分循環症が鑑別される．

重篤な精神病性の特徴を伴う双極症Ⅰ型は，統合失調感情障害と似ているが，精神病症状は気分症状が存在しているときのみに生じるのが特徴である．また精神病症状が臨床症状の主体で，優勢な気分エピソードを伴わない場合は，統合失調症と診断される．物質・医薬品誘発性双極症は，アルコールや精神刺激薬などの中毒または離脱の期間中や直後に生じるのが特徴である．医学的疾患による双極症としては，甲状腺機能亢進症，脳卒中，外傷性脳損傷，多発性硬化症が挙げられる．

4．治療法

双極症の治療は，薬物療法が主体になる．心理教育を行い，**服薬アドヒアランス**を高めることが重要である．双極症の治療は**急性期**，**回復期**，**維持期**の3つに分かれる[10]　[表2]．

1）各期の治療法
(1) 躁エピソードの急性期治療

抗うつ薬を使用している場合には，現在の服薬状況を確認し，まず中止する．薬物療法としては，気分安定薬（炭酸リチウム／例：リーマス®，バルプロ酸／例：デパケン®など）と抗精神病薬（アリピプラゾール／例：エビリファイ®，クエチアピン／例：セロクエル®，リスペリドン／例：リスパダール®，アセナピン／例：シクレスト®，パリペリドン／例：インヴェガ®など）の併用療法，または抗精神病薬単剤療法もしくは気分安定薬単剤療法が行われることが多い．

[表2] 双極症のステージごとの治療目標

ステージ	治療目標	患者・家族へのアプローチ
急性期	症状のコントロール	（場合によっては）警察介入や入院を伴うショックへの対処，何が起こっているのかを説明する（心理教育）
回復期	急性期からの回復を促進し，残遺症状や機能障害への取り組み，服薬アドヒアランスを高める	社会・職業的損失の受け入れ（否認への対応），継続的な薬物療法の受け入れと話し合い
維持期	再発予防，残遺的な気分症状の改善，継続的な服薬アドヒアランスを高める	将来への不安，双極症再発に対する注意，長期にわたる薬物療法へのアドヒアランスについて話し合う

(2) 抑うつエピソードの急性期治療

薬物療法としては，気分安定薬（炭酸リチウム／例：リーマス®，ラモトリギン／例：ラミクタール®など）および／または第2世代抗精神病薬（クエチアピン／例：セロクエル®，ルラシドン／例：ラツーダ®，オランザピン／例：ジプレキサ®）を投与することが多い．精神療法としては，薬物療法を調整しながら，認知行動療法，対人関係・社会リズム療法，家族焦点化療法が併用されうる．抑うつエピソードが重度の場合には，m-ECTが実施されることもある．

(3) 回復期・維持期の治療

回復期・維持期の薬物療法としては，急性期の躁エピソード，抑うつエピソードで有効だった薬剤が継続されることが多い．躁エピソード，抑うつエピソードと再発を繰り返すたびに職業的・社会的な障害を引き起こすため，再発予防に対する**心理教育**が重要である．また，継続的な薬物療法の受け入れを促すための話し合いも大切である．精神療法としては，認知行動療法，対人関係・社会リズム療法，家族焦点化療法が併用されうる．

2）炭酸リチウムの注意点

炭酸リチウムは古くから双極症の治療に使用されており，躁エピソードの急性期，抑うつエピソードの急性期・維持期のいずれにも使用されている．**中毒症状**は胃腸障害，振戦，多飲・多尿などである．炭酸リチウムの血中濃度が1.5mEq/Lを超えると中毒症状を呈し，2mEq/Lを超えるとけいれんや意識障害から死に至ることもあるので注意が必要である．このため，炭酸リチウムの投与初期や用量を増やした際には，頻回の血中濃度の測定，維持期には2〜3カ月に一度の血中濃度測定が推奨されている．なお，炭酸リチウム血中濃度を上昇させる薬剤として，非ステロイド性抗炎症薬〔Non-Steroidal Anti-Inflammatory Drug：NSAID（ジクロフェナク／例：ボルタレン®，ロキソプロフェン／例：ロキソニン®）〕や利尿薬などがあるので注意する．また**催奇形性**を有するため，妊婦には使用禁忌である．

5．経過

薬物療法が登場する時代より以前，Kraepelinは900例以上の感情が循環する躁うつ病患者を研究し，未治療の躁うつ病患者の抑うつエピソードの自然経過として，10年以上持続する例があることを報告している．炭酸リチウム登場前の躁うつ病患者の診療録からは，躁うつ病の進行とともにエピソードがより頻繁になり，エピソードとエピソードの間の安定した期間がより短くなっていくというキンドリング効果が報告されている．

1970年代初めに薬物療法として炭酸リチウムが登場すると，双極症患者の躁エピソードへの治療反応率は50〜70%であることが示されたものの，1年以内に40%が再発し，3年以内では60%，5年以内では75%が再発するといわれている．気分安定薬のほかに，抗うつ薬，抗精神病薬などの薬物療法をいろいろと組み合わせた場合，双極症患者の転帰は，2年追跡すると約6割が回復がみられるが，5割は少なくとも1回の再発を経験するという．そして，再発した場合，抑うつエピソードのほうが，躁エピソードより2倍多く認められるといわれている．10年間追跡すると，平均3回の再発を経験するといわれ，躁エピソードを認めた者のほうが多く再発を繰り返すため，再発予防策を立てることが重

要である[11]．なお，急速交代型のサブタイプを有する双極症の予後は悪く，また気分エピソードの極性の主題と一致しない妄想や幻覚などの精神病性の特徴が認められる者は，不完全回復になる場合が多い．一方，高学歴であること，罹病期間が短いこと，結婚していることは，双極症患者の機能回復と関連するといわれている．

6. 本人・家族への支援

双極症の治療目標は，躁エピソードや抑うつエピソードの気分の波をどのようにコントロールしていくかである．これを患者と共有する．1つめは，患者自身は自分の状態を客観的に評価することが難しく，特に躁病期の状態を元気な本来の自分と考えることが多いため，家族から状態について聴取することが重要である．2つめは，生活リズムが乱れると（特に睡眠時間が短くなると），躁状態に移行する可能性が高くなるため，睡眠覚醒リズム表などを用いてモニターするのがよい．3つめは，双極症の治療は中断しやすく，その結果として再発を繰り返すことにより，徐々に病状のコントロールが悪くなるため，長期にわたり維持治療を継続し，再発予防に努めることが重要である．このため，患者や家族に心理教育を行い，病気の理解や薬物療法の必要性を伝えていく．その際に，患者向けの教育資材〔日本うつ病学会双極症委員会：『双極症とつきあうために』https://www.secretariat.ne.jp/jsmd/gakkai/shiryo/data/bd_kaisetsu_ver11-20240118.pdf（2024年11月6日閲覧）〕などを用いるとよい．

8章 Q and A

Q1 うつ状態の症状として誤っているものを1つ選べ．
1. 精神運動制止
2. 不眠
3. 観念奔逸
4. 食欲低下
5. 頻尿

Q2 うつ病の薬物治療に用いられる薬剤として誤っているものを1つ選べ．
1. フェニトイン
2. バルプロ酸
3. 選択的セロトニン再取り込み阻害薬（SSRI）
4. 炭酸リチウム
5. 三環系抗うつ薬（TCA）

Q3 うつ病の予後不良因子に含まれないものを1つ選べ．
1. 精神病症状
2. 若年発症

3. 不安症状
4. 女性
5. アルコール依存

Q1 | **A……3**
解説
　観念奔逸は，観念が活発に次から次へと現れるため，思考が脇道にそれて目的観念を失う状態であり，躁状態の患者にみられる．

Q2 | **A……1**
解説
　抗うつ薬は，伝統的な三環系抗うつ薬から，忍容性がより高いSSRIなどの新規抗うつ薬が主流になっている．抗てんかん薬としては，フェニトイン，フェノバルビタール，バルプロ酸ナトリウム，カルバマゼピンなどが代表的である．バルプロ酸ナトリウム，カルバマゼピンなどの一部の抗てんかん薬は，気分安定薬として躁エピソードの治療にも，抗うつ薬の増強薬としても用いられる．炭酸リチウムは気分安定薬であるが，躁エピソード治療のみならず，抗うつ薬の増強薬としても使われる．

Q3 | **A……4**
解説
　うつ病の予後不良因子として，若年発症，抑うつエピソード期間の長さ，重症度，精神病や不安症状（不安症群）の併存，パーソナリティ症の併存，アルコールなどの物質依存の併存などが挙げられる．なお，治療反応性や治療経過について，性差は認められていない．

事後学習課題
・患者さんの定式化を行うには，どのような情報を聴取すればよいでしょうか．
・うつ病，双極症の患者さんやその家族に心理教育をわかりやすく行うには，どのような工夫ができるでしょうか．

文献
1) GBD 2015 Mortality and Causes of Death Collaborators : Global, regional, and national life expectancy, all-cause mortality, and cause-specific mortality for 249 causes of death, 1980-2015 : a systematic analysis for the Global Burden of Disease Study 2015. *Lancet*, **388** : 1459-1544, 2016.
2) Ishikawa H, et al : Lifetime and 12-month prevalence, severity and unmet need for treatment of common mental disorders in Japan: results from the final dataset of World Mental Health Japan Survey. *Epidemiol Psychiatr Sci*, **25**（3）: 217-229, 2016.
3) 川上憲人・他：精神疾患の有病率に関する大規模疫学調査研究―世界精神保健日本調査セカンド総合研究報告書，2016. https://mhlw-grants.niph.go.jp/project/24202（2024年9月2日閲覧）
4) 日本うつ病学会 気分障害の治療ガイドライン作成委員会：日本うつ病学会治療ガイドライン II．うつ病

(DSM-5）／大うつ病性障害 2016, 2019.

5) 日本うつ病学会 気分障害の治療ガイドラン作成委員会：Ⅱ．大うつ病性障害．日本うつ病学会治療ガイドライン，2016, p23.

6) Judd LL, et al：The long-term natural history of the weekly symptomatic status of bipolar I disorder. *Arch Gen Psychiatry*, **59**（6）：530-537, 2002.

7) Judd LL, et al：A prospective investigation of the natural history of the long-term weekly symptomatic status of bipolar II disorder. *Arch Gen Psychiatry*, **60**（3）：261-269, 2003.

8) Goodwin, MD, Jamison D：Manic-Depressive Illness：Bipolar Disorders and Recurrent Depression, NewYork, Oxford University Press, 1990.

9) 日本精神神経学会（日本語版用語監修），髙橋三郎，大野　裕監訳：DSM-5-TR 精神疾患の診断・統計マニュアル，医学書院，2023, pp135-155, 171-185.

10) 日本うつ病学会：日本うつ病学会診療ガイドライン　双極性障害（双極症）2023, 2023.
https://www.secretariat.ne.jp/jsmd/iinkai/katsudou/data/guideline_sokyoku2023.pdf（2024 年 3 月 5 日閲覧）

11) Lakshmi NY, Mario M：Bipolar Disorder: Clinical and Neurobiological Foundations, Wiley, 2010.

（中川敦夫）

精神疾患の理解③

9章 強迫症, 不安症群

到達目標

- 強迫症の症状, 病態, 治療について理解する.
- 強迫症の診断, 鑑別疾患について理解する.
- 不安症群の症状, 病態, 治療について理解する.

① 強迫症

CASE ①

山本美加さん（仮名）は26歳の女性です．出生時および発育発達に異常はありませんでしたが，小学校高学年時に一過性のチックがみられました．中学生の頃から，家のトイレの便座を過剰にふいて座るなどしていました．大学卒業後は会社勤務となり，車で通勤するようになりましたが，24歳頃から，車を動かす前に「猫が車の下にいるかもしれない」「子どもが近くにいるかもしれない」と考え，数分間かけて車の周囲を確認するようになりました．徐々に確認にかかる時間が増え，仕事に行く前には30分以上車の周りを点検するようになり，運転中も「人にぶつけて怪我をさせたかもしれない」などと考え，無意味であることはわかっていても，来た道を引き返して倒れている人がいないかを確認するようになりました．運転中の不安と確認の負担が増え，運転自体ができなくなり，通勤に支障をきたすようになって退職しました．その後は歩行中も，すれ違った人に「ぶつかったかもしれない」と考えて引き返して確認したり，帰宅後は家族に保証を求めたりするようになりました．外出もほとんどできなくなり，26歳時に精神科クリニックを受診しました．

【キーワード】強迫観念, 強迫行為, パニック発作, 広場恐怖症, 認知行動療法, 曝露反応妨害法

アウトライン

　強迫症は強迫観念と強迫行為からなる．強迫観念とは，抑えがたい繰り返しの思考やイメージで，意識的に取り除くことが困難である．強迫行為とは，駆り立てられるように行われる過剰な繰り返しの行動を指し，多くは強迫観念による不安を和らげる試みとして生じる．強迫症状の内容は汚染（例：手に汚れがついた気がして，何回も手洗いを繰り返す），加害・過失（例：鍵や火元の確認を何回も繰り返さないと外出できない），正確性（例：物の位置がピッタリするまで揃えないと気がすまない）に関するものなど多彩である．

1．成因

1）概念

　強迫症によくみられる症状として，「汚れが気になって何度も手洗いを繰り返す」「外出時に戸締まりや火の元が気になって何度も確認してしまう」「物がきちんとした位置にピッタリするまで揃えないと気がすまない」などがある．これら強迫症状は強い不安や苦痛を伴い，強迫行為などに長い時間が費やされ，日常生活に大きな支障をきたす．強迫症状は繰り返し生じる思考（**強迫観念**）と，強迫観念による不安を和らげるためにとられる過剰な繰り返しの行動（**強迫行為**）からなる．

　強迫症は慢性化・重症化しやすく，その障害は多岐にわたり，家族の巻き込みなど，その影響は患者本人にとどまらない．WHOは強迫症を「経済的損失および生活の質の低下に影響する10大疾患」の一つに位置づけている．

2）遺伝的要因

　これまでの家族研究の結果から，強迫症状の遺伝率は40～45％とされており，強迫症をもつ第一度近親者の相対危険度は約5倍程度との報告もあり，強迫症の発症には遺伝が関与することが示唆されている[1]．

3）学習行動理論

　強迫症の病態を説明する代表的なものが**学習行動理論**である．たとえば，人の物に触る（**先行刺激**）ことにより，「自分の持ち物に汚れがうつって汚染される」という考え（**強迫観念**）が引き起こされ，その不安を軽減しようと執拗に手を洗う（**強迫行為**）．その結果，一時的に不安が減少するが，先行刺激があると強迫観念が起こり，不安が増大する．これを繰り返すことにより，先行刺激に対する強迫観念や不安が増強する悪循環が生じる[図1]．このように誤った学習によって獲得された行動を，計画的な刺激への曝露と反応（強迫行為）を妨ぐことで適応的な行動に導くのが認知行動療法（Cognitive Behavioral Therapy：CBT）の技法の一つである曝露反応妨害法である（後述）．

4）脳機能の異常

　強迫症は選択的セロトニン再取り込み阻害薬（SSRI）による症状の改善が認められることから，脳内にあるセロトニンという神経伝達物質と病態との関連が指摘されている．ほかに，ドパミン，グルタミン酸やGABAなどの**神経伝達物質**の関与が示唆されている．

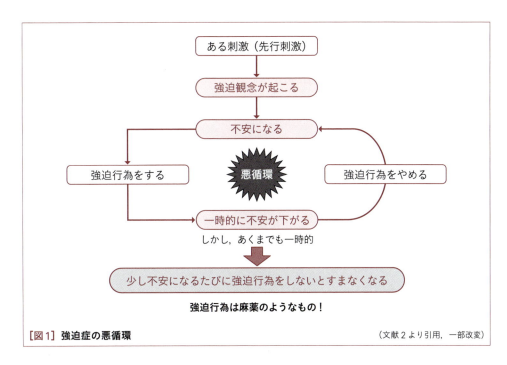

[図1] 強迫症の悪循環　　　　　　　　　　　　　　　　　　　　　（文献2より引用，一部改変）

1980年代後半より，PETやSPECT，functional MRIなどの**機能画像研究**により，前頭葉や基底核領域を中心に機能異常が多数報告されるようになり，前頭眼窩面－線条体－視床の神経回路の過剰な活性が指摘され，前頭葉－皮質下回路に関する**神経ネットワーク仮説（強迫症－loop仮説）**が提唱された．この仮説では，強迫症において前頭眼窩面を主とした前頭葉領域の活性化に伴い，線条体における視床の制御障害が生じ，その結果，視床と前頭眼窩面の間のさらなる相互活性が生じ，強迫症状が維持・増幅されるという．近年では，新たな知見が集積され，これまで指摘されていた前頭眼窩面－線条体－視床の神経回路のみでなく，頭頂・後頭領域，小脳などを含めたより広域の脳部位の障害が考えられている．

5）併存疾患

併存疾患としては，**うつ病**が最も多く，強迫症の40％程度にうつ病が併存するといわれている．多くは強迫症の経過中にうつ病を発症し，強迫症により生じる精神的葛藤や疲労に関連して出現するものと考えられる．強迫症の罹病期間が長いほどうつ病の発病危険率が高まるという報告がある．また，**不安症群**の併存も多く，76％の患者は生涯のうちに何らかの不安症群（全般不安症，限局性恐怖症，パニック症，社交不安症など）を経験するとされる[11]．**パーソナリティ症**（回避性，依存性，強迫性など）の併存も多い．

最近は**自閉スペクトラム症**（Autism Spectrum Disorder：ASD）との関係が注目されている．強迫症患者における自閉スペクトラム症の有病率は3〜7％とされ，また強迫症患者の約20％に臨床的に有意な自閉スペクトラム症傾向が認められたという報告がある[12]．自閉スペクトラム症の併存が疑われる場合は，発達歴や生活歴を詳しく聴取することが重要となる．

自閉スペクトラム症を基盤にもつ者が乳幼児期の検診や学校生活では気づかれずに成人し，高度な社会的適応や機能を要求される段階にきて，対人関係のストレスから不適応を起こして，二次的に強迫症状を生じて機能不全となり，もともとあった自閉スペクトラ

ム症傾向が助長されて，職場や家庭で大きな支障をきたすという悪循環が指摘されている[3]．

　DSM-5-TR では，強迫症の診断にあたって，「チック症の現在症ないし既往歴がある」場合にチック関連と特定することになっている．強迫症患者の 12.5 ～ 53.2% にチックの既往があるとされ，チックを伴う強迫症は男性に多く，より早く強迫症を発症しやすいことが知られている[4]．

2．症状

1）強迫行為と強迫観念

　強迫症状は強迫観念と強迫行為からなる．強迫観念とは，何度も繰り返し思い浮かんでくる特定の考えやイメージを指し，振り払おうと抵抗してもコントロール困難で，不安や不快感をかき立てる内容である．強迫行為とは強迫観念による不安や不快感を和らげるためにとられる過剰な繰り返しの行動を指し，止めたいと思っても簡単には止められず繰り返してしまう行為である．

　CASE の美加さんの例では，「人をはねたかもしれない」と繰り返しわいてくる考えが**強迫観念**で，その結果，馬鹿馬鹿しいとわかっていても運転した道を戻って確認する行為が**強迫行為**にあたる．ほとんどの強迫行為は外から見てわかる行動であるが，心のなかで行う強迫行為（メンタルチェッキング）もある．たとえば，頭のなかに映像やイメージを思い浮かべて確認したり，悪い考えが浮かぶたびに特定の言葉を心のなかで唱えたりする場合である．

2）症状亜型

　強迫症状には，CASE の美加さんの「人にぶつけて怪我をさせたかもしれない」など加害や過失に関するもののほか，「入浴に 3 ～ 4 時間かかるので，ほかの人が風呂に入れない」など汚染に関するもの，「何度も物を置き直したり，きちんとした位置になっているかを確かめたりする」など正確性に関するものなど様々である．

　主に目立つ強迫症状のほかに，他のタイプの症状が併存している場合も少なくない．たとえば，加害恐怖／確認強迫が主であるが，不潔恐怖／洗浄強迫や縁起強迫が併存している場合もある．診察を重ねるなかで，実は隠れていた強迫症状のほうが重大で，生活に大きな支障を及ぼしていたことが判明するということもある．そのようなケースでは本人の自覚や洞察を伴わないこともしばしばあり，家族からの情報が重要である．

3）症状評価尺度

　Yale-Brown Obsessive Compulsive Scale（**Y-BOCS**）* により，強迫症の多彩な症状を網羅的に拾い上げ，重症度を評価することができる．日本語版は中島らにより作成され，信頼性・妥当性試験が行われ，研究や臨床で汎用されている[5]．

　Y-BOCS は強迫観念に関する 5 項目と，強迫行為に関する 5 項目の合計 10 項目より構

---

* Y-BOCS 入手方法
　原田誠一（編）：強迫性障害治療ハンドブック，金剛出版，2006．

成されており，症状評価リストのチェックを行い，標的症状リストを作成する．その後，半構造化面接を行い，定められた10項目についての評価を行う．強迫観念と強迫行為についてそれぞれ「費やす時間」「社会的障害」「不快感」「抵抗」「制御」について，0～4までの5段階で重症度を評価する．評価にかかる時間は，初回45分，2回目以降10～20分程度である．

　Y-BOCSを用いて重症度を評価する際に注意すべきことは，回避（例：自宅に引きこもる）が強ければ見かけ上，重症度が低くなることである．また，必ずしも「重症度が高い＝治療抵抗」ではない．重症度評価は強迫観念と強迫行為の得点の総和なので，どちらか一方に偏る場合（純粋強迫観念やチック関連性など）は重症度が正当に評価されない可能性がある．

3. 診断

1）診断基準

　DSM-5-TRの「強迫症」の診断基準を**表1**に示す．強迫症の診断では，強迫観念と強迫行為のいずれかが存在し，これらが強い苦痛を生じて時間を浪費（1日1時間以上）させ，日常生活や社会的，職業的機能に著しい障害をきたしていることが必要である．また，強迫症状の出現や内容が，ほかの精神障害や身体疾患などによるものではないことも要件となる．強迫症に類似した症状を呈することのある精神疾患を以下に挙げる．

[表1] **強迫症の診断基準（DSM-5-TR）**

A. 強迫観念，強迫行為，またはその両方の存在 　強迫観念は以下の(1)と(2)によって定義される： 　(1) 繰り返される持続的な思考，衝動，またはイメージで，それは障害中の一時期には侵入的で不適切なものとして体験されており，たいていの人においてそれは強い不安や苦痛の原因となる． 　(2) その人はその思考，衝動，またはイメージを無視したり抑え込もうとしたり，または何か他の思考や行動によって中和しようと試みる． 　強迫行為は以下の(1)と(2)によって定義される： 　(1) 繰り返しの行動（例：手を洗う，順番に並べる，確認する）または心の中の行為（例：祈る，数える，声を出さずに言葉を繰り返す）であり，その人は強迫観念に対応して，または厳密に適用しなくてはいけないある決まりに従ってそれらの行為を行うように駆り立てられているように感じている． 　(2) その行動または心の中の行為は，不安または苦痛を避けるかまたは緩和すること，または何か恐ろしい出来事や状況を避けることを目的としている．しかしその行動または心の中の行為は，それによって中和したり予防したりしようとしていることとは現実的な意味ではつながりをもたず，または明らかに過剰である． B. 強迫観念または強迫行為は時間を浪費させる（1日1時間以上かける），または臨床的に意味のある苦痛，または社会的，職業的，または他の重要な領域における機能の障害を引き起こしている． C. その障害は，物質または他の医学的疾患の直接的な生理学的作用によるものではない． D. その障害は他の精神疾患の症状ではうまく説明できない．

[日本精神神経学会（日本語版用語監修），髙橋三郎・大野　裕：DSM-5-TR 精神疾患の診断・統計マニュアル．医学書院，2023, p256]

2）鑑別すべき疾患

(1) 全般不安症
反復的な思考は全般不安症でも生じるが，現実生活についての考えや心配が中心である．強迫症の強迫観念は一般的に，奇妙で不合理，または魔術的な性格を帯びた内容である．強迫症ではほとんどの場合，強迫観念と結びついた強迫行為が存在する．

(2) 限局性恐怖症
特定の対象または状況に対する恐怖としての反応は，不安症，強迫症ともに起こりうるが，限局性恐怖症の恐怖の対象は強迫症よりも限局しており，儀式的行為もみられない．

(3) うつ病
うつ病の反芻思考は，大体は気分に一致しており，強迫症のように必ずしも侵入的ではなく，強迫行為とも関係しない．強迫症に併存することもあるが，その場合は抑うつ症状が寛解してからも強迫症状が持続することが多い．

(4) 統合失調症
統合失調症の思考吹入は，自分の心のなかから生じるものではなく，外部からのものと認識され，妄想的な思考内容は自我異和感に乏しい．強迫症の強迫観念は自我違和感や不合理感を伴うことが多い．また強迫症は統合失調症のほかの症状（例：幻覚，思考伝播）をもたない．しかし強迫症の患者のなかには，洞察に乏しく，ほとんど妄想に近い強迫観念を有していて，統合失調症との区別が難しいケースも存在する．

(5) 自閉スペクトラム症
自閉スペクトラム症においても，特定の習慣，儀式への過度な執着や，常同的，反復的行動が認められることから，強迫症の強迫行為と区別が難しいことがある．強迫症の場合，強迫行為の最中に不安や葛藤，自我違和感を伴うことが多いが，自閉スペクトラム症の常同行為は一般的に自我違和感に乏しい．しかし，自我違和感の乏しい強迫症もあることから，この点のみでは明確に区別できない．自閉スペクトラム症の除外には，養育者からの生育歴の聴取と，相互的対人交流の障害や知覚過敏の有無などの行動観察が重要である．

(6) 強迫性パーソナリティ症
表面的には強迫症と類似しているが，強迫症のような強迫観念，強迫行為はみられない．強迫性パーソナリティ症でみられる繰り返し行為は強迫観念によるものではなく，過剰な完璧主義と柔軟性を欠いた制御の結果である．その非適応的な生活様式は持続的で広範にわたる．

4. 治療法

かつて，強迫症は治療困難というイメージが強く，治療を受けられる施設も限られていたが，近年は認知行動療法や薬物療法の効果が実証されるに伴い，治療者の間でも強迫症が治療可能な疾患であると認識されるようになってきている．強迫症の第一選択的治療として，**認知行動療法**，SSRI による薬物療法，あるいは両者の併用が推奨されている[6]．

1）薬物療法と認知行動療法のどちらを先に行うか

薬物療法と認知行動療法のどちらを先に行うか，もしくは併用するかは，強迫症状の重症度と併存疾患の有無，患者の理解力や希望，過去の治療歴，現在の治療環境などを考慮

して判断する．

治療の理解や動機付けが強い場合や，患者が薬物治療を望まず認知行動療法を希望する場合は，認知行動療法単独がよいかもしれない．過去に薬物への良好な反応歴がある場合や，強迫症状が重度で認知行動療法に対する理解や受け入れが乏しい場合は，薬物療法単独がよいかもしれない．抑うつ，不安などが強いという理由から，当初は認知行動療法の導入が困難であっても，薬物療法によってこれらの症状が軽減することで動機付けや洞察が高まり，認知行動療法を導入しやすくなることもしばしばある．

2）曝露反応妨害法

曝露反応妨害法（Exposure and Response Prevention：ERP）は認知行動療法の代表的な技法であり，高い治療効果を示すことが過去の研究で実証されている[7]．わが国では，強迫症への認知行動療法（30分以上，16回まで）が，2016年に公的医療保険として新設され，医療保険が点数化されている．

曝露反応妨害法は，これまで恐れ回避していた不安刺激状況に直面し（**曝露**），強迫行為をあえてしないで我慢すること（**反応妨害**）を繰り返すことである．曝露法では，不安刺激状況に曝露されることで一時的に不安が増強されるが，時間とともに徐々に不安が軽減していくことを体験する．この体験を繰り返すごとに不安反応の程度も徐々に減弱していく．反応妨害法は，強迫観念によって引き起こされた不安や不快感を一時的に軽減させる強迫行為を行わない状態を維持することで，強迫行為を行いたい衝動が不安や不快感とともに徐々に減弱していく．これら曝露法と反応妨害法を組み合わせたものが曝露反応妨害法である．曝露反応妨害法について知ることは，強迫症の病態を理解するうえで有用なので，曝露反応妨害法の実施方法について以下に概説する．

(1) 行動分析

はじめに，刺激－反応の関係（いつ，どこで，どのような状況で，～と考えて，～をしてしまう）をみる行動分析を行い，学習行動理論に基づいて症状の成り立ちや機序について患者に説明し，治療方針をたてる［図2］．行動分析を患者と一緒にじっくり丁寧に行うことで，治療者－患者関係が構築され，治療の動機付けにつながる．

(2) 不安階層表に基づく実施方法

次に，刺激状況ごとの不安・不快の程度を点数化（subjective units of distress：SUD）する．そして，不安・不快となるような刺激状況を程度の弱いものから強いものまで順に並べた**不安階層表**を作成する［図3］．この表をもとに通常はSUDが低い（不安・不快感の少ない）刺激から曝露を始め，強迫行為を行わなくても時間とともに不安や不快感が下がっていくことを患者に体験してもらう［図4］．このセッションを自宅など普段の生活の場でホームワークとして繰り返し行うと刺激状況に直面したときに引き起こされる不安や不快感の程度が小さくなっていく．この変化を**馴化（ハビチュエーション）**と呼ぶ．不安階層表に基づいて段階的にSUDの高い刺激状況に曝露していく．曝露する課題は，患者の生活のなかで比較的よく起こる状況で，取り組みやすいこと，現在困っていることから取り組むのが望ましい．ただし課題のSUDが低すぎると，課題遂行中の患者の不安や苦痛が少ない分，効果も乏しい．

(3) 効果的な治療に必要なこと

治療にあたって重要なことは，治療者が無理やり患者に治療を強いるのではなく，目標

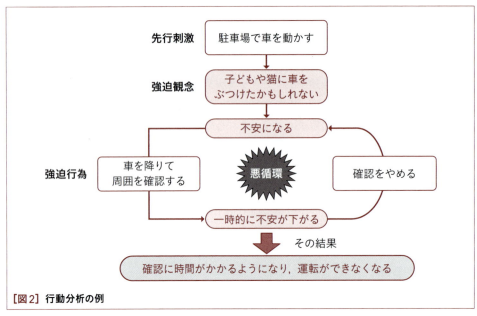

[図2] 行動分析の例

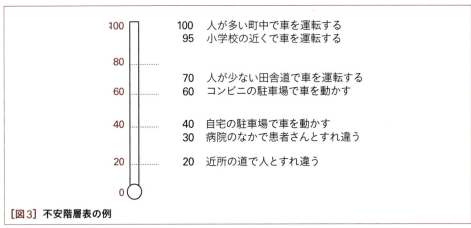

[図3] 不安階層表の例

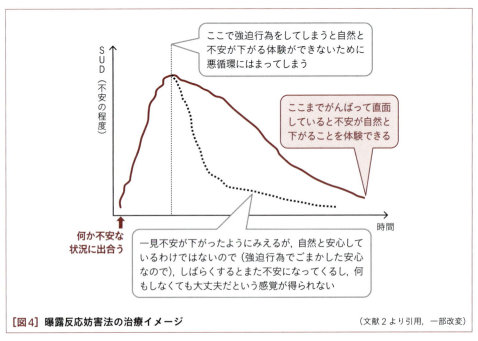

[図4] 曝露反応妨害法の治療イメージ

（文献2より引用，一部改変）

を話し合いながら患者が治療の意味を理解したうえで能動的に課題を設定し，曝露反応妨害法を実施していくことである．そのため，認知行動療法導入時には，疾病と治療の説明に十分に時間をさく必要がある．Y-BOCSを用いて経時的に症状の重症度の変化を測定し，治療の効果を患者にフィードバックすることは，治療の理解や動機づけにつながる．

(4) 適応の考え方

曝露反応妨害法が適応となるのは，強迫行為により一時的に不安や不快感が軽減することで，不安と強迫行為が維持・増悪して悪循環を呈するケースであるが，なかには曝露反応妨害法が適さないケースもある．先行刺激や強迫観念がはっきりせず，いったん強迫行為（たとえば，石けんで身体を洗うなど）を始めると，自分が納得いくまでその行為をやめられずに繰り返し，無理にやめることで時間とともに不安や不快感が軽減せず，むしろ苦痛が増大するようなケース（**強迫性緩慢**など）では，曝露反応妨害法が適さない．このようなケースでは，曝露反応妨害法以外の技法（モデリング，プロンプティング，シェイピングなど）が適応となる．

3）薬物療法

わが国では強迫症の治療薬として，フルボキサミン，パロキセチンなどのSSRIが強迫症の適応を有しており，第一選択薬とされる．これらの薬剤にアリピプラゾールやリスペリドンなどの抗精神病薬を併用することもあり，特にチックを併発する患者には有効である[8]．

一方，薬物療法抵抗性の患者も少なくない．米国の専門家によるガイドラインでは，クロミプラミンを含む3種類以上のSSRIと認知行動療法をそれぞれ十分な期間行っても効果が得られない場合は，**定位脳手術**，**電気けいれん療法**，**深部脳刺激療法**（deep brain stimulation：DBS）などを考慮することとなっているが[6]，電気けいれん療法以外は，わが国ではまだ実施されていない．

4）治療環境

強迫症の治療は基本的には外来診療で行われるが，抑うつが強い場合や強迫症状が重度である場合などは，入院治療を検討する．精神科病棟で治療を行う場合は，本人の意思に基づく任意入院が一般的であるが，現実検討能力が低く希死念慮が強い場合や，衝動性が高く自傷他害の恐れが高い場合などは，強制的な入院形態（医療保護入院，措置入院など）で治療が行われることもある．

5．経過

強迫症は，一般人口中の生涯有病率は1～3％程度と高く，男女比はほぼ同等と考えられている[13,14]．米国における強迫症の平均発症年齢は19.5歳であり，25％は14歳までに発症する．35歳以降の発症は稀ではあるが起こりうる．男性のほうがより早期発症傾向があり，25％近くが10歳までに発症する[11]．発症の契機としては受験や就職，結婚，出産，近親者の死亡などのライフイベントがあることが多いが，全くそのような契機が存在しないことも少なくない．

強迫症は治療が行われない場合には自然寛解率が低く，144名の強迫症患者の40年後

の再評価において20％という報告がある[11]．また，強迫症は発症から初診に至るまでの未治療期間が長いと言われており，平均90カ月と報告されている[15]．強迫症は慢性化しやすく，二次的に抑うつ状態を呈しやすく，自殺のリスクもある．また，うつ病など，ほかの障害の経過中に強迫症が出現する場合もある．

近年は認知行動療法とSSRIによる治療で，症状の改善が認められるようになってきたものの，これらの治療を行っても症状の改善が認められず症状が慢性化し，苦しんでいる患者も少なくない．治療抵抗性となる要因としては，小児期発症，長期の罹病期間，強迫行為の不合理性について洞察不良，社交不安症・チック症・強迫性パーソナリティ症などの併存，強迫性緩慢の存在などが従来からいわれている．逆に予後良好の指標としては，社会職業的適応が良好であること，誘因が存在すること，症状が挿話的であることなどが挙げられる．

6．本人・家族への支援

強迫症では，家族を巻き込むことが少なくない．保証の要求，強迫行為の強要（例：家に帰ったらすぐに入浴させる）や代行などである．**巻き込み行為**が長期化すると，自宅内の細部にわたるルールとして頑なとなり，極端化していく．当初は抵抗していた家族も疲弊し，当面の対立を避けるために順応し，結果的に患者の強迫行為の持続に加担する結果となる．

治療者は長期にわたる家族の心理的負担をねぎらいつつ，支持的にサポートする．同時に**疾病教育**を行う必要がある．育て方の問題など単一の原因ではないこと，すぐに強迫行為をやめさせようと思っても無理なことを伝える．強迫症状が増悪・維持されるメカニズムを説明し，家族が強迫行為を代行するなど患者の強迫症状に巻き込まれている場合には，治療的な関わり方を患者も交えて一緒に話し合って決めていくことが望ましい．

② 不安症群

CASE ②

高野悦子さん（仮名）は27歳の女性です．元来，明るく社交的な性格でした．大学を卒業し，証券会社に勤務し始めて4年目でしたが，日々忙しく残業が続いていました．ある日，通勤中の電車のなかで突然動悸が始まって息苦しくなり，手足がしびれて冷や汗が出て，「このまま死んでしまうのではないか」という恐怖に襲われました．やっとの思いで途中下車して救急車を呼びました．病院に搬送される途中もめまい，吐き気などがありましたが，病院に着く頃にはおさまっていました．心電図や血液検査では異常がなく，点滴を受けて帰宅しました．その後も同じような発作が前触れなく繰り返して起こるため，電車など公共交通機関に乗るのが怖くなり，通勤に支障をきたすようになり，近くの精神科クリニックを受診しました．

アウトライン

不安症群（以下，不安症）にはパニック症，社交不安症，限局性恐怖症，全般不安症などがあり，パニック症は何のきっかけもなく動悸，呼吸困難感，めまいや吐き気などが突然現れ，「このまま死んでしまうのではないか」などと強く不安を感じる．社交不安症は人前で何かをするときに，不安・緊張感が高まり，赤面，動悸，発汗，手や声の震えなどが出現し，そのような場面を避けるようになる．限局性恐怖症は，特別な対象（ヘビ，昆虫など）や状況（高所，閉所など）に対して不合理な恐怖感を抱き，回避することで生活に支障をきたす．全般不安症は，様々な状況に対して過剰な不安を抱き，心身の不調をきたすなどの特徴がある．

1. 成因

不安は脅威が迫っていることを本人に知らせ，対処を促すアラームのようなものであり，本来は生存のために必要な適応反応である．病的な不安では，現実の脅威を過剰に捉え，アラームが誤作動を起こす．そのことで脅威への注目が亢進し，その脅威をさらに大きく見積もるが，一方で脅威に対応できる能力を小さく見積もる．

「**恐怖**」は現実の具体的な脅威に対する情動反応であるが，「**不安**」は対象が必ずしも明確ではなく，漠然とした将来の脅威に対する予期である．何らかの刺激や状況が引き金となって恐怖や不安が生じるが（先行刺激），ほとんどの場合，時間とともに軽減する．

不安症には，**パニック症**，**社交不安症**，**広場恐怖症**，**全般不安症**，**限局性恐怖症**などがあり，これらは不安を引き起こす対象や状況によって区別される．

不安症の発症要因は未解明だが，複数の遺伝的要因が脆弱性（病気のなりやすさ）に関与し，さらにストレス因が加わって発症すると考えられている．

不安症では扁桃体など大脳辺縁系の機能異常があり，脳の一部が火災報知機の誤報のように誤作動を起こして不安や恐怖を増強するとされる（**恐怖ネットワーク**）．

2. 症状

不安の身体症状としては，発汗，血圧上昇，動悸，過呼吸，呼吸困難，下痢，胃部不快感，頻尿，排尿困難，尿意促迫，めまい，振戦などの自律神経症状がある．

パニック発作では，動悸，呼吸困難感，めまいや吐き気などの身体症状が突然現れ，「このまま死んでしまうのではないか」などと強く不安を感じ，数分以内にピークに達する．パニック発作は特定の状況下（例：ヘビ恐怖症の人がヘビに遭遇する）で引き起こされる「**予期されるもの**」と，明らかな理由もなく起こる「**予期されないもの**」とがある．パニック発作は日中のみでなく，夜間に起こることもある．

3. 診断

不安症状は，身体疾患（甲状腺機能亢進症など）に伴うものと，物質（カフェイン，アルコール，覚醒剤など）に誘発されるものがある．また，うつ病など他の精神疾患に伴う

ものもある．これらで不安の説明ができない場合には，不安症の診断を検討する．
　不安症の各疾患の診断の要点を以下にまとめる（症状持続期間などは DSM-5-TR に基づく）．

1）パニック症
　パニック発作とは，予期せぬ状況で突然，危険がないにもかかわらず発生し，激しい恐怖または強烈な不快感に襲われ，数分以内にピークに達するものをいう．心拍数の増加，発汗，震え，息切れ，窒息感，胸の痛みや不快感，吐き気，めまい，冷や汗，手足のしびれ，脱現実感や離人感，死の恐怖，制御を失う感覚，または気が狂うような感覚などの症状（少なくとも4つ以上が同時に起こる）を伴う．これが反復的に起こり，パニック発作がまた起こるかもしれないという予期不安や特定の状況（公共交通機関の利用など）の回避などが1カ月以上継続する場合にパニック症と診断する．

2）広場恐怖症
　広場恐怖症は特定の場所や状況（公共交通機関の利用，広い場所や閉鎖的空間，人混みの中など）に対する過度の恐怖や不安を特徴とする．パニック発作などが起こったときに脱出が困難で，援助が得られない，もしくは恥をかくかもしれないと考え，このような場所や状況を恐怖し，回避する．このような状態が6カ月以上持続し，苦痛と生活機能の障害をきたす．広場恐怖症はパニック症を伴って発症することが多い．

3）全般不安症
　全般不安症では生活全般における様々な状況に対して，慢性的に過度な不安や心配を抱き，心身の不調（落ち着かない，疲れやすい，集中困難，イライラしやすい，筋肉の緊張，睡眠障害など）を生じる．このような過度の不安と緊張が6カ月以上継続し，そのため苦痛と生活機能の障害をきたす．

4）社交不安症
　社交不安症はいわゆる"あがり症"のことであり，他人から評価されることへの強い不安があり，人前で何かをするときに，「他者に否定されるかもしれない」「当惑させるかもしれない」「恥をかくかもしれない」などと考えて，不安や緊張感が高まり，赤面，動悸，発汗，下痢，手や声の震えなどが出現し，そのような場面を回避するようになる．それらの恐怖や不安が6カ月以上持続する．

5）限局性恐怖症
　特定の対象（動物，血，水など）や状況（高所，閉所，飛行など）に対して強い恐怖感を抱くが，その恐怖が過剰であることや不合理であることの自覚はある．それらへの恐怖は6カ月以上持続し，回避や予期不安により生活に支障をきたす．対象や状況に曝露されることでパニック発作が出現することもある．

4. 治療法

　不安症に対しては認知行動療法が有効とされている．不安のもとになる自動思考を同定し，現実適応的な思考への修正をはかる．不安を引き起こす状況への段階的曝露や行動実験など行動的介入も行われる．パニック症と社交不安症については，日本不安症学会から治療者向けの認知行動療法マニュアルが公開されている[10]．

　近年は不安症に対するマインドフルネスの有効性も示されている．今この瞬間に意識を集中することで不安やストレスから距離を置き，様々な思考と感情に対して判断を下すことなく観察することで心の平穏を促す．わが国では**森田療法**も行われており，不安や症状を排除するのではなく，それをあるがままに受け入れることで病的心理機制の改善を試みる．不安への対処やリラクセーションとして，**自律訓練法**，**呼吸法**，**漸進的筋弛緩法**なども行われている．

　薬物療法としては，SSRI をはじめとする抗うつ薬やベンゾジアゼピン系抗不安薬などが用いられる．ベンゾジアゼピン系抗不安薬は即効性がある反面，依存や乱用の恐れがある．抗うつ薬の効果が発現するまで補助的に使用するなど，目的や期間を限定して使用すべきであり，漫然と投与すべきではない．また抗うつ薬やベンゾジアゼピン系抗不安薬を急に中止すると離脱症状（ときに不安症状に類似）を呈することがあるので注意が必要である．

5. 経過

　わが国において，成人が生涯に一度でも不安症に罹患する率は 8.1% と非常に高い[9]．不安症は男性よりも女性において頻度が高く，概ね 1：2 の割合である．不安症は動悸や呼吸苦などの様々な身体症状を引き起こすため，患者の多くがはじめは内科を受診する．多くは 10 代までに発症し，治療されなければ持続する傾向がある．不安症にうつ病を合併すると自殺の危険性が高くなるので注意が必要である．

6. 本人・家族への支援

　初診時は不安症の症状がどのような状況で起こるかを聴取し，患者とともにこれまでの経過を整理しつつ，症状のためにできないことや周囲から理解されないことの苦痛や苦悩に共感する．それから不安症の成り立ちを説明し，治療の見通しを伝える．患者が症状の成り立ちを理解し，治療者との信頼関係が構築されることで，不安に圧倒されていた患者が徐々に不安に立ち向かう気持ちになっていく．

　患者は不安を恐れるあまり，不適切な対処（例：アルコールやベンゾジアゼピン系抗不安薬の乱用）を行っていることもしばしばある．必要に応じて家族からも情報を得つつ，治療の理解と協力を得ていくことも必要である．

9章 Q and A

Q1 強迫症について正しいものを1つ選べ．
1. うつ病が併存することはほとんどない．
2. 強迫性パーソナリティ症とほぼ同義である．
3. 親の育て方の問題が大きい．
4. 強迫観念とは，繰り返し生じる思考を指し，強迫行為とは，駆り立てられるように行われる過剰な繰り返しの行動を指す．
5. 強迫行為と自閉スペクトラム症の常同行為は，自我違和感の有無で容易に判別できる．

Q2 強迫症の認知行動療法について正しいものを1つ選べ．
1. 強迫症の患者には曝露反応妨害法を必ず実施すべきである．
2. 有効性が高いので薬物療法よりも先に実施すべきである．
3. 患者が治療方法に納得していない場合でも積極的に行う必要がある．
4. 曝露反応妨害法の曝露課題は患者がもっとも苦手とする対象から始めるのがよい．
5. 曝露反応妨害法は，これまで恐れ回避していた不安刺激状況に直面し（曝露），強迫行為をあえてしないで我慢すること（反応妨害）を繰り返すことである．

Q1 A……4
解説
1. 強迫症の40%程度にうつ病が併存するといわれている．多くは強迫症の経過中にうつ病を発症し，強迫症により生じる精神的葛藤や疲労に関連して出現するものと考えられる．
2. 強迫性パーソナリティ症は表面的には強迫症と類似しているが，強迫症のような強迫観念，強迫行為はみられない．
3. 強迫症は複合的な要因で発症すると言われており，近年は脳機能や神経伝達物質の異常が示唆されている．
5. 強迫症の強迫行為は自閉スペクトラム症の常同行為と異なり，一般的に自我違和感を伴うが，自我違和感の乏しい強迫症もあることから，この点のみでは区別できない．

Q2 A……5
解説
1. 症状が重度で不合理感に乏しく，曝露反応妨害法の受け入れが困難な場合や，強迫性緩慢など曝露反応妨害法の適応でないケースも存在する．
2. 抑うつ，不安などが強いなどの理由から，薬物療法を先に実施したがほうが治療しやすい場合もある．

3. 認知行動療法は患者との協働作業が重要である．患者の洞察や治療への理解が伴わなければ，治療効果は上がらない．
4. SUD が最も高いものから曝露する方法（フラッディング）もあるが，通常は取り組みやすいものから曝露していく．

事後学習課題

強迫症状のある患者さん（または身近な人でもよい）の行動分析を行い，悪循環の図を作ってみましょう．

推薦図書

・上島国利編：エキスパートによる強迫性障害（OCD）治療ブック，星和書店，2010.
　強迫症の病態，診断，治療について幅広く書かれている．Y-BOCS 日本語版，自己記入式 Y-BOCS 日本語版，Dimensional Y-BOCS 日本語版が添付されている．

・飯倉康郎・他：強迫性障害治療のための身につける行動療法，岩崎学術出版社，2012.
　行動療法のコツや，うまくいかない場合の対処法などをわかりやすく解説している．発達障害，溜め込み症など強迫症の周辺群に対する行動療法の工夫も書かれている．

・芝田寿美男：臨床行動分析のすすめ方—ふだんづかいの認知行動療法，岩崎学術出版社，2017.
　日常臨床において行動分析をどのように進めていくかを，豊富な臨床例に沿って具体的に解説している．

文献

1) 豊見山泰史，中尾智博：強迫症のエンドフェノタイプ研究　遺伝子・脳画像の知見から．精神科治療学，**32**：393-398，2017.
2) 飯倉康郎：強迫性障害の治療ガイド，二瓶社，1999.
3) 中川彰子：今，何が問題になっているのか．臨床精神医学，**41**：5-11，2012.
4) 金生由紀子編：チックとトゥレット症．こころの科学，**194**，2017.
5) Nakajima T, et al：Reliability and validity of the Japanese version of the Yale-Brown Obsessive-Compulsive Scale. *Psychiatry Clin Neurosci*, **49**：121-126, 1995.
6) Koran LM, et al：Practice guideline for the treatment of patients with obsessive-compulsive disorder. *Am J Psychiatry*, **164**：5-53, 2007.
7) Nakatani E, et al：A randomized controlled trial of Japanese patients with obsessive-compulsive disorder--effectiveness of behavior therapy and fluvoxamine. *Psychother Psychosom*, **74**：269-276, 2005.
8) 猪狩圭介，黒木俊秀：強迫性障害に対する薬物療法　最近の進歩．臨床精神医学，**41**：77-84，2012.
9) Ishikawa HN, et al：Lifetime and 12-month prevalence, severity and unmet need for treatment of common mental disorders in Japan：results from the final dataset of World Mental Health Japan Survey. *Epidemiol Psychiatr Sci*, **25**：217-229, 2016.
10) 日本不安症学会：認知行動療法マニュアル．https://jpsad.jp/manual.php（2024 年 2 月 29 日閲覧）
11) 日本精神神経学会（日本語版用語監修），髙橋三郎，大野　裕監訳：DSM-5-TR 精神疾患の診断・統計マニュアル，医学書院，2023，pp207-262.
12) 松永寿人・他：難治性精神疾患の治療と現状：難治性強迫性障害の臨床像と対応．日本生物学的精神医学会誌，**24**（1）：3-10，2013.
13) Ruscio AM, et al：The epidemiology of obsessive-compulsive disorder in the National Comorbidity

Survey Replication. *Mol Psychiatry*, **15** (1) : 53-63, 2010.
14) Fawcett EJ, et al : Women Are at Greater Risk of OCD Than Men: A Meta-Analytic Review of OCD Prevalence Worldwide. *J Clin Psychiatry*, **81** (4), 2010.
15) Dell'osso B, Altamura AC : Duration of untreated psychosis and duration of untreated illness: new vistas. *CNS Spectr*, **15** (4) : 238-246, 2010.

（猪狩圭介）

精神疾患の理解④

10章 ストレス関連症群，解離症群

到達目標

- 心的外傷後ストレス症，適応反応症，解離症群の成因について理解する．
- 心的外傷後ストレス症，適応反応症，解離症群の診断について理解する．
- 心的外傷後ストレス症，適応反応症，解離症群の治療について理解する．

① ストレス関連症群

CASE ①

田所雄二さん（仮名）は40歳の男性で，消防士です．妻と2人の子ども（10歳，8歳）と暮らしています．ある日，火災現場に仲間と向かいましたが，到着した時にはすでにかなりの火の手が上がっていました．懸命に消火活動をしましたが，結果的に9歳の子どもが亡くなりました．遺体の第一発見者も田所さんでした．人命を助けることができなかっただけでなく，自分の子と同年代の子どもが亡くなったことに大きな衝撃を受けました．その日から，毎晩その日の火災現場に関する夢をみるようになりました．夢は消防士が助けることができずに子どもが亡くなるというもので，時には亡くなった子どもが当時の火災で実際に亡くなった子どもではなく，自分の子になることもありました．昼間も集中できず，無理をして勤務していましたが，1カ月後に上司に申し出て休みをとり，精神科を受診しました．受診先で田所さんは，「自分がもっと早く現場に出ていれば死者は出なかった，まして自分の子と同年代の子どもが亡くなってしまい申し訳ない，自宅でも同じようなことにならないか心配で，夕食後にガスの元栓などを確認して妻に不思議がられている．子どもの学校の送り迎えも心配なので妻にやってほしいが，もう低学年でもないしそこまでしなくてもよいという妻と口論になってしまう．以前はこんなに怒りっぽくはなかった」と語りました．

【キーワード】心的外傷後ストレス症，複雑性心的外傷後ストレス症，児童期逆境体験，反応性アタッチメント症，脱抑制型対人交流症，適応反応症，ストレス−脆弱性モデル，解離性同一症，解離性健忘，解離性とん走

アウトライン

　ストレス関連症群に該当する疾患としては，PTSD，複雑性PTSD（CPTSD），適応反応症，急性ストレス症などがある．これらはいずれもストレスの強い出来事への曝露が関連しているという点で共通している．ストレスの強さが心的外傷的出来事にまで至らなければ，ストレス因となり適応反応症が該当する可能性が高まる．心的外傷的出来事に曝露されて1カ月以内に一定の症状が出現すれば急性ストレス症，それ以降まで症状が持続すればPTSDの診断となる．PTSD（およびCPTSD）についてはDSM-5-TRとICD-11において診断基準が大きく異なっている．ICD-11ではPTSDの中核症状数を減らす代わりにCPTSDという新たな診断名を設けた．CPTSDの特徴は，PTSDに加え感情の麻痺または過剰な反応，ネガティブな自己概念の持続，対人関係困難といった自己組織化の障害と呼ばれる症状を有することである．

【心的外傷後ストレス症（PTSD）】

1. 成因

　心的外傷後ストレス症（Post-traumatic stress disorder：PTSD）は心的外傷的出来事に曝露されることが必須であり，その後に症状が出現する．しかし，脳科学的な成因に関してはまだ十分な知見はない．

　心的外傷的出来事に該当する出来事には，性的暴力，戦闘，身体的暴行，テロ攻撃，拷問，監禁，自然災害，人為災害（公共交通機関の事故を含む），重大な自動車事故などがある**[図1]**．PTSDの危険要因として，病前のパーソナリティ特性や低い社会経済的状態，心的外傷の過酷さ，社会的支援の欠如などが挙げられる．

　危険要因の一つとして注目されているのが**児童期逆境体験**（Adverse Childhood Experiences：ACEs）である．厳密にはACEsの中には心的外傷的出来事に該当しないもの（例：家族の精神疾患，家族の収監）を含んでいる点には注意が必要であるが，

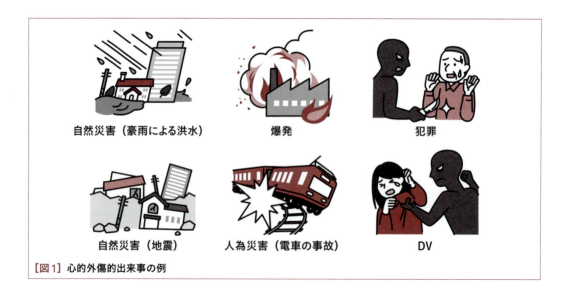

[図1] 心的外傷的出来事の例

ACEsを体験していると様々な健康面・行動面での問題が生じ，最終的には寿命が短くなるという研究結果が示されている [図2].

ACEsとPTSDやCPTSD（column ①）との関連について調査をした研究[2]によれば，ACEsは間接的な関連であり，CPTSDよりもPTSDとの関連が強いという．また，ACEsとは真逆に位置する，児童期順境体験〔Benevolent Childhood Experiences：BCEs（例：内的安全，外的安全があり，セキュリティとサポートが得られ，ポジティブで予測可能なQOLがあること）〕については，CPTSDと直接的な関連が認められた．こうした結果から，PTSDやCPTSDと養育環境との関連が密接に認められるといえる．

なお，特に社会的ネグレクトや養育者が頻回に変更された場合などに児童が示す不適切なアタッチメント行動様式は，**反応性アタッチメント症**（抑制され情動的に引きこもった行動）や**脱抑制型対人交流症**（見慣れない大人に近づき交流する行動）として認められる．

米国でのPTSDの有病率は7%前後であるが，女性では10%前後，男性では5%前後と，女性に多い．性差に関しては，対人暴力に曝露される可能性が高いこと，感情的・認知的処理における性差，生物学的要因（生殖ホルモンの影響など）が関連していると考えられている．

2. 症状

PTSDの代表的な症状は以下のとおりである．

(1) 侵入症状，再体験症状

侵入症状と再体験症状の用語の意味はほぼ同じである．心的外傷的出来事の記憶が勝手に侵入してくる，あるいは，今現在は心的外傷的出来事と関係のないところにいるのに，出来事を再び体験しているように感じるという症状である．代表的なものに**フラッシュバック**がある．フラッシュバックは解離により生じ，今まさにその出来事が起こっているかのように感じる，あるいは行動する状態を指す．睡眠中に生じる出来事と関連する悪夢もこのカテゴリに分類される．

(2) 回避症状

心的外傷的出来事について考えることや，関連する場所や人などを避けること，あるい

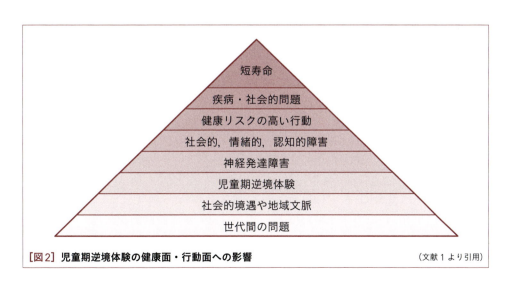

[図2] 児童期逆境体験の健康面・行動面への影響　　　　　　　　　　　　　　（文献1より引用）

> **column ①**
> **複雑性心的外傷後ストレス症（CPTSD）**
>
> ICD-11では，心的外傷的出来事のあと，3症状（現在における再体験症状，回避症状，現在の脅威症状）が出現した場合にPTSDと診断する．
>
> PTSDの診断要件を満たし，かつ別の3症状（感情の麻痺または過剰な反応，ネガティブな自己概念の持続，対人関係困難）を満たした場合に，複雑性心的外傷後ストレス症（complex PTSD：CPTSD）と診断する．このCPTSDに特徴的な3症状をまとめて，自己組織化の障害（disturbances of self-organization：DSO）と呼ぶ．
>
> CPTSDは単回の心的外傷的出来事でも発症しうるが，典型的には児童期の身体的虐待・性的虐待，拷問といった複数回・反復して生じる心的外傷的出来事によって発症する．ICD-11でのPTSD症状をスクリーニングする尺度として，国際トラウマ質問票（International Trauma Questionnaire：ITQ）がある．CPTSDに対する治療のエビデンスはまだ十分ではない．心理療法では，感情と対人関係の調整スキルトレーニング（Skills Training in Affective and Interpersonal Regulation：STAIR）とナラティブセラピー（Narrative Therapy：NT）を組み合わせたSTAIR-NTのエビデンスが蓄積されてきている．

は避けるための努力を指す．

(3) 覚醒亢進症状

怒りっぽくなり，わずかな挑発でも言語や身体による攻撃的な行動をとり，時には自己破壊的な行動に至ることもある．出来事と一見関係のない刺激で過剰な驚愕反応を示したり（例：物音に対して大きく飛び上がる），過度な警戒心をもったり（例：座る座席の周囲をいつも確認する）する．

3．診断

診断を考える際に，米国精神医学会のDSM-5-TR[3]と，WHOのICD-11とで内容が若干異なる点に注意が必要である．

DSM-5-TR[3]では，心的外傷的出来事（例：自然災害，人為災害，性暴力，テロ攻撃，拷問，児童虐待）を実際に体験した場合や目撃した場合，近親者や親しい友人に起こった心的外傷的出来事を耳にした場合，職業上心的外傷的出来事の強い不快感を抱く細部に，繰り返しまたは極端に曝露される体験をした場合に，①侵入症状，②回避症状，③認知と気分の陰性の変化，④覚醒度と反応性の著しい変化の4つの症状カテゴリを満たし，1カ月以上持続し，臨床上の機能障害を引き起こしている場合にPTSDと診断される．

スクリーニングのための尺度として，改訂出来事インパクト尺度（Impact of Event Scale-Revised：IES-R）やPTSDチェックリストDSM-5版（PTSD Checklist for DSM-5：PCL-5）があり，面接尺度として，PTSD臨床診断面接尺度（Clinician-Administered PTSD Scale：CAPS）がある．

> **column ②**
> **急性ストレス症**
>
> 急性ストレス症は，DSM-5-TR では心的外傷的出来事の曝露後 3 日～1 カ月までの期間，侵入症状，否定的気分，解離症状，回避症状，覚醒症状の 5 領域のいずれかの症状が，14 項目中 9 項目以上存在している場合に診断される．
>
> ところが，ICD-11 では急性ストレス反応は，精神疾患の枠から外されることとなった．元々 ICD-10 の急性ストレス反応は，形式的には 1 カ月程度までを認めてはいたが，主として心的外傷的出来事の 2，3 日程度の急性期症状を記していたという[4]．ICD-11 では超急性期（出来事の数日後）の反応については「異常な状態に対する正常な反応」という見方を基本とする傾向が強まり，また PTSD についても，その持続期間は「短くても数週間」と曖昧な表現になっている．このように，今後は症状期間を明記しない方向で進んでいく可能性が高いと考えられる．

4. 治療法

PTSD の治療は，心理療法が基本である．トラウマ焦点化心理療法である持続エクスポージャー（Prolonged Exposure：PE），認知処理療法（Cognitive Processing Therapy：CPT），眼球運動による脱感作と再処理法（Eye Movement Desensitization and Reprocessing：EMDR）はエビデンスの確立された治療法である．PE には曝露法，CPT には認知再構成といった認知行動療法の技法が応用されており，EMDR は適応的情報処理モデルに基いてプログラムが構成されている．

PTSD の薬物療法のエビデンスレベルは心理療法より低い．抗うつ薬である選択性セロトニン再取り込み阻害薬（SSRI）のうち，パロキセチンとセルトラリンは日本での保険適用がある．ベンゾジアゼピン系抗不安薬は PTSD 治療に対するエビデンスがなく，使用を避けることが望ましい．

5. 経過 [図3]

事例ごとに経過は異なるが，以下のような特徴がある．
- 心的外傷的出来事を体験しても，心理的な症状をほとんど示さない例は多い．
- 心的外傷的出来事を体験し，急性期（数週以内）に心理的な症状を示した場合でも，PTSD を発症せず，自然寛解する例も多い．
- 自然災害よりも，対人関係に関連する出来事（例：犯罪，テロ）の方が，全般的に経過は悪い．
- 心的外傷的出来事の体験以降に受けたソーシャルサポートが多いか少ないかということが，経過を左右する．
- 重度の場合には，年単位の経過を示す例があることに十分留意する．

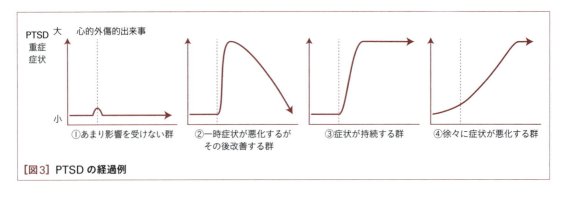

[図3] PTSDの経過例

6. 本人・家族への支援

　心的外傷的出来事を体験する以前に精神科治療歴が全くない事例の場合，自身に生じた心理的影響について「自分でも何が起こったかわからない」と述べることも多い．出来事後最初の3カ月程度は周囲も理解を示すものの，徐々に「早く立ち直っては」と励ますようになり，そのことが本人を傷つけることもある．本人が相談に来た場合には，まず来談してくれたことをねぎらうところから始める．最初は本人の心理的苦痛・症状に焦点を当て，単に出来事を詮索するような態度は控える．

　家族も本人がなぜ不調となっているのか十分に理解していないことがある．そのような場合，体験した出来事の詳細を本人が秘密にしていることもある．本人の意向を十分汲みながら家族への対応を検討する．

　支援に当たっては，併存しているうつ症状のアセスメントを常に行う．希死念慮などが明確に認められる場合には，速やかに医療につなぐ．

column ③
トラウマインフォームドケア（Trauma-Informed Care：TIC）

　トラウマインフォームドという言葉は「トラウマに関する十分な知識をもって」という意味である．支援の現場で，「相談者の背後にトラウマが存在するのではないか？」と考えて対応することの重要性は増している．類義語としてトラウマインフォームドアプローチ（TIA），トラウマセンシティブケアなどがある．

　米国薬物乱用精神保健管理局（SAMHSA）が中心となって，効果的な保健サービスを提供するうえで，トラウマに対応することが必要だという考えが提唱された[5]．この場合の「トラウマ」とは診断の用語ではないため，PTSD診断の基準となるような狭義の心的外傷的出来事も含むが，ACEsのようにそれに限っていないことに留意する．わが国でもたとえば精神科救急領域において行動制限最小化との関連が研究されていることをはじめとして，精神科看護，学校，児童相談所でもTICに取り組んでいる[6]．TICに必要な4つのRについて表1に示す．

[表1] TICに必要な4つの「R」

1. Realize	理解する
2. Recognize	認識する
3. Respond	対応する
4. Resist re-traumatization	再トラウマ化を予防する

【適応反応症（適応障害）】

1. 成因

適応反応症の成因となるストレス因（ストレッサーともいう）は多種多様であり，人生上ほぼ誰にでも起こることが含まれている．周囲からみるとストレス因ではなく幸せなことではないかと考えられる出来事（例：結婚，親になること，昇進すること）もストレス因となりうる．日本の勤労者のストレス因を**表2**[7]に示す．

ストレス因から精神的な不調・疾病に至る課程を説明しているのが，Zubin（ズービン）の提唱する**ストレス−脆弱性モデル**[8]である．「脆弱」という用語は「もろい，弱い」を意味し，ストレス因に対して不調になりやすいかどうかの個体差を表している．あるストレス因が精神的不調をきたすかどうかは個体要因があるということを示す一方で，非常に衝撃度の高いストレス因の場合には，どんなにストレス耐性がある人でも不調をきたしうるということも示しているといえる．

勤労者の場合，米国のNIOSH（National Institute for Occupational Safety and Health, 米国国立労働安全衛生研究所）の職業性ストレスモデル[9]が示すように，ストレス反応は職場のストレス要因だけでなく，仕事外の要因，個人的要因によっても影響を受け，緩衝要因が強ければ緩和されるといわれている**［図4］**．

[表2] 日本の勤労者のストレス因（1,630名対象の調査）

順位	ストレッサー
1	配偶者の死
2	会社の倒産
3	親族の死
4	離婚
5	夫婦の別居
6	会社を変わる
7	自分の病気や怪我
8	多忙による心身の過労
9	300万円以上の借金
10	仕事上のミス
11	転職
12	単身赴任
13	左遷
14	家族の健康や行動の大きな変化
15	会社の立て直し
16	友人の死
17	会社が吸収合併される
18	収入の減少
19	人事異動
20	労働条件の大きな変化

（文献7より引用）

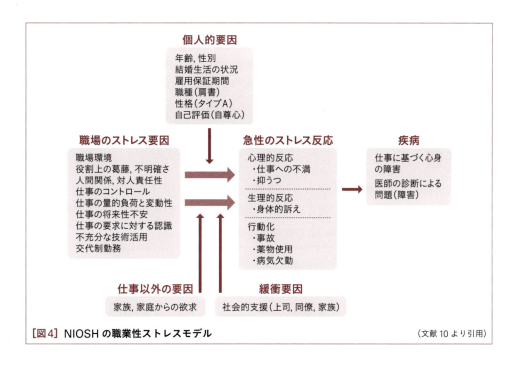

[図4] NIOSHの職業性ストレスモデル （文献10より引用）

2. 症状

典型的な症状として挙げられるのは，**抑うつ気分**（落ち込み，涙もろさ，絶望感），**不安**（神経質，心配，過敏，分離不安），**行動面の症状の例**（欠席，不登校，欠勤，引きこもり）である．

後述の通り，うつ病の診断基準を満たさないことが条件であることから，適応反応症は症状が軽いと思われがちである．しかし，わが国では適応反応症での自殺者数が多いと報告されており[11]，日常臨床では希死念慮や自殺企図行動も出現する事例があることに注意すべきである．

3. 診断

DSM-5-TR[3]に沿って診断を説明する．適応反応症は，はっきりと確認できるストレス因に反応して，3カ月以内に情動面（抑うつ気分，不安）または行動面（例：不登校）の症状が出現する．こうした症状はうつ病の診断基準を満たすものではないし，すでに存在している精神疾患の悪化ではない．ストレス因やその結果がひとたび終結すると，症状がその後さらに6カ月以上持続することはないとされているが，持続的なストレス因や永続的な結果をもたらすストレス因（例：離婚に伴う経済的困難）に反応して症状が発生する場合は，6カ月以上症状が持続する可能性があるとされている．

うつ病の診断基準を満たす場合には，適応反応症の診断をつけることはできない．

このほか，PTSDの診断基準を満たさないが，いくつかのPTSD症状をもっている場合や，心的外傷的出来事ではないがPTSDに似た症状を示す場合に適応反応症と診断する．

4. 治療法

軽度うつ病に準じた治療が行われ，心理療法が主体である．日常臨床では，認知行動療法（例：認知再構成，問題解決技法，行動活性化）や他の心理療法（例：対人関係療法）が行われている．適応反応症に対する薬物療法として確固としたエビデンスのある薬物はないが，不安やうつ状態に対してSSRIが用いられる．

5. 経過

適応反応症の診断基準に従えば，ストレス因の終結後6カ月以上持続しないことになる．しかしながら，診断の項にも記載した通り，持続的なストレス因の場合，ストレス因の終結が明確ではなく，ストレス因による症状が遷延する．

6. 本人・家族への支援

本人がストレス因と症状との関連に気づいている場合には，本人の心理的苦痛に焦点を当て，来談，来室したことへのねぎらいから面接を開始する．ストレス因に対する本人の

過去の対応を非難するような態度は，治療関係の破綻につながるので避ける．もし過去の本人の行動について自らを振り返ってほしいと思う場面がある場合であっても，ソクラテス的対話などを用いて面接し，治療者からの説得にならないよう工夫する．

必ずしもストレス因が解決されなければ症状は改善しないと治療者側が思いこまないよう注意する．ストレス因が解決されない場合であっても，周囲の支援が増したり，本人とストレス因との関係性が変化したりすることにより，症状改善が認められる場合も多い．

家族はストレス因の心理的影響を過小評価していることもある．ストレス因の一般的な心理的強度についても示しつつ，本人にとっての位置づけを丁寧に説明することが必要である．

骨折のたとえで示すと，薬指の骨折はピアニストにとっては大きな心理的苦痛となる可能性が高く，サッカー選手（ゴールキーパーを除く）にとってはその可能性が低いと考えられる（手の薬指が使えるかどうかは演奏者生命を左右するが，サッカーにとってはそこまでの重要性はない）．本人の現在の環境要因を基にした見立てを本人・家族の双方に示すことが重要である．

② 解離症群

CASE ②

藤井こだまさん（仮名）は21歳の女性で，アルバイトをして生計を立てています．一人っ子で生後すぐに両親は離婚，母と二人暮らしとなりました．母はいらいらしがちな人で，藤井さんに大声をあげるだけでなく，言うことをきかないとすぐに顔を平手打ちしていました．このためいつもびくびくして暮らす日々でした．小学校に入ると母は家を空けがちになり，わずかな小遣いで家事をほとんど一人でしていました．母は夜帰宅したかと思えば，家事ができていないといって藤井さんを足で蹴り，夜中まで掃除をさせました．小学校5年生のとき，藤井さんは自分が時々意識を失っていることに気づきました．知らないうちに30分以上過ぎていて，手首をカミソリで切っていることもありました．最初は驚きましたが，徐々に手首を切ると楽に思えるようになり，意識があるときにも切るようになりました．母にはずっと秘密にしていました．母は藤井さんが高校を卒業するタイミングで再婚することになったため，大学には進学せずにアルバイトを始めました．交際相手ができましたが，腕にリストカットの跡があることや口論したときに意識を失って倒れたことを指摘され，これまでのことを打ち明けました．

アウトライン

解離症群に共通の特徴は，主観的体験の連続性（意識があるときには自分は一人の自分として生きている）が失われてしまう（解離）か，自分自身や周囲から切り離される感覚（離人感・現実感消失）が生じることにある．PTSDのように解離症群に属さなくても解離症状

を示す疾患もある．解離症群は心的外傷的出来事との関連が強いことが知られており，解離症群の危険要因となる心的外傷としては人生初期に生じるネグレクトや性的・身体的・情動的虐待やACEs（前述）などがある．解離症群のうち離人感・現実感消失症ではまだ現実世界を想起することは可能であるが，解離性健忘や解離性同一症では，通常の物忘れでは説明できないかたちで日々の出来事に空白が生じる．解離症群に対する有効な治療法についてはエビデンスが不足している．

1．成因

　脳科学的な成因についてはまだ十分な知見はない．歴史上はJanet（ジャネ）の外傷理論が知られている．解離症群は，心的外傷的出来事の体験に伴って出現することが多い．児童期，5～6歳以前のネグレクトや身体的・性的・情動的虐待は，解離性同一症および解離性健忘のリスク因子である．解離性同一症の場合，約90％が複数の種類の児童期の虐待・ネグレクトを報告している．解離性健忘についても，児童期の虐待を含む心的外傷的出来事が主要なリスク因子である．

2．症状

　解離症群共通の特徴は，主観的体験の連続性（意識があるときには自分は一人の自分として生きている）が失われてしまう（**解離**）ことや，自分自身や周囲から切り離される感覚（**離人感・現実感消失**）が生じることにある．主体的体験が分断される対象は，意識，記憶，思考，感情，知覚，行動，身体イメージなどがある．たとえば，記憶が分断されれば健忘が生じる．自分自身そのもの（パーソナリティ）が分断すると，解離性同一症となる．

　PTSDの症状の一部には解離症状によるものがある（例：フラッシュバック）．

　児童期では自分の中で目に見えない**想像上の友達**（imaginary companions）と一緒に遊ぶ場面が多く認められ，これも解離によるものであると考えられている（病的なものではない）．5～7歳児の40％近くにのぼるという報告[12]がある．白昼夢も一過性にみられる解離であり，病的なものではない．

3．診断

　診断を考える際に，DSM-5-TR[3]と，ICD-11で内容が若干異なっている点に注意が必要である．本項ではDSM-5-TR[3]を中心に解説する．

　解離症群に該当するかどうかは，まず解離や離人感・現実感消失が起きているかどうか，そしてその解離症状が急性ストレス症やPTSDの一部ではないことによって決まる．CASEで示したような短時間の解離（環境刺激への無反応）は日常臨床では頻繁に認められるものの，特定の用語で呼ばれてはいない．

　DSM-5-TRによると，米国での成人の解離性同一症の12カ月有病率は1.5％，解離性健忘の12カ月有病率は1.8％である．

　解離症群では，多くの人は自らの記憶欠損に深刻さを感じておらず，過小評価している．

解離症群で自分の症状に気づかない様子は「美しき（満ち足りた）無関心」（フランス語で la belle indifference）と形容されてきたが，解離症群に特異的な現象ではないため，DSM-5-TR では診断項目には挙げられていない．

DSM-5-TR の解離症群で紹介されている代表的な疾患は以下の3つである．

(1) 解離性同一症［図5］

解離性同一症は，自分自身であるとするパーソナリティ状態が2つ以上あって，解離性健忘のエピソードが繰り返されるという疾患である．以前は多重人格・解離性同一性障害と呼ばれていた．自分という存在が自分の中に2つ以上存在した場合，主となるパーソナリティと従となるパーソナリティが明確であることもあれば，そうではないこともある．こうした状況により自己感覚や主体性感覚が連続せず（自分の中でつながらず），「同一性」が破綻する．

(2) 解離性健忘［図6］

確かに記憶に保存されているはずで，通常なら自由に想起できるような，重要な自伝的情報が想起できない疾患である．自伝的情報というのは，自分に関する情報のことで，たとえば，名前・住所・国籍・家族構成・出身校といった情報が挙げられる．自分の生活史全部を想起できない場合，全般性解離性健忘（以前は全生活史健忘と呼ばれていた）という．脳梗塞などのような脳の器質的な疾患と異なり，解離性健忘の場合には自伝的情報以外の記憶は保たれる．たとえば，日本語を母国語にしていれば日本語を流暢にしゃべり，食事が出されれば箸をもって器用に食べることができ，食事の名称も「ざるそば」というように正確に答えることができる．解離性健忘のうち，別の場所に移動しており，旅行者や放浪者のようにみえる場合は解離性とん走と呼ぶ．

(3) 離人感・現実感消失症［図7］

離人感は自分自身から離れている感覚（例：自分の感情を十分に感じられない，自分の

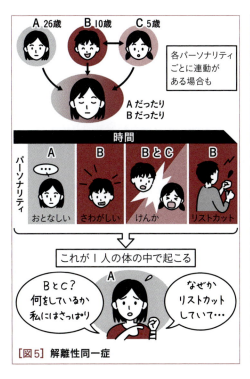

［図5］解離性同一症

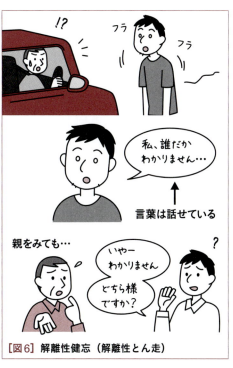

［図6］解離性健忘（解離性とん走）

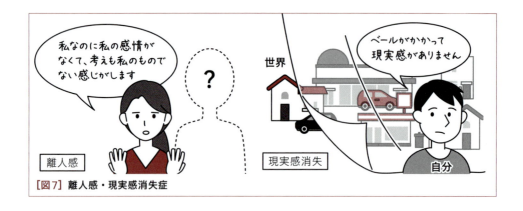

[図7] 離人感・現実感消失症

考えが自分のものではない），**現実感消失**は自身の周囲から離れている感覚（例：自分と周囲との間にベールやガラスの壁があって，周囲が人工的に感じられる）を指している．うつ病やPTSDでも離人感・現実感消失が認められることがあるので，離人感・現実感消失症の診断を満たすためには，他の精神疾患では症状がうまく説明できないことが条件となっている（他の精神疾患の除外が必要）．数時間から数日間持続する一過性の離人感・現実感消失は一般にもよく認められるが，機能障害を伴う程度にまで至る割合は低い（自発的に誘発される離人感・現実感消失は瞑想行為の一部として考えられており，障害とはしない）．

その他の解離症群として，以下のようなものが挙げられている．
- **解離性トランス**：環境刺激に対して無反応または無感覚になる状態．一過性の意識消失と同じように，自分で制御することはできない．
- 監禁・拷問などによる同一性の変化
- ストレスの強い出来事に対する急性解離反応（典型的には出来事後1カ月未満）

解離症群のスクリーニング尺度として，解離体験尺度（dissociative experiences scale：DES）がある．

なお，ICD-11では解離症群の中に「解離性神経学的症状症」と名づけられた身体への影響に関する症状が含まれるが，DSM-5-TRでは機能性神経学的症状症（変換症）という別の病名があり，解離症群とは別のカテゴリに入っている．これは従来DSM-5で転換性障害と呼ばれていた疾患と同じものである．診断分類によって名称や分類方法が異なることに留意する．

診断を確定する過程で，脳損傷や認知症，てんかんなど，脳の器質性疾患による症状である可能性を除外する必要がある．心理職が医療以外の場面で解離を疑う症状を目にした場合，医師による診察・診断が行われる前に解離症群であると決めつけないように注意する．

4．治療法

現在，解離症群に対しては保険適用のある薬物は存在しない．心理療法が治療の主体である．英国の国民医療制度であるNHS（National Health Service）[13]では，カウンセリングや心理療法は解離症状の根底にある原因への対処や孤独に感じる期間を乗り切るためのテクニックを学び実践する目的で勧められるとしている．また，PTSDに対するエ

ビデンスをもつ治療法としてEMDRも挙げられている.

5. 経過

児童・青年期における解離症群の短期的な治療成績は良好であるとされる[14]. しかしながら, 長期的な経過については十分な数の追跡研究がない.

6. 本人・家族への支援

解離症状とはどのようなものかを説明することは重要である. 心理教育で伝えるべき内容の例を表3に示す[15].

重度の解離症状が持続している場合は, 自殺行動の危険性も高いため, 安全な場を確保する必要がある. 外来で安全が確保できないと判断されれば入院での加療となる.

ストレス因あるいは心的外傷的出来事が関連していると考えられる場合には, 適応反応症やPTSDに準じた支援を検討する.

[表3] 解離症群の心理教育で伝えるべき内容

・現実的な症状や苦しみがあるが, その原因は身体的なものではなく, 心理的なものである可能性があることを認識してもらう
・症状の無害性を強調する. 症状は危険でも致命的でもないことを説明する
・重篤な身体疾患がないのに症状が出ることはよくあることを説明する. これらの症状は, 心と身体の関係によってさらに明確に説明することができるかもしれない （例：不安は動悸や振戦, 荒い呼吸, 発汗などと関連する）
・感情が身体症状の原因となることがある（年齢を問わず起こる）
・周囲からみるとストレス因がそれほど重篤, あるいは重要でない場合があるが, 当事者にとっては非常に重要な因子であることもある

（文献15より引用, 一部改変）

10章 Q and A

Q1 心的外傷後ストレス症〈PTSD〉について, 正しいものを1つ選べ.
1. 男性に多い疾患である.
2. 単回の出来事では診断しない.
3. 適応反応症との併存例が多くみられる.
4. 一定の自然治癒が見込まれる疾患である.
5. トラウマ焦点化心理療法よりも薬物療法の効果が高い.

Q2 適応反応症について, 正しいものを1つ選べ.
1. 自殺の危険性は低い.
2. 薬物療法が第一選択である.

3. 身体疾患に併存することが多い．
4. ストレス因との因果関係のみで説明がつく．
5. ストレス耐性が高ければ適応反応症を発症することはない．

Q3 解離症群について，誤っているものを1つ選べ．
1. 自殺の危険性がある．
2. てんかんとの鑑別が必要である．
3. 幼少期の被虐待体験との関連が高い．
4. 自らの健忘に深刻さを感じていないことが多い．
5. 可能な限り早期に心的外傷的出来事について取り上げて治療をする．

Q1 | A……4
解説
1. PTSDは女性に多い疾患である．
2. 単回・複数回にかかわらず，心的外傷的出来事を体験しているかどうかが診断基準の1つである．
3. PTSDの診断基準を満たした場合，適応反応症の診断はつかないので，両者は併存しない．
4. PTSDは一定の割合での自然治癒例がいる．DSM-5-TRによれば，「成人の約半数では発症後3カ月以内に完全に回復するが，その一方で，12カ月以上，時に50年以上の間，症状が残存する人もいる」とされている．
5. 薬物療法よりも，トラウマ焦点化心理療法（PE，CPT，EMDRなど）の効果が高いとされている．

Q2 | A……3
解説
1. 適応反応症では自殺企図および自殺の危険増大と関連しているという報告がある．
2. 適応反応症の治療は心理療法が主体である．
3. 適応反応症は身体疾患と併存することが多い．たとえば，がんの診療では，心理的動揺・苦痛が認められて日常生活に支障をきたすことがある．
4. 適応反応症は，NIOSHの職業ストレスモデルについて解説したように，ストレス因との因果関係のみで単純に説明がつくものではなく，示されているストレス因以外のストレス要因，個人的要因，緩衝要因など，複数の要因が関連していることが多い．
5. ストレスー脆弱性モデルでは，ストレス耐性がいかに高くても非常に衝撃度の高いストレス因の場合には不調をきたすとされている．

Q3 | A……5
解説
1. 解離症群の自殺リスクは高い．全般性解離性健忘の場合，記憶を思い出すことにより自身が耐えられない記憶に圧倒される形で自殺行動がみられることがあると

されている．さらに，解離性同一症の外来患者の 70％以上が自殺を試みたことがある．
2. てんかん（epilipsy）に類似した発作を示す場合，心因性の非てんかん発作（psychogenic non-epileptic seizures：PNES）との鑑別が必要である．
3. 解離症群は，心的外傷的出来事の体験に伴って出現することが多い．
4. 解離症群に特異的な現象ではないため，DSM-5-TR では診断基準に挙げられていないが，多くの人は自らの健忘に深刻さを感じていない．
5. 解離への対応について，治療関係が成立していない段階で心的外傷的出来事について取り上げることは適切であるとはいえない．

事後学習課題
・過去に起きた災害や事故，児童虐待や犯罪被害などに関するニュース記事を検索し，出来事に関連して生じた心理的問題について考えてみましょう．
・公認心理師として支援にあたる際に，自分自身がメンタルヘルス不調とならないために，どうしたらよいか考えてみましょう．

文献

1) Centers for Disease Control and Prevention: The ACE Pyramid.
   https://www.cdc.gov/violenceprevention/aces/about.html（2023 年 12 月 7 日閲覧）
2) Karatzias T, et al：Adverse and benevolent childhood experiences in Posttraumatic Stress Disorder (PTSD) and Complex PTSD (CPTSD)：implications for trauma-focused therapies. *Eur J Psychotraumatol*, **11**（1）：1793599, 2020.
3) American Psychiatric Association：Diagnostic and Statistical Manual of Mental Disorders, 5th ed, Text Revislon (DSM-5-TR). American Psychiatric Publishing, Washington DC, 2022 [日本精神神経学会（日本語版用語監修），髙橋三郎，大野裕（監訳）：DSM5-TR 精神疾患の診断・統計マニュアル．医学書院，2023]
4) 金　吉晴：ICD-11 におけるストレス関連症群と解離症群の診断動向．精神経誌，**123**（10）：676-683, 2021.
5) Substance Abuse and Mental Health Services Administration：SAMHSA's Concept of Trauma and Guidance for a Trauma-Informed Approach. HHS Publication No.（SMA）14-4884, 2014（大阪教育大学学校危機メンタルサポートセンター，兵庫県こころのケアセンター監訳：SAMHSA のトラウマ概念とトラウマインフォームドアプローチのための手引き，2018）
6) 亀岡智美：精神科医療におけるトラウマインフォームドケア．精神経誌，**122**（2）：160-166, 2020.
7) 夏目　誠：出来事のストレス評価．精神経誌，**110**（3）：182-188, 2008.
8) Zubin J, Spring B：Vulnerability：A new view of schizophrenia. *J Abnorm Psychol*, **86**（2）：103–126, 1977.
9) Hurrell, JJ, McLaney, MA：Exposure to job stress: A new psychometric instrument. *Scand J Work Environ Health*, **14**（Suppl 1）：27–28, 1988.
10) National Institute for Occupational Safety and Health，東京都労働相談情報センター：職業性ストレスモデル．
    https://www.kenkou-hataraku.metro.tokyo.lg.jp/mental/about/material/niosh.html（2023 年 12 月 7 日閲覧）
11) 張　賢德：自殺の急増について考える―なぜ日本では自殺が急増するのか―．精神経誌，**125**（11）：951-958, 2023.

12) Pearson D, et al : Prevalence of imaginary companions in normal child population. *Child Care Health Dev*, **27**:12–22, 2001.
13) National Health Service : Dissociative disorders. https://www.nhs.uk/mental-health/conditions/dissociative-disorders/（2023年12月8日閲覧）
14) 平島奈津子：解離症. 精神医学, **65**：1506-1513, 2023.
15) Agarwal V, et al : Clinical Practice Guidelines for the management of Dissociative disorders in children and adolescents. *Indian J Psychiatry*, **61**（Suppl 2）：247-253, 2019.

〔大江美佐里〕

11章 神経発達症群

精神疾患の理解⑤

到達目標
- 神経発達症群の代表的な疾患名を挙げ，それらの基本的な症状について説明できる．
- 神経発達症群の診断手順について説明できる．
- 神経発達症群に対する治療の基本方針について説明できる．

CASE

今泉優希さん（仮名）は16歳の男子高校生です．学校の成績は比較的優秀ですが，他生徒との交流に乏しく，しばしばパニックを起こしたため精神科を受診しました．母親によると，幼少期より皆に交じって遊ぶことを好まなかったそうです．ごっこ遊びなどはせず，ミニカーを並べて遊んだり，電車の図鑑などで知識を習得したりすることに没頭していました．状況に応じない発言や行動がみられたため，いじめの対象となっていました．音に過敏で，日常生活雑音も不快に感じるようでした．また，急に予定が変更されるとパニックを起こしやすい傾向がありました．自閉スペクトラム症と診断され，予定変更はなるべく前もって伝えておくこと，情報伝達はできるだけ視覚的情報を利用するなどの対応をとることになりました．聴覚過敏に対しては，適時耳栓などを利用しながら対処する方法を身につけました．その後，大学受験の際には診断書を提出し，静かな別室で試験を受けるなどの配慮を受けました．精神障害者福祉手帳を取得し，大学卒業後は障害者雇用にて就労しています．

アウトライン

神経発達症群（以下，神経発達症）とは幼少期より症状が存在している疾患の一群を指し，自閉スペクトラム症，注意欠如多動症，限局性学習症などがその中に含まれる．神経発達症は教育や生育環境によって引き起こされているわけではなく，何らかの脳の障害であると考えられている．知的能力障害を伴わない場合には，成人後にはじめて障害に気づかれること

〔キーワード〕自閉スペクトラム症，広汎性発達障害，注意欠如多動症，学習障害

が多いが，症状は幼少期より存在している．自閉スペクトラム症は対人コミュニケーションの障害と常同的なこだわり行動，注意欠如多動症は不注意と多動・衝動性を主症状とする．限局性学習症は読字・書字・算数など特異的な領域の学習や使用に困難をきたしているものであり，知的能力障害とは異なる．神経発達症の診断は当事者の行動観察と生育歴聴取によりなされ，心理検査はそれを補助するものである．神経発達症は二次的に他の精神疾患を伴いやすく，神経発達症同士の併存もしばしば認められる．神経発達症の主症状に対する根本的な治療方法は現在のところ確立されておらず，障害特性に適した環境の調整が重要である．

1．成因

1）神経発達症の概念

　発達症という用語が指し示す範囲は時代とともに変遷・拡大している．また，一般に用いられるものと，専門家が意図していることが一致していないこともある．混乱をきたしやすいため，まずは用語を整理したい．

　発達症とは幼少期より症状が存在している疾患の一群を指しており，特定の障害を指し示しているものではない．一般に発達症というと自閉症やアスペルガー症候群など対人コミュニケーションが苦手な人々を指すことが多いが，それは医学用語としては正確ではない．確かに発達症の枠組みの中にアスペルガー症候群なども入ってはいるが，その他にも複数の障害が含まれており，あくまで発達症とは総称であることを理解する必要がある．

　米国精神医学会が作成する最新の診断基準である **DSM-5-TR** では，いわゆる「発達症」に該当すると思われる**神経発達症群**（Neurodevelopmental Disorders）というカテゴリーが設けられている．その中には**自閉スペクトラム症**（Autism Spectrum Disorder：**ASD**），**注意欠如多動症**（Attention Deficit Hyperactivity Disorder：**ADHD**），**限局性学習症**（Specific Learning Disorder：**SLD**）などが含まれている．SLDは学習障害とほぼ同義である．

　ASDはこれまでの自閉症やアスペルガー症候群などを包括する疾患単位である．DSM-IVまでは**広汎性発達障害**（pervasive developmental disorder：PDD）の下位分類として自閉性障害，アスペルガー症候群，特定不能の広汎性発達障害などが挙げられていた．その中で最もよく知られている**自閉性障害**（一般的には自閉症といわれている）は，言葉の遅れや知的能力障害（Intellectual Disability）を伴っていることが多い．しかし，その一部は知的能力障害を伴わず，それらは**高機能自閉症**と呼ばれていた．また，アスペルガー症候群とは言語発達の遅れがないか軽微であり，かつ知的能力障害を伴わないものを指している．特定不能の広汎性発達障害とは基本的な症状は存在しているが，自閉性障害の診断基準を満たすほど重篤ではないものである．しかしながら，近年ではこれらの下位分類に本質的な違いはないと考えられるようになっており，自閉症を中心としてこれらの障害群が一つの連続体（スペクトラム）を形成していると捉えられている．このことから，DSM-5からはこれらの障害群はASDと総称して呼ばれるようになった **[図1]**．広汎性発達障害，自閉症，アスペルガー症候群という用語は臨床現場において現状でも使用されているが，DSM上ではこれらの用語はみられなくなっている．

　ASDやADHDなどの発達症には，知的能力障害を伴うことも多い．併存症としてではなく知的能力障害単独であっても，DSM-5-TRでは神経発達症群の一部として記載さ

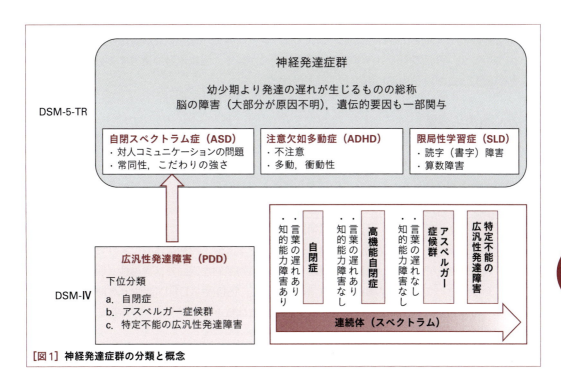

[図1] 神経発達症群の分類と概念

れている．知的能力障害は発達期に発症し，概念的，社会的および実用的な領域における知的機能と適応機能両面の欠陥を含む障害であるとされている．DSM-Ⅳまでは，田中ビネー式知能検査やウェクスラー式知能検査などによって得られる知能指数（intelligence quotient：IQ）の値によって定義されてきた．

田中ビネー式知能検査Ⅴは，2歳～成人が適応であり，13歳までは精神年齢と実年齢の比でIQを算出し，14歳以上では精神年齢は算出せず，13の下位検査で構成され，「結晶性領域」「流動性領域」「記憶領域」「論理推理領域」の4領域に分類する．WISC-Ⅴ（Wechsler Intelligence Scale for Children）は，5～16歳までの子どもを対象とし，16の下位検査（主要下位検査：10，二次下位検査：6）で構成され，全般的なIQに加え，言語理解，流動性推理，ワーキングメモリー，処理速度の5つの主要指数などが算出できる．WAIS-Ⅳ（Wechsler Adult Intelligence Scale）は，16歳以上の成人を対象とし，15の下位検査（基本検査：10，補助検査：5）で構成され，全検査IQと言語理解，知覚推理，ワーキングメモリー，処理速度の4つの指標が算出される．

これまで一般に，IQ70以下を軽度知的能力障害，IQ50以下を中等度知的能力障害，IQ35以下を重度知的能力障害，IQ 20以下を最重度知的能力障害と区分されていた．DSM-5からは知能指数の値を中心とした知的能力障害の診断基準が見直され，重症度のレベルはそれぞれIQの値のみではなく，適応機能に基づいて評価されるようになった．しかし，現実のわが国における知的能力障害の診断には，依然としてIQの値が過度に重視されており，療育手帳の発行の可否に際しても支援ニーズとの乖離が生じることも少なくない．

わが国では知的能力障害単独である場合には，発達障害支援法など国の施策における発達症の定義からは除外されており，知的能力障害が発達症に含まれるか否かは明確に定義することは難しい．実際には医学界でも国の施策上の定義に従い，知的能力障害単独の場合には発達症というカテゴリーで使用されないことが多い．また，DSM-5-TRでは神経

発達症群の中に発達性協調運動症，チック症，コミュニケーション症など他の障害も含まれているが，紙面の関係から本章では社会的関心が高く，臨床現場で遭遇する可能性も高いASD，ADHDを中心に解説し，SLDも紹介する．

2）原因・疫学

　神経発達症は幼少時にはすでに存在している脳の障害として認識されており，教育や環境によって引き起こされているわけではない．以前はASDのコミュニケーション障害を母親の愛情不足によるものとして母親が非難された時期があるが，現在では明確に否定されている．神経発達症において脳のどの部分が障害されているかについて，これまで様々に研究がなされているが，その結果は研究ごとに異なっており，いまだに一致した見解には至っていない．神経発達症の診断は，行動観察や本人の主観的な体験によりカテゴリー化され診断されているが，脳構造や機能といった生物学的な側面では異種性（個々のばらつき）が大きいことがこの要因として挙げられる．ASDやADHDといった神経発達症を単一の要因で説明することは困難で，生物学的には様々なサブタイプが存在していると考えるべきであろう．

　神経発達症には遺伝的な要因も関与しており，一卵性双生児の研究では片方の児が自閉症である場合に他方の児が自閉症である一致率は60～90%であるが，二卵性双生児の一致率は3～10%と同胞の一致率と変わりがないと報告されている．ADHDでも同様に遺伝の関与が指摘されている．親子や同胞でASD，ADHD，SLDが混在していることもあり，神経発達症の下位分類において共通する遺伝的背景の存在も示唆されている．具体的な原因遺伝子の特定に対する研究も精力的に行われているが，これまでの研究の結果は報告ごとにバラつきが大きい．神経発達症は単一の遺伝子が原因で起こるのではなく，複数の遺伝子の変化が互いに影響して起こる**多因子遺伝疾患**であることが推定されている．胎生期の環境因子によって遺伝的な情報が変化するという「**エピジェネティクス**」の考えもある．単純に親の遺伝子が子どもに遺伝して神経発達症を引き起こすというわけではなく，神経発達症の遺伝要因は原因の一部にすぎないことに留意すべきである．実際に神経発達症の両親は全くの定型発達である場合も非常に多い．神経発達症の多くは特発性（原因が不明）であるが，一部は出生時の問題や他の遺伝疾患に伴って出現することがある．出生時の両親の高年齢，低出生体重，妊娠中における何らかの服薬が神経発達症の発現に関与している可能性もある．脆弱X症候群，結節性硬化症，レット症候群などの遺伝疾患にもASDが伴いやすいと考えられている．

　自閉症の有病率は1万人に4～5人程度とされてきたが，最近では急激に増加しており，ASDでは1～2%程度とする報告が多くなっている．これは単純に障害の絶対数が増加したというよりも，診断概念の拡大や，ASDが生きづらくなるような社会文化的変化，ASDについての知識が一般に普及したなどの要因が大きいと考えられる．ADHDは子どもでは約5%，成人では約2.5%程度と報告されており，ASDと比較しても有病率は高い．また，神経発達症は全般的に男性に多いと報告されている．ASDでは男性は女性より3～4倍多いといわれているが，女性のASDは見逃されやすいことも指摘されている．ADHDも小児期では男性は女性の2倍程度多いと報告されているが，不注意症状が主体となる成人期では男女差は目立たなくなる．SLDでも男性に2～3倍多く認められる．

2. 症状

1）自閉スペクトラム症（ASD）

ASDでは，社会的コミュニケーションおよび対人相互反応における障害と，行動・興味または活動の限定された反復的な様式の2つが基本症状である．その具体的な例を以下に述べる．

(1) 社会的コミュニケーションおよび対人相互反応における障害

ASDは他者の存在自体がそもそも十分に認識されておらず，**対人交流**のモチベーションが希薄で，他者の意図を理解する力が弱い．そのため，幼少期では視線が合わない，表情が乏しい，指差した方向を見ないで指自体を見る，抱っこを求めない，自分の興味をもったものを見せに来ることがないなどから，障害に気づかれることが多い．また「名前を呼んでも振り向かない」ことから，はじめは難聴を疑われて受診する場合もある．児童期になると，対人関係において情緒的な共感や興味の共有ができないため，特に同世代での友人関係を適切な形で築けないことが多い．思春期以降には，さらに複雑な対人交流を要求されるようになるが，他者の感情や場の雰囲気を理解し，適切な行動や態度をとることが苦手であるため，いじめにあうことが多い．また，抽象的な表現を理解しづらく，他者の発言を字義通りにしか理解できない傾向があるため，「言われたことしかしない」「本音と建前が区別できない」などと言われることもある．

ASDには**言葉の発達の遅れ**がしばしば伴う．通常であれば1歳程度で初語，2歳程度で2語文を話せるようになるが，一般的には初語が1歳6カ月，2語文が3歳以降になっても出ないと言語発達に遅れがあると解釈される．ASDでは，言葉が出たとしても，会話は自分の興味のあることが中心で，一方的となりがちである．話し方は独特であり（会話に抑揚が乏しい，アナウンサーのように話す，仰々しいなど），独語や反響言語も時に認められる．また，幼少期のごっこ遊びや社会的模倣遊びに乏しいことが多い．

(2) 行動・興味または活動の限定された反復的な様式

興味の対象が狭く，**特定の物への執着**もみられる．電車の種類や時刻表，博物学的知識などの習得に没頭することもその例である．通常の趣味や収集とは異なり，それらを通して他者と交流しようという要求に乏しく，その興味の対象も独特なものであることが少なくない．また，こだわりが強く，些細な変化も嫌がる傾向がある．**感覚過敏**（音，光，匂いなど）もしばしば認められ，その対極にある**感覚鈍麻**も同一人物内に併存することもある．特に聴覚の過敏性をもつ割合が高い．感覚過敏は当事者にとって非常な苦痛をもたらす．

(3) その他の特徴的な症状

前述の2つの基本症状以外でASDに特徴的なものとして，**協調運動の障害**（不器用，歩行や姿勢がぎこちない，球技が苦手など），**情報処理能力の偏り**（視覚優位，細部に捉われる，複数の情報を同時に処理できないなど）などが挙げられる．

2）注意欠如多動症（ADHD）

ADHDでは不注意，多動・衝動性の2つが基本症状として挙げられる．その具体的な例を以下に述べる．

(1) 不注意

ADHDにおける主要な症状として不注意がある．注意の要素としては諸説あり，重複

が前提で明確に分離できるものではないが，以下に代表的な3つを挙げる．ADHDではこれらの注意機能が通常は複数の要素にまたがり障害されている．

①**容量**

一度に処理できる情報量と関係するもので，扱える情報量が決定される．注意の容量が障害されていると，少ない情報量であればうまく処理できるが，容量を超える情報量に対しては処理効率が悪くなる．そのため，会話が長くなると理解が追いつかなかったり，同時に複数のことを処理することが難しかったりする．

②**持続性**

特定の対象に振り向けた注意を一定時間持続する機能である．注意の持続性が障害されていると，短時間であれば集中して物事に取り組めたとしても，たとえ刺激の少ない静かな環境であっても長時間にわたると気が散りやすくなる．勉強や仕事の効率も一定に保てず，作業に時間がかかってしまうなどの問題につながる．

③**選択性**

多くの刺激のなかから特定の対象に注意を向ける機能である．注意の選択性が障害されていると，無関係の刺激に対して注意を奪われやすくなり，目的をもった注意の方向づけが困難になる．そのため，静かな環境であれば集中できるが，物音や話し声などの刺激があると注意がそれてしまい，作業の遂行が難しくなる．また，本や書類などにある多くの情報の中から必要な情報を探し出すことや，乱雑に散らかった部屋の中から必要なものを見つけることができない．パーティー会場など，多くの人の話し声がある場所でも，自分の話し相手や壇上の演者の声は比較的明瞭に聞こえる事象（**カクテルパーティ効果**）があるが，注意の選択性が障害されている場合には，カクテルパーティ効果がうまく働かない．すべての話し声が均一に聞こえてしまい，話し声がうまく聞き取れず，雑音が苦痛につながる場合もある．

①〜③の注意障害を基にして，ADHDでは忘れ物が多い，ケアレスミスが目立つ，集中できない，気が散りやすい，話を聞いていないようにみえる，整理整頓ができない，忘れっぱい，時間や締め切りを守れないなど，日常生活および社会生活に困難をきたしている．

(2) **多動・衝動性**

多動性は，過剰な運動活動性を表している．具体的には，小児期では授業中走り回ってしまう，じっとできず体動が多い，余暇活動の際に騒々しい物音を立ててしまう，すぐに迷子になってしまうなどが認められる．成人例では動き回ってしまうなどのように，明らかに異常を示す形で症状が出現しているケースは少ない．手足をソワソワ動かす，なんとなく落ち着きがない，頻回にオフィスの席を立ち部屋を出る，会議や研修会などの場にとどまり続けることに苦痛を感じる，しゃべりすぎてしまうなどが観察される．

衝動性は，見通しなく即座に行われる性急な行動や，長期的結果を考慮しない重要な決定などで表れる．具体的には，小児期では遊具の順番を待てずに割り込んでしまう，教師からの指名がないのに出し抜けに答えを言ってしまう，過度にちょっかいを出す，他児を手加減なく叩いたり罵倒してしまうなどが認められる．成人例では会話中に相手の話の終了を待たずに話し始めてしまう，行列に並ぶことに非常に苦痛を感じる，怒りの感情がコントロールできずにすぐカッとなってしまうなどが観察される．

多動・衝動性は不注意とは異なり，成長するに従って徐々に症状が緩和することが多い．

そのため，小児期では明らかな問題行動として観察されやすいが，成人期では表面化している行動だけでなく，じっとしていることへの苦痛など，自覚的なものとして症状が存在している可能性があることに留意すべきである．

(3) その他の特徴的な症状

ADHDに伴いやすい特徴として，**覚醒度**の低さがある．覚醒度と注意力には密接な関係がある．そのため，日中の過眠傾向がしばしば認められ，授業中や仕事中でも傾眠傾向となることが多い．特発性過眠症，ナルコレプシー，概日リズム障害，睡眠時無呼吸症候群，レストレスレッグ症候群などの**睡眠障害**が併存しやすい．また，ASDと同様に協調運動障害や感覚過敏が存在していることがある．

3）限局性学習症（SLD）

SLDは「読む，書く，計算する，推論する」能力などのうち，特定のものの習得と使用に著しい困難を示すものである．これらの困難が知的能力障害，視覚および聴覚障害などでは説明できない場合にSLDとなる．知的能力障害の場合は能力が全般的に低下しているが，SLDの場合は上記の能力のいずれか，あるいは複数が突出して他の能力と比べて低い場合に診断される．知的能力障害と混同されやすいが，区別することが求められる．

SLDの代表的なものに，読字障害，書字障害，算数障害がある．

(1) 読字障害

SLDのなかで最も多く認められる．読字障害は，文字自体の認識が困難であり，形が似ている文字「シ」と「ツ」などが区別できない，促音や拗音（「かいしゃ」の「ゃ」，「ちょっと」の「ょ，っ」など）が認識できない，漢字の形が覚えられない，文章がゆがんでみえるなどが認められる．音韻処理の困難さから文字と音声を対応させることができず，音読（見た文字を音にする）に時間がかかり不正確となる．音韻体系が日本語よりも複雑な英語で問題が表面化することもある．また，読んでいるものの意味を理解することが困難で，ひらがなやカタカナは覚えていても，連なった場合に単語として直感的に把握することができず，文章の区切りが適切に理解できない．

(2) 書字障害

書字障害には，綴りの間違い，文法や句読法の誤り，筆跡不良などが含まれる．「め」と「ぬ」，「わ」と「ね」のように形態的に似ている文字や漢字を間違える，鏡文字を書く，助詞の誤用が多い，句読点を忘れる，文字がマスから大きくはみ出す，文字のバランスが悪いなどがみられる．読字障害と書字障害はしばしば併存する．先の細かい作業と関連する協調運動の障害を伴っていることもある．

(3) 算数障害

算数障害は，数量の感覚，計算，数学的推量に困難がある．数の大小や長短などを直感的に理解できない，簡単な繰り上がりや繰り下がりも指を使わなくてはできない，アナログ時計が読めない，図形や測定ができない，演算ができないなどがみられる．

4）遂行機能障害

遂行機能の定義は研究者によって差があるが，基本的には目標を立てて計画し，工夫をしながら実行していく能力のことである．ASDやADHDなどの神経発達症では，遂行機能が障害されていることが多いと考えられている．遂行機能は，記憶や知覚といった要

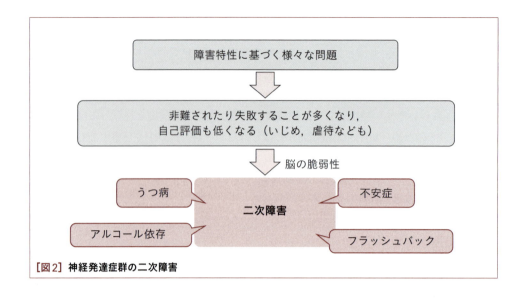
[図2] 神経発達症群の二次障害

素的な認知機能よりも上位に位置づけられる多面的な脳の認知マネージメント機能であり，障害されていると家事や仕事などの日常生活場面で様々な困難をきたす．すべての神経発達症をもつ者に遂行機能の障害がみられるわけではないが，日常生活に大きな影響を与えるものであることから，その存在には注意すべきであろう．

5）併存症（二次障害）

本人の社会的に不適切な行動や言動が，性格的な要素として周囲に捉えられ，誤解されていることがしばしばある．そのため，いじめにあったり，両親から虐待をうけていたりと，心理的な外傷体験を積み重ねていることが多く，自己評価も低くなりがちである．そのため，二次的に**うつ病**，**不安症**，**心的外傷後ストレス症**（PTSD），**アルコール依存症**など，他の精神疾患を併存していることもある．また，フラッシュバックや幻覚妄想体験が認められることも少なくない．正式な医学用語ではないが，このように神経発達症の特性に基づき，二次的に引き起こされる精神障害を一般に**二次障害**と呼ぶ [図2]．神経発達症に伴う精神障害のすべてを心理的誘引を伴う二次的なものとして扱うのは慎重であるべきだが，神経発達症の併存症を考える上では重要な視点である．精神障害でも脳の障害が指摘されており，神経発達症は精神障害を引き起こしやすい脳機能の脆弱性が存在していると考えられる．

3. 診断

診断の基本は，行動観察と本人や養育者からの生育歴の聞き取りである．神経発達症は脳の障害であり，遺伝的な要因も関与しているが，現在のところ診断に利用できる脳画像所見や遺伝子検査，血液検査は，いまだ研究段階である．心理検査として診断に有用なものはいくつかあるが，その結果のみで診断することは危険であり，あくまで参考資料として活用すべきであろう．

1）診断基準
(1) 自閉スペクトラム症（ASD）

ASDでは「社会的コミュニケーションおよび対人的相互反応における障害」「行動・興味または活動の限定された反復的な様式」の存在を確認する．DSM-5-TRにおける診断基準の概要を**表1**に示す．

ASDと診断するためには，「社会的コミュニケーションおよび対人相互反応における障害」と「行動・興味または活動の限定された反復的な様式」の双方が存在する必要がある．どちらか片方のみ症状が存在している場合には，社会的コミュニケーション症など別の診断になる．また，明らかになるのは後でもよいが，幼少期より症状が存在している．その症状は社会的，職業的，または他の重要な領域において意味のある障害を引き起こしているものでなくてはならない．つまり，全く問題とならない程度の症状であればASDとは診断できず，一定の重症度を要する．さらにこれらの症状は知的能力障害ではうまく説明できない．知的能力障害とASDはしばしば同時に起こるが，併存していると診断するためには，社会的コミュニケーション能力は知的水準から期待されるものよりも明らかに下回っている必要がある．

(2) 注意欠如多動症（ADHD）

ADHDでは「不注意」「多動および衝動性」の存在を確認する．DSM-5-TRにおける診断基準の概要を**表2**に示す．

ADHDはASDとは異なり，「不注意」もしくは「多動および衝動性」のいずれかが存在していれば診断できる．しかし，その程度は社会的，学業的または職業的機能を損なわせている必要がある．また，その症状は2つ以上の状況（家庭，学校，職場など）で存在していなければならない．学校では診断基準を満たすほどの特徴があっても，家庭で全く問題なければ診断には至らない．ADHDは神経発達症の一種であり，ASDと同様に幼少期からその症状は存在していなければならず，これらの症状のいくつかが12歳になる前から存在していることを確認する必要がある．

DSM-5以降，ASDとADHDが併存するという考えが正式に認められるようになった．SLDもASDおよびADHDに併存する率は高く，それぞれの神経発達症の併存の可能性について検討することが非常に重要である．

[表1] 自閉スペクトラム症（ASD）の診断基準（DSM-5-TR）

A. 社会的コミュニケーションおよび対人的相互反応における持続的な障害（以下により明らかになる） 　(1) 相互の対人的－情緒的関係の欠落 　(2) 他者との交流において非言語的コミュニケーション行動を用いることの欠陥 　(3) 人間関係を発展させ，維持し，理解することの欠陥 B. 行動，興味，または活動の限定された反復的な様式（以下の少なくとも2点を満たす） 　(1) 常同的または反復的な身体の運動，物の使用，または会話 　(2) 同一性への固執，習慣へのこだわり，または儀式的行動様式 　(3) きわめて限定され執着する興味 　(4) 感覚刺激に対する過敏さまたは鈍感さ，または感覚に対する強い興味 C. 症状は発達早期に存在している（明らかになるのは成長後のこともある） D. その症状は社会的，職業的，または他の重要な領域において意味のある障害を引き起こしている E. これらの症状は知的能力障害ではうまく説明できない

（日本精神神経学会（日本語版用語監修），髙橋三郎・大野　裕監訳：DSM-5-TR 精神疾患の診断・統計マニュアル．医学書院，2023, pp54-55 より作成）

[表2] 注意欠如多動症（ADHD）の診断基準（DSM-5-TR）

A. （1）と（2）の両方，あるいはどちらかを満たす
　（1）以下の不注意症状が6つ（17歳以上では5つ）以上あり，6カ月以上にわたって持続
　　a. 細やかな注意ができず，ケアレスミスをしやすい
　　b. 注意を持続することが困難
　　c. 直接話しかけられたときに，しばしば聞いていないように見える
　　d. 指示に従えず，宿題などの課題が果たせない
　　e. 課題や活動を順序立てることが困難である
　　f. 精神的努力の持続が必要な課題を嫌う
　　g. 課題や活動に必要なものをしばしばなくしてしまう
　　h. 外部からの刺激で注意散漫となりやすい
　　i. 日々の活動を忘れがちである
　（2）以下の多動－衝動性の症状が6つ（17歳以上では5つ）以上あり，6カ月以上にわたって持続
　　a. しばしば手足をそわそわ動かしたりとんとん叩いたりする，またはいすの上でもじもじする
　　b. 着席が期待されている場面で離席する
　　c. 不適切な状況で走り回ったりよじ登ったりする
　　d. 静かに遊んだり余暇を過ごすことができない
　　e. しばしば"じっとしていない"，またはまるで"エンジンで動かされているように"行動する
　　f. しゃべりすぎる
　　g. 質問が終わる前にうっかり答え始める
　　h. 順番待ちが苦手である
　　i. しばしば他人を妨害し，邪魔する
B. 症状のいくつかは12歳までに存在していた
C. 症状のいくつかは2つ以上の環境（家庭・学校・職場・社交場面など）で存在している
D. 症状が社会・学業・職業機能を損ねている明らかな証拠がある
E. その症状は他の精神障害では説明できない

［日本精神神経学会（日本語版用語監修），髙橋三郎・大野　裕監訳：DSM-5-TR 精神疾患の診断・統計マニュアル．医学書院，2023，pp66-67 より作成］

2）鑑別診断*

小児期においては知的能力障害との**鑑別**が重要である．ASDおよびADHDの特性が

---

* 他の精神障害との主な鑑別点
- **統合失調症**：統合失調症でもコミュニケーション障害，こだわり，不注意，衝動性などが出現する．神経発達症でも幻覚や妄想がみられることがある．ASDの妄想はファンタジーへの没入や，いじめや虐待などの実際の外傷体験に基づいた状況誘発性のものが多く，比較的短期で消失する．統合失調症の妄想は，病的体験の内容が比較的奇異かつ持続的であること，陰性症状が徐々に進行していくことなどが特徴であり，これらをもとに神経発達症と区別する．
- **パーソナリティ症**：パーソナリティ症では，対人関係を安定して築けないことが多く，神経発達症との鑑別を要することがある．幼少期からのエピソードを聴取していくことや，自傷行為における操作性の有無などから鑑別する．統合失調症型パーソナリティ症との鑑別は，ASDと症状が類似しているため困難なこともある．
- **気分障害**：思考抑制からくる不注意がADHD特性とみなされることがあるが，抑うつ気分の有無などで鑑別する．また双極症の軽躁状態がADHDの多動・衝動性と区別を要する時があるが，躁状態では数日間持続するいつもとは違う気分高揚が存在していることなどから鑑別する．
- **強迫症**：ASDの常同行為は強迫症の強迫行為と鑑別を要する．鑑別点としては強迫行為には自我違和感があり，その行為をすることへの苦痛を訴えることが多く，常同行為はそうではない点であるが，明確に区別できないことも少なくない．
- **社交不安症**：集団場面で強い緊張があり，人前での行動や発言を避けるため，ASDとの鑑別を要する．社交不安症は対人過敏であり，周囲の状況や人の気持ちを過度に考えて不安が増強することで集団場面を回避している．ASDでは対人希求性の乏しさから結果として回避している点で異なる．集団場面での不安緊張に由来するミスを繰り返し，ADHDの不注意との区別を要することがあるが，社交不安症では自宅など安心できる環境では不注意は目立たない．

知的レベルを勘案しても診断基準を満たしている程度であるかで判断していかなくてはならない．また，愛着障害が認められる場合には，ASD 類似のコミュニケーションの問題を引き起こすため，養育環境による影響を勘案しなくてはならない．いじめや虐待などがあると，ADHD 類似の衝動・多動性を引き起こされることも稀ではない．

思春期以降では神経発達症と鑑別すべき精神障害の数も増加する．基本的には精神障害は思春期以降の発症が多く，幼少期から神経発達症の特徴が存在しているか否かで区別していく．鑑別すべき代表的な疾患として，統合失調症，パーソナリティ症，気分障害（うつ病，双極症），強迫症，社交不安症などがある．これらの疾患と鑑別を要するのと同時に，神経発達症には精神障害の併存率が高いことにも留意すべきである．

3）心理検査

神経発達症の診断は本人および養育者からの**生育歴の聞き取り**と**行動観察**が中心であり，心理検査に関しては補助的なものであると認識する必要がある．しかし，神経発達症に対するスクリーニングや診断補助，本人の状態把握などの目的において有用な心理検査がいくつかあり，ASD と ADHD に関して代表的なものを表3 および表4 に示す．

ウェクスラー式知能検査は IQ 値を測定するものであるが，いくつかの下位指標があり，個人の認知特性を計測するのに有用である．わが国では現在，5〜16歳は WISC-V，16歳以上は WAIS-Ⅳが使用可能である．知的能力障害が重度である場合には，評価不能となりやすい欠点があり，その場合には田中ビネー知能検査など他の検査を検討する．高機能 ASD では，WAIS-Ⅲにおける VIQ>PIQ の乖離が目立つことや，絵画配列にて低値となりやすいこと，ADHD では作動記憶や処理速度が低値となりやすいことなどが特徴とされているが，個人差が大きく，それらの特徴だけを基にして診断することは避けるべきである．

4．治療法

1）治療の基本

神経発達症の中核症状に対する根本的な治療法は現在のところ確立されていない．そのため，神経発達症の症状を消失させるという方向ではなく，適切な学習により社会適応能力を高めていくこと，本人の特性に合った環境を探していくことなどに重点を置くべきである［図3］．当事者の長所を探り，伸ばしていく観点も重要である．神経発達症の症状をよく知ることが，当事者に適した環境調整や対応方法の確立につながる．ASD では視覚優位の情報処理の特徴があることから，会話よりも絵や文字を利用したほうが意思疎通がしやすいことが多い．また，抽象的な指示は理解できないことから，より具体的な指示が望ましい．また，予定変更がある場合には前もって伝えておくことが必要である．感覚過敏，とくに聴覚過敏を伴いやすいことから，感覚刺激の多い場所は避け，必要性に応じて耳栓やサングラスの使用などを検討していく．ADHD では不注意からのミスを繰り返しがちであり，ノートやスマートフォンでのメモをとるようにしたり，大事なものは目立つところに置いたりするなどの工夫は大切である．このような学習を継続していくためには，適切なフィードバックに加え，自己効力感を向上させる環境にあることが必要である．神経発達症ではその障害特性から，幼少時よりイジメや虐待など不快な体験を重ねている

[表3] 自閉スペクトラム症（ASD）に対する主な心理検査

心理検査名	概要
M-CHAT（Modified Checklist for Autism in Toddlers）	養育者が記入する代表的な乳幼児期のスクリーニング尺度である
CARS（Childhood Autistic Rating Scale）	専門家による行動観察もしくは養育者からの聞き取り調査をもとにASDを評定する
SCQ（Social Communication Questionnaire）	対象者のASD傾向について養育者が回答する質問紙である．成人にも使用できる
PARS（Pervasive Developmental Disorders Autism Society Japan Rating Scale）	ASD傾向を面接形式で測定するものである．3歳以上であれば成人にも使用できる
ADI-R（Autism Diagnostic Interview-Revised）	ADOS-2とともに世界的に妥当性が示されている診断補助面接である．養育者から対象者の過去の行動様式について聞き取りを行う
ADOS-2（Autism Diagnostic Observation Schedule）	構造化された面接中の行動観察によって現在のASD特性を評定する診断補助面接である．年齢や言語水準により5つのモジュールに分類されている

[表4] 注意欠如多動症（ADHD）に対する主な心理検査

心理検査名	概要
ADHD-Rating Scale-IV	5～18歳の当事者の養育者または教師が記入する尺度である
Conner3	当事者用は8～18歳，養育者と教師用は6～18歳を対象とする記入式の尺度である
ASRS（Adult ADHD Self Report Scale）	18歳以上を対象とし，本人が記入するADHDの簡便なスクリーニング尺度である．全18項目のうち，6項目を用いて評価する
CAARS（The Conners' Adult ADHD Rating Scales）	18歳以上を対象とするADHDの重症度を測定する記入式の尺度である
CAADID（Conners' Adult ADHD Diagnostic Interview For DSM-IV）	18歳以上のADHDの診断補助のために用いられ，検査者が当事者に聞き取りをして評価する．成人期と小児期の両方において問題となる症状を測定する

ことがあり，いわゆる二次障害という情動や行動の問題を引き起こしやすい．適切な行動に対してシールやポイントでフィードバックするいわゆるトークンシステムという手法などに加えて，二次障害を含めた精神障害の併存に対する治療的関与も適切に行う．

2）療育・リハビリテーション

神経発達症に対して試行される代表的な療育・リハビリテーションとして，TEACCH，**応用行動分析**，**SST**などがある．表5にその概要を示す．

3）薬物療法

神経発達症を根本的に治療できる薬物は現在のところ存在しない．併存精神疾患に対す

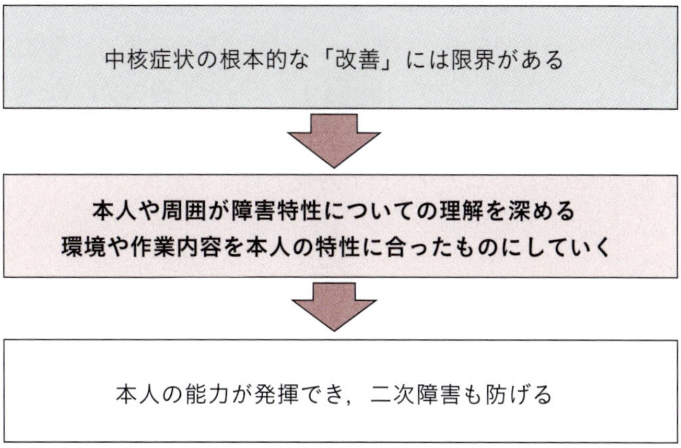

```
┌─────────────────────────────────┐
│ 中核症状の根本的な「改善」には限界がある │
└─────────────────────────────────┘
                ▼
┌─────────────────────────────────┐
│ 本人や周囲が障害特性についての理解を深める │
│ 環境や作業内容を本人の特性に合ったものにしていく │
└─────────────────────────────────┘
                ▼
┌─────────────────────────────────┐
│ 本人の能力が発揮でき，二次障害も防げる │
└─────────────────────────────────┘
```

[図3] 神経発達症群への対処の基本

[表5] 神経発達症群に対する代表的な療育・リハビリテーション

名称	概要
TEACCH (Treatment and Education for Autistic and related Communication handicapped Children)	米国ノースカロライナ州で生まれた，ASDとその家族に対する包括的な支援の枠組みである．ASDをもつ当事者の状況理解を容易にするために，環境を構造化することが具体的な手法の一つとして挙げられる
応用行動分析（Applied Behavior Analysis：ABA）	ASDに対して適切な行動を学習させて強化し，不適切な行動を抑制することで学習効果を上げていくものである
SST（Social Skill Training）	対人関係や生活上のスキルを獲得することを目的としている
成人のASDやADHDに対するデイケアプログラム	成人のASDやADHDに対する集団のデイケアプログラムが一定の効果を上げている．コミュニケーションスキル，ディスカッション，心理教育の3領域で構成されている

る薬物療法は，神経発達症を伴わない患者に対するものに準じる．ASDの中核的な症状に有効な薬物はなく，イライラなどの易刺激性に対して第2世代抗精神病薬であるリスペリドンやアリピプラゾールの有効性が示されている．ADHDに対しては中核症状である不注意および多動・衝動性に対して，中枢神経刺激薬（メチルフェニデート塩酸塩徐放錠：コンサータ®，リスデキサンフェタミンメシル酸塩：ビバンセ®），アトモキセチン（ストラテラ®），グアンファシン塩酸塩徐放錠（インチュニブ®）がわが国では使用可能である．いずれもADHDの症状への有効性が示されているが，服薬中の症状緩和を目指す対症療法にすぎず，根治することはできない．

4）ペアレント・トレーニング

　ペアレント・トレーニングは，養育者が当事者である子どもへの肯定的な働きかけや環境調整の方法を学ぶことで，子どもの適切な行動の促進や不適切な行動の改善のみならず，保護者自身の心理的なストレスの改善を目指すプログラムである．ペアレント・トレーニングでは，講義による知識の獲得に加え，ロールプレイなどを通して養育スキルを獲得していく．コアエレメントとして「子どもの良いところ探し＆ほめる」「子どもの行動の3

つのタイプわけ（好ましい行動，好ましくない行動，許しがたい行動）」「行動理解（ABC分析：A．行動の前のきっかけ，B．行動，C．行動の後の結果）」「環境調整（行動が起きる前の工夫）」「子どもが達成しやすい指示」「子どもの不適切な行動への対応」が提案されている．さらに，同様な困りごとを抱える養育者同士が話し合える環境において，孤立感や罪悪感からの解放されるピアサポート効果が期待できる．

5．経過

　ASD は症状が典型的であれば2歳頃までに気づかれる．一部は2歳頃までに獲得した社会的行動や言語能力が後退して症状を呈することがある．知的能力障害や言語発達の遅れがない場合には，思春期以降，成人となってはじめて障害に気づかれることも多い．高等教育以降や就労してから社会性を強く求められるようになり，不適応をきたして障害に気づかれる．一般に「**大人の発達症**」といわれる一群がこれに該当する．誤解されやすいが，幼少時よりすでに症状は存在していたが障害としてみなされていなかったのであり，成人してから発症するものではないことに留意すべきである．老年期の ASD についてはほとんどわかっていない．症状は基本的には生涯にわたって持続するが，環境により症状に伴う問題が強く出たり，目立たなくなったりする変化はみられる．

　ADHD では少なくとも12歳までに症状が認められるが，多動・衝動性が中心である場合には，就学前より症状に伴う問題点が表面化していることが多い．多動・衝動性は，青年期になると残存しているものの軽減することが一般的であるが，反社会的行動へと発展し増悪経過をたどる人もいる．不注意が問題となるのは，むしろ高等教育以降や就労してからであることが多い．

6．本人・家族への支援

　小児期では大きく通所型と入所型に分類される．**通所型**には，未就学の児童を対象とする児童発達支援，小学校〜高等学校を対象とする放課後デイサービス，専門の指導員が保育所などを訪問する保育所等訪問支援などがある．**入所型**には，福祉サービスを行う福祉型と，治療も併せて行う医療型がある．児童相談所や地域療育センターにて相談することも可能である．

　症状の重症度にもよるが，発達症であれば**精神障害者福祉手帳**，知的能力障害を伴う場合には**療育手帳**も基本的には取得可能である．各種料金の割引，税制上の優遇措置に加え様々なサービスの利用が容易となるメリットがある．障害者枠での就労が可能となり，サポートを受けながら就労することができるが，給与が安い，支援にもバラつきがあるなど解決すべき問題もある．また，成人例では障害年金の需給も要件を満たせば可能となる．2016年4月に障害者差別解消法が施行され，障害（身体・知的・精神・発達症）をもつ人に対し学校・企業・行政などが「**合理的配慮**」を提供することが求められるようになった．合理的配慮とは障害のある人が社会にあるバリアを取り除くために何らかの対応を必要としており，その意思が伝えられた時に，負担が重すぎない範囲で対応することをいう．これにより，障害をもつ人も平等に社会生活に参加する機会を得ることができ，ともに暮らせる社会となることが期待される．

11章 Q and A

Q1 神経発達症群の分類にあてはまらないものを1つ選べ．
1. 学習障害
2. 不安症
3. 注意欠如多動症
4. 自閉スペクトラム症
5. アスペルガー症候群

Q2 神経発達症群の診断に必須であるものを1つ選べ．
1. 血液検査
2. 心理検査
3. 生育歴聴取
4. 脳画像検査
5. 遺伝子検査

Q1 A……2

解説

　神経発達症群とは幼少期より症状が存在している疾患の一群を指しており，特定の障害を指し示しているものではない．DSM-5-TR において神経発達症群に分類されている代表的なものに，自閉スペクトラム症，注意欠如多動症，限局性学習症（学習障害）がある．DSM-5-TR では知的能力障害もその中に含まれる．DSM-Ⅳにおいて広汎性発達障害の下位分類として自閉性障害，アスペルガー症候群，特定不能の広汎性発達障害などが存在したが，これらは一つの連続体（スペクトラム）を形成していると考えられるようになり，DSM-5 からはこれらの障害群は自閉スペクトラム症と総称して呼ばれるようになった．不安症は不安症状を主体とする精神疾患であり，神経発達症群とは異なる．

Q2 A……3

解説

　診断の基本は行動観察と本人や養育者からの生育歴の聞き取りである．神経発達症群は脳構造および機能の障害があること，遺伝的要因も関与していることが知られている．しかしながら，現在のところ診断に関して利用できる脳画像所見や遺伝子検査，血液検査についてはいまだ研究段階である．心理検査として神経発達症群の診断に有用なものはいくつかあるが，その結果のみで診断することは危険であり，あくまで診断の補助材料として活用すべきであろう．

> **事後学習課題**
> 　自閉スペクトラム症や注意欠如多動症の様々な問題行動に対して，具体的にどのような工夫ができるか，それぞれの障害に関してまとめてみましょう．

文献

1) 日本精神神経学会（日本語版用語監修），髙橋三郎・大野　裕：DSM-5-TR 精神疾患の診断・統計マニュアル．医学書院，2023．

（太田晴久）

精神疾患の理解⑥

12章 物質関連症, 嗜癖症, 秩序破壊的・衝動制御・素行症群

到達目標

- 精神作用物質の薬理作用, 身体依存と精神依存の概念について理解する.
- アルコールが引き起こす身体的・心理的・社会的影響について理解する.
- 物質関連症・嗜癖症の治療・心理社会的支援について理解する.
- 秩序破壊的・衝動制御・素行症群の特徴について理解する.

CASE

村尾隆さん（仮名）は44歳の男性です. 大学卒業後, IT会社でシステムエンジニアの仕事をしていました. 27歳で結婚し, 子どもが一人います. 飲酒し始めた頃はビール2杯でほろ酔い気分でしたが, 33歳でチームリーダーとなり, プロジェクトの進行が遅いと上司から指摘されるなどプレッシャーがかかり, 飲酒量が増えていきました. ウイスキーやワインを飲まないと酔った気がしないようになり, しだいに毎日ワイン1本, 2～3日でウイスキーボトル1本を空けるようになりました. 妻に責められると, 「そんなに飲んでいない」「いつでもやめられる」と言って飲酒を続け, 飲酒した後の記憶がないこともしばしばありました. 酒がなくなると, 妻に手をあげるので, 妻は仕方なく酒を買いに行っていました. 休日は朝から飲酒して, 子どもにも暴力をふるうようになり, 40歳の時に離婚となりました. 一人暮らしになってからは, さらに飲酒量が増え, 肝機能障害を合併するようになりました. 仕事上のトラブルから, 昼夜を問わず飲酒を続ける状態となり, アルコール依存症のプログラムをもつ専門病院に入院治療となりました.

〔キーワード〕精神作用物質, アルコール依存症, 物質関連症, 嗜癖症, 秩序破壊的・衝動制御・素行症群

アウトライン

　中枢神経系に作用して認知や気分に影響を与える精神作用物質として，アルコール，覚醒剤，ベンゾジアゼピン系薬，オピオイド，コカイン，大麻，幻覚薬，カフェイン，ニコチンなどがある．精神作用物質を繰り返し使用していると，耐性，離脱，身体依存，精神依存を通じて，依存が形成される．精神作用物質に起因する物質関連症は，身体的・心理的・社会的影響を引き起こす．

　嗜癖症は，ギャンブルやゲームといった行動を依存対象とする，非物質性の依存症である．

　物質関連症，嗜癖症の治療・心理社会的支援としては，物質や行動を減じるために，薬物療法，心理教育，心理療法，専門治療プログラム，自助グループ，家族会，併存精神疾患の治療などが行われている．

　秩序破壊的・衝動制御・素行症群は，情動や行動の自己制御の障害であり，自分または他人に危害を加える行為を衝動的に行ってしまう．反抗挑発症，素行症，間欠爆発症，放火症（病的放火），窃盗症（病的窃盗）などがある．

① 物質関連症

　物質関連症として，1）アルコール，2）覚醒剤，3）鎮静薬・睡眠薬・抗不安薬，4）オピオイド，5）市販薬の物質関連症について述べる．

1．成因

1）精神作用物質

　精神作用物質（以下，物質）とは，中枢神経系に作用して認知や気分に影響を与える化学物質の総称である．様々な物質の特徴を**表1**に示す．物質には以下の3つの種類がある．

(1) 中枢神経抑制薬

　中枢神経系活動の量を抑制する．血中濃度が低いと，大脳皮質の活動を軽く抑制し，不安・緊張を和らげる．高濃度になると，理性による抑えがきかなくなり，攻撃的・衝動的になる．大脳辺縁系が抑制されて，覚醒水準が低下し，傾眠状態となる．脳幹機能が抑制されると，自発呼吸などが障害されて死に至ることもある．代表的物質としては，アルコール，ベンゾジアゼピン系薬，オピオイドなどがある．

(2) 中枢神経興奮薬

　中枢神経系活動の量を促進する．この物質が投与されると，気分が高揚し，意欲が増進し，集中力が高まる．同時に，交感神経系が活発となり，血圧上昇，心拍数増大，食欲低下，不眠をきたす．投与量が増えると，不安，警戒心が高まり攻撃的となる．被害念慮，幻覚，妄想などの精神病症状も誘発される．また，交感神経系が過剰に興奮すると，高血圧，頻脈，致死的不整脈を呈し，死に至ることもある．代表的物質として，アンフェタミン，メタンフェタミンなどの覚醒剤，コカイン，カフェインなどがある．

(3) 幻覚薬

　中枢神経系活動の質に影響を与え，知覚変容・幻覚（幻視が多い）を引き起こす．代表

[表1] 精神作用物質の特徴

分類	精神作用物質	取締法	急性中毒	精神依存	身体依存	耐性	離脱	主な物質
中枢神経抑制薬	アルコール		○	○	○	○	○	アルコール
	睡眠薬類	麻向	○	○	○	○	○	ベンゾジアゼピン（BZ）系薬
	オピオイド	麻向	○	○	○	○	○	ヘロイン，モルヒネ，コデイン
	揮発性溶剤	毒劇	○	○	△	—	△	トルエン，シンナー
	ニコチン*		○	○	○	○	○	タバコ
中枢神経興奮薬	覚醒剤	覚醒	○	○	—	—	△	アンフェタミン，メタンフェタミン
	コカイン	麻向	○	○	—	—	△	コカイン
	カフェイン		○	○	—	—	△	カフェイン
幻覚薬	大麻**	大麻	○	○	○	○	—	マリファナ，ハシュシュ
	幻覚薬	麻向	○	○		○	—	LSD，MDMA，シロシビン

（文献1より引用，一部改変）

麻向：麻薬及び向精神薬取締法，毒劇：毒物及び劇物取締法，覚醒：覚醒剤取締法，大麻：大麻取締法
* ニコチンは，少量では中枢神経興奮薬，大量では中枢神経抑制薬として働く
** 大麻は，中枢神経抑制薬と幻覚薬の特徴を併せもつ

的物質として，LSD（リゼルグ酸ジエチルアミド），MDMA（3,4-メチレンジオキシメタンフェタミン），シロシビン，PCP（フェンシクリジン）などがある．

2）依存成立のメカニズム

依存が成立するメカニズムとして，耐性，離脱，身体依存，精神依存がある [図1]．物質を繰り返し使用していると，薬物依存欲求が生じたり，中断時に不快な症状が出現したりするようになり，物質使用をやめられない状態となる．

耐性：物質を繰り返し摂取すると，中枢神経系は恒常性維持のために，その物質が作用している環境に適応し，その状態を維持するように調整する．その結果，当初と同じ薬理作用を発揮させるのに必要な物質の量が増える（すなわち，物質の効果が弱まる）ことを耐性という．

離脱：耐性が形成された状態で，急に薬物投与を中断すると，中枢神経系に薬物の作用とは逆の作用が生じ，一過性に不快な自律神経症状が出現することをいう．たとえば，モルヒネやヘロインなどのオピオイドの離脱では，流涙，悪寒，下痢，全身の痛みを呈する．

身体依存：物質を繰り返し投与することで高度な耐性を生じ，物質中断時に離脱を生じる状態をいう．身体依存が形成されると，離脱症状を避けるためにいっそう薬物を求めるようになる．一般に身体依存を形成しうる薬物は中枢神経抑制薬である．

精神依存：自分の意志では薬物使用を抑制できない状態をいう．物質を繰り返し使用していると，物質がもたらす快感に魅せられ，使用していない状態では「薬がほしい」という渇望を感じる．渇望に駆られて仕事・勉強・家庭での役割を犠牲にして物質使用を優先してしまい，「わかっちゃいるけど，やめられない」状態を**コントロール障害**という．渇望とコントロール障害を呈する状態を精神依存と呼ぶ．精神依存が生じる神経メカニズムは，物質が中脳辺縁系ドパミン神経の**報酬系**に作用して，快感などの**報酬効果**を引き起こすためと考えられる．

薬物関連精神疾患患者における主たる乱用薬物（アルコールは除く）の割合 [図2] と，年代別の主乱用薬物（アルコールは除く）の割合 [図3] を示す．

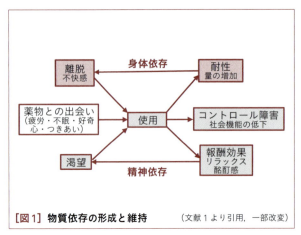

[図1] 物質依存の形成と維持　　　　（文献1より引用，一部改変）

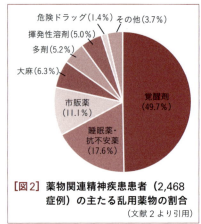

[図2] 薬物関連精神疾患患者（2,468症例）の主たる乱用薬物の割合
（文献2より引用）

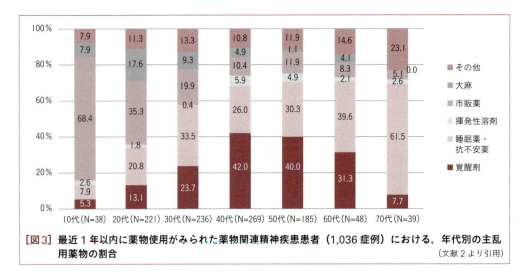

[図3] 最近1年以内に薬物使用がみられた薬物関連精神疾患患者（1,036症例）における，年代別の主乱用薬物の割合
（文献2より引用）

3）重複障害と自己治癒仮説

物質依存症患者は，他の精神疾患を併存すること（重複障害）が多く，併存率は30～70%といわれる．重複障害患者の大半は，物質使用開始以前から他の精神疾患を発症しており，精神疾患が引き起こす様々な心理的苦痛への対処に適した物質を選ぶ傾向があるため，物質依存症を発症してしまう．Khantzian（カンツィアン）の提唱した**自己治癒仮説**では，物質依存の本質は快感ではなく苦痛にあり，物質摂取行動を促進するのは，物質使用による快感（正の強化）ではなく，苦痛緩和（負の強化）であるとする．

2. 症状

1）アルコール関連症
[アルコールに関連する問題]

アルコールは，多くの人が日常的にとっている嗜好品であるが，依存性があり，心身に対して健康被害をもたらす．アルコールの影響が大きな疾患は，肝硬変，外傷，がん，精神・神経障害である．

アルコールの長期飲用により，本人の健康被害の他に，医療費の上昇，生産性の低下，

飲酒運転による交通事故，犯罪，家庭内暴力・児童虐待・育児放棄，家族など周囲の人に与える精神的苦痛などの心理社会的問題が生じる．

アルコール依存症は，うつ病，双極症，全般性不安症，パニック症，PTSDとの合併が多い [表2]．アルコールは，酩酊により衝動性の亢進をきたし，心理的視野狭窄（「この苦痛を解決するためには死ぬしかない」という思い込み）を悪化させるため，自殺念慮を強めてしまう（生涯自殺率7〜15%）．

[アルコール関連症]

(1) アルコール中毒

アルコールの体内での反応には個人差があるが，これはアルコールの代謝（分解）能力が関係している．アルコールはほとんどが肝臓で代謝される．アセトアルデヒドには毒性があり，顔面紅潮，頭痛，嘔気，頻脈，低血圧などの**フラッシング反応**を引き起こす．

日本人では，アセトアルデヒドを分解する脱水素酵素（ALDH）2型が，完全欠損している（全く飲酒できない）者が5%，部分欠損している（フラッシング反応が出やすい）者が44%おり，白人や黒人に比べてアルコール代謝能力が低いとされる．

アルコールの急性薬理作用として**酩酊**がある．酩酊には，一般的な単純酩酊と，情緒不安定で衝動的・攻撃的となる異常酩酊がある．

単純酩酊は，アルコール血中濃度上昇による一過性の反応である．低濃度では，気分高揚，多弁，注意散漫になる．濃度が上がると，言語障害，運動失調，健忘（ブラックアウト）がみられ，さらに高濃度では，意識消失，昏睡となり，死に至ることもある．

異常酩酊には，複雑酩酊と病的酩酊がある．**複雑酩酊**では，酩酊による興奮が著明で長く続くが，行動は周囲の状況からある程度了解可能である．「酒癖が悪い」「酒乱」と呼ばれる状態である．**病的酩酊**は，特異体質的な酩酊で，少量のアルコール摂取でも，意識障害・見当識障害・幻視を呈するせん妄状態や全健忘をきたす．

(2) アルコール離脱

長期間大量飲酒を続けて耐性が生じている人が，急に飲酒を止めた（例：入院することになった）場合に，アルコール離脱症状が出現する．

早期症候群（小離脱）は，飲酒停止の2日（48時間）後までに，イライラ感，不安，抑うつ気分，心悸亢進，発汗，体温変化，手指・体幹の振戦，時にてんかん発作，幻視・幻聴，軽い意識障害をきたす．

後期症候群（大離脱，振戦せん妄）は，飲酒停止の3〜4日（72〜96時間）後に出現し，3〜4日続くことが多い．発汗，四肢の粗大な振戦，自律神経系亢進，精神運動興奮，幻覚（小動物幻視），意識変容を呈する．

(3) アルコールに関連する器質性精神疾患

長期のアルコール摂取やアセトアルデヒドにより，脳機能障害を呈する．また，食事をとらずに飲酒を続けると栄養不足になり，脳萎縮・認知機能障害をきたす．

アルコール幻覚症は，断酒後も続く幻覚，被害的な幻聴が多く，意識は清明である．

ウェルニッケ脳症は，せん妄，眼球運動障

[表2] アルコール依存症と併存精神疾患

	年間有病率(%)	オッズ比
うつ病	27.9	3.9
双極症	1.9	5.3
不安症	36.9	2.6
全般性不安症	11.6	4.6
パニック症	3.9	1.7
PTSD	7.7	2.2

（文献3より引用，一部改変）

害，けいれん発作を生じ，昏睡から死に至ることもある．ビタミン B_1 の持続的欠乏により生じる．

コルサコフ症候群は，未治療のウェルニッケ脳症が非可逆的に固定化して生じる．記銘障害，見当識障害，作話が高度で長期間続く．

2）覚醒剤関連症

覚醒剤（アンフェタミン，メタンフェタミン）は中枢神経興奮薬であり，脳内報酬系のドパミン神経に作用する．強力な精神依存がある一方，身体依存はほとんどない．覚醒剤取締法によって規制されている．覚醒剤を摂取すると，多幸感，高揚感，集中力向上，疲労感・食欲・睡眠欲求の低下とともに，血圧上昇，頻脈，呼吸数増加をきたす．過剰摂取時には，精神運動興奮，錯乱，常同行為が出現する．重篤な場合には，脳出血，循環不全などにより死に至ることもある．

覚醒剤誘発性精神疾患は，覚醒剤の連用により幻聴や被害妄想などの精神病症状が出現した状態であり，統合失調症との鑑別が必要となる．覚醒剤使用中止後1か月以内に精神病症状が消失すれば，覚醒剤誘発性精神疾患と考える．

覚醒剤遅発性精神症は，覚醒剤使用を長く使用していないにもかかわらず，不眠・ストレス・飲酒を契機として，幻聴や被害妄想などの精神病症状が出現する状態であり，**フラッシュバック**（賦活再燃現象）と呼ばれる．

3）鎮静薬・睡眠薬・抗不安薬関連症

鎮静薬・睡眠薬・抗不安薬として広く処方されている**ベンゾジアゼピン（BZ）系薬**は，抑制性の神経伝達物質であるγ-アミノ酪酸（GABA）を亢進させ，抗不安作用や催眠鎮静作用をもたらす．BZ系薬は，中枢神経抑制薬に分類され，身体依存を形成しやすい．また，BZ系薬のうち，短時間作用型薬は精神依存を形成しやすい．麻薬及び向精神薬取締法によって規制されている．

臨床的に最もよくみられる**中毒**は，自傷や自殺の意図からなされる**過量服薬**である．BZ系薬を過量服薬すると，運動失調，構音障害，意識障害を引き起こす．意識障害が軽いと，脱抑制となり酩酊下で暴力や自傷・自殺行為に及び，健忘を残すことがある．意識障害が重いと，自発呼吸抑制や嘔吐物による窒息により死に至る可能性がある．

適正用量を大幅に超えるBZ系薬を連日服用している状態を**BZ系薬依存症**という．依存が進むと，薬物入手のために多くの時間を費やし，日常生活や仕事に支障をきたすようになる．連日大量服用するわけではないが，否定的な出来事があったときに苦痛への対処や，自傷・自殺の意図から過量服薬することを**BZ系薬の有害な使用**という．

BZ系薬の服用を急に止めると，**離脱**により不眠や不安が生じることが多い．BZ系薬依存症で大量のBZ薬を連用している患者が，急に服用を中止すると，離脱けいれん発作を生じることがある．

4）オピオイド関連症

オピオイドとは，ケシ科の植物から抽出されるアルカロイドやその成分から合成された化合物のことで，強力な鎮痛作用とともに多幸感などの作用をもつ．中枢神経抑制薬に分類され，身体依存・精神依存を形成する．麻薬及び向精神薬取締法によって規制されている．

オピオイドを摂取すると，強い鎮痛作用と陶酔感を生じるが，初回摂取時に悪心・嘔吐が出現する人もいる．過量摂取すると，呼吸抑制，血圧低下，徐脈，胃腸蠕動抑制，散瞳などをきたす．耐性が生じると，効果を得るために使用量がさらに増え，自発呼吸が停止し死に至る可能性がある．

オピオイドの使用中止により，発熱，発汗，悪寒，頻脈，散瞳，下痢，腹痛，嘔吐，身体の疼痛，不安・焦燥感などの「自律神経の嵐」と呼ばれる苦痛を伴う**離脱**が出現する．離脱は通常7～14日で消失する．

治療薬として処方されたオピオイド鎮痛薬を用法用量通りに服用している場合は，耐性や離脱がみられても，依存症とは診断しない．しかし，疼痛緩和以外の用途に用いる際は有害な使用を疑い，必要以上のオピオイド処方を求める場合や，不正な方法で違法なオピオイドを入手する場合は，依存症を疑う．

5）市販薬関連症

若者を中心に市販薬関連症患者が急増しており，現在，10代の薬物関連症患者の7割が市販薬を主な乱用物質としている［図3］．

(1) 鎮咳薬，感冒薬

ジヒドロコデイン（麻薬及び向精神薬取締法で規制されているオピオイド），メチルエフェドリン（覚醒剤取締法で規制されている覚醒剤原料），デキストロメトルファン（麻酔薬類似作用をもつ）を含む市販の鎮咳薬・感冒薬への依存が増えている．薬物摂取時には気分が高揚して意欲が高まり，中断時には抑うつ気分と虚脱感に襲われる．一過性に幻覚妄想が出現することもある．

(2) 睡眠導入薬，抗アレルギー薬

市販の睡眠導入薬や抗アレルギー薬に含まれるジフェンヒドラミン，ブロムワレリル尿素なども乱用されている．中毒の場合，酩酊感や傾眠を呈する．大量摂取では，前者は心停止，後者は自発呼吸の抑制により，死に至ることがある．

3．診断

WHOのICD-11では，最近12か月以内に以下の3項目中2項目以上に該当すれば，**依存症（候群）**と診断される．①コントロール障害，②物質中心の生活，③生理学的特性（離脱や耐性など）．

米国精神医学会の診断基準**DSM-5-TR**[5]では，12か月以内に以下の11項目中2項目以上に該当すれば，**使用症**と診断される．①意図したより大量，もしくは長期間使用する，②やめよう，減らそうと試みるが成功しない，③物質の入手・使用や，物質の影響からの回復に多くの時間を費やす，④渇望する，⑤物質を繰り返し使用することで，職場・学校・家庭で責任を果たせない，⑥社会的問題，対人トラブルが生じているにもかかわらず物質の使用を続ける，⑦物質使用のために社会的・職業的・娯楽的活動を放棄したり，犠牲にしたりしている，⑧身体的に危険な状況でも使用を繰り返す，⑨身体的・精神的問題が悪化しているとわかっているのに使用を続ける，⑩耐性が生じる，⑪離脱症状がみられる．

4．治療法

1）アルコール依存症
(1) 治療目標と治療環境の設定
アルコール依存症の治療目標は**断酒の継続**である．しかし，本人は飲酒の問題を**否認**しがちで，治療につながりにくい．治療を開始しても，患者が断酒に同意し実行しなければ，治療は進まない．

そこで，次善の治療目標として**減酒**を検討する．飲酒モニタリングを行いつつ，より少量・低濃度のアルコール摂取を目指す．飲酒量低減薬の使用も検討する．

患者が減酒に応じない場合は，飲酒が引き起こす二次被害の低減を提案する．たとえば，栄養豊富な食事をとる，ビタミンB群を補給する，車の運転はしないなどである．こうした二次被害低減を目指すアプローチを**ハームリダクション・アプローチ**という．

依存症の治療は通院から開始し，必要に応じて入院を提案する．入院は，原則として開放病棟への任意入院である．入院が検討されるのは，①断酒プログラムに参加する場合，②断酒（解毒）し，離脱症状を緩和する治療を行う場合，③肝障害などの身体疾患や併存する重症精神疾患の治療を行う場合，④環境調整・生活の立て直し（住居設定，食事や服薬などの生活習慣の確立）を行う場合である．

(2) 治療の進め方
急性期治療では，断酒を開始し，解毒と離脱管理・栄養管理を行う．断酒後数日は，離脱症状〔早期症候群（小離脱），後期症候群（大離脱）〕を緩和するためにBZ系薬を投与する（置換療法）．脱水・偏食による栄養障害の改善や，コルサコフ症候群・ウェルニッケ脳症の予防のため，点滴で水分やビタミンB_1などを補給する．

回復期・維持期の治療では，断酒を継続するために，心理社会的治療，薬物療法，自助グループ，家族支援を組み合わせて行っていく．アルコール依存症患者は，断酒の失敗を繰り返したり，家庭や仕事を失ったりすることも多いため，共感を寄せて治療意欲を高める必要がある．薬物療法は再飲酒を予防するために，補助的に行う．アルコール依存症に対する心理社会的治療と薬物療法を**表3**に示す．

2）覚醒剤依存症
(1) 急性期の治療
急性期には，覚醒剤誘発性精神疾患の幻覚妄想症状に対して，抗精神病薬による治療を行う．精神病症状が激しい場合は，入院治療を行う．

(2) 回復期・維持期の治療
覚醒剤は，社会的に使用が許容されていないため，治療目標は断薬となる．認知行動療法，動機づけ面接，心理教育を組み合わせた集団療法プログラムなどの心理社会的治療を行う．依存症デイケアも有用である．内観療法も行われている．

3）鎮静薬・睡眠薬・抗不安薬依存症
鎮静薬・睡眠薬・抗不安薬依存症の治療目標は，断薬ではなく，BZ系薬以外の精神科治療薬（抗うつ薬，抗精神病薬，気分安定薬）で不眠や不安の症状をコントロールすること，あるいは，BZ系薬を適量・適切に服用することである．

[表3] アルコール依存症に対する治療

心理社会的治療	動機づけ面接	①共感を表現する，②矛盾を拡大する，③抵抗に巻き込まれ転がりながら進む，④自己効力感を援助する，という4つの原則がある．患者のもつ矛盾（アンビバレンス）を探索し，患者が矛盾を解消できるように援助することで，患者の内発的動機づけを呼び覚まし，自ら行動を変えることができるようになる．動機づけ面接には，来談者中心療法的な側面と行動療法的な側面がある．
	心理教育	依存症の特徴・治療・予後について正しい情報を提供し，身体的問題・家族との問題・社会的問題・断酒継続の重要性について理解を深めることによって，治療継続ができるように支援する
	認知行動療法	ワークブックなどを用いて，飲酒欲求を刺激する状況・環境・心理状態を振り返り，再飲酒リスクの高い状況を避け，適切に対処する方法を習得する
	内観療法	親からの恩を再認識し，飲酒に使った金銭を振り返ることなどから，悔悟の念と養育者への感謝が芽生え，回復に向かう
	依存症デイケア	依存症専門医療機関で行われる．平日の日中に参加し，心理教育，認知行動療法，作業療法，レクリエーション，体験談の語り合いを行う．1週間の生活スケジュールを構造化し，飲酒しない生活リズムを作っていく
薬物療法	抗酒薬（シアナミド，ジスルフィラム）	アルデヒドの代謝を阻害する作用がある抗酒薬を服用中に飲酒すると，血中アセトアルデヒド濃度が上昇し，嘔気・嘔吐，頭痛，動悸，呼吸困難などの不快な反応を引き起こす．そのため，飲酒することが負の強化子となり，飲酒が減じる
	断酒補助薬（アカンプロサート）	脳内のNMDA受容体を介する神経伝達を阻害することにより，飲酒への渇望（欲求）を抑制する．断酒中の人が服用すると断酒継続率が上がる
	飲酒量低減薬（ナメルフェン）	脳内のオピオイド受容体を一部阻害することにより，アルコールが引き起こす快刺激を抑制し，飲酒している人が服用すると飲酒量が低減する

　本格的な治療の導入は入院で行う．離脱症状に注意しながら，BZ系薬の減量を行う．回復期には，依存再発防止プログラムを実施する．自助グループや民間リハビリテーション施設を活用することも有用である．

5. 経過

　物質依存症患者は他の精神疾患を併存することが多く，併存率は30〜70％とされている．このように物質依存症と他の精神疾患とが併存することを重複障害という [表2]．重複障害患者の大半は，物質使用開始前から他の精神疾患を発症しており，精神疾患が引き起こす苦痛への対処として物質を選ぶ傾向があり，その結果，物質依存症になってしまう．したがって，物質依存症と併存精神疾患の治療を並行して行うことが良好な経過をもたらす．

6. 本人・家族への支援

　すべての依存症の治療において，家族への支援は患者本人に対する治療と同じくらい重要である．その理由は，家族支援は，患者の医療アクセスと治療継続率を高めるからである．保健所や精神保健福祉センターでは，依存症患者の家族相談や家族教室を実施し，本人への対応に関する心理教育を行っている．また，地域の依存症患者家族のための自助グループについての情報提供も行っている．

1）アルコール依存症

互いに助け合い回復を目指す当事者団体を**自助グループ**という．依存症専門医療機関は，断酒のきっかけをつくるのには有用であるが，長期の断酒継続には，同じ目標をもった仲間（ピア）との支え合いが効果的である．アルコール依存症者のための自助グループとして，米国発祥の**アルコホーリクス・アノニマス**（Alcoholics Anonymous：**AA**）（アルコール依存者匿名会）や，わが国独自の**断酒会**がある．

アルコール依存症の概念や依存症治療の基本として，①依存症の原因はアルコールや薬物を使用したことにある．②**依存症は完治しないが，回復はできる**．すなわち，節度を保った使用に戻ることはできないが，最初の1杯・1回に手を出さなければ，アルコールや薬物で失ったもの（仕事，健康，信頼など）を取り戻すことができる．③依存症患者は，「その気になれば，いつでも酒は止められる」と自身のコントロール障害を**否認**することが多い．

家族が，アルコール依存症患者の暴力を避けるために酒を買いに行ったり，飲み屋のツケを肩代わりしたりしてしまうと，結果的に家族がアルコール依存症患者の飲酒を援助してしまう．このような不要な「尻ぬぐい」行動をしてしまうことを**イネイブリング**（enabling）と呼ぶ．イネイブリングをやめることで，患者が自身の問題と向き合う機会をつくり，治療の自覚を促す必要がある．

家族の自助グループとして，**アラノン**（Al-Anon，AAの方法論に準拠）や**断酒会家族会**（断酒会の地域支部に併設）がある．

2）薬物依存症

薬物依存症患者のための自助グループとして，AAから派生した**ナルコティクス・アノニマス**（Narcotics Anonymous：**NA**）や，民間のリハビリテーション施設**ダルク**（Drug Addiction Rehabilitation Center：**DARC**）がある．ダルクのスタッフは原則として薬物依存症から回復した当事者であり，AAに準拠した支援を行っている．

薬物依存症患者の家族のための自助グループとして，**ナラノン**（Nar-Anon）があり，ミーティングやワークショップを開催している．

② 嗜癖症

嗜癖症（嗜癖行動）とは，精神作用物質ではなく特定の行動を依存対象とする，非物質性の依存症のことである．嗜癖症として，1）**ギャンブル行動症**，2）**ゲーム障害**について述べる．

1．成因

嗜癖症では，ギャンブルやインターネット・ゲームが「やりたくて仕方がない」という衝動や，「わかっちゃいるけど，やめられない」という**コントロール障害（精神依存）**が存在する．しかし，身体依存は形成せず，ギャンブルやゲームの中断によりイライラして落ち着かないことはあるが，手指振戦や発汗などの自律神経系の反応を伴う離脱は生じない．

嗜癖行動の成立には，ドパミン神経系回路にある報酬系が関わっている．ギャンブルやゲームが引き起こす達成感や快刺激は，大量のドパミンを放出させる．嗜癖行動により，報酬系回路が持続的に活性化されると馴化が進み，しだいに報酬・快楽を感じにくくなると，嗜癖行動はエスカレートしていく．

　ギャンブル行動症のリスク因子は，①若年者，②男性，③ストレス対処能力が低いこと，④ギャンブルが身近な環境にあることである．特に，若年からギャンブルを始めると，リスクが高まる．

　ゲーム障害のリスク因子は，①学業や運動での挫折，自信喪失，②心理的苦痛・孤立，③神経発達症群（ADHDなど）である．一人の患者に複数の要因が重なっていることが多い．

2. 症状

　ギャンブル行動症では，ギャンブルを繰り返し，「深追い」するようになり，ギャンブルを止められなくなってしまう．その結果，失職したり，負債を抱えたり，金を得るために法を犯したりする．生活のストレスが強まると賭博衝動が高まる．

　ゲーム障害では，ゲームについての耐性やコントロール障害をきたし，ゲームを止められなくなってしまう．その結果，遅刻・欠席，成績低下，家族への暴言・暴力，昼夜逆転，ひきこもり，運動不足，体重増加，食生活の偏りなどを認める．

3. 診断

　ギャンブル行動症の診断（DSM-5-TR）には，以下の4つ以上の症状が12カ月間持続している必要がある．①興奮を得るために賭け金を増額する，②賭博を中断すると落ち着かない，③賭博を止める努力が繰り返し失敗する，④しばしば賭博に心を奪われている，⑤苦痛の気分の時に賭博をする，⑥賭博で失った金を「深追いする」，⑦賭博を隠すために嘘をつく，⑧賭博のために人間関係・仕事・教育の機会を危険にさらす，⑨賭博による経済的危機を免れるために金を無心する．

　ゲーム障害の診断（ICD-11）には，以下の3つの症状が12カ月以上持続している必要がある．①ゲームに関する制御（開始・終了，頻度，期間など）ができない，②ゲーム優先の生活となり，他の楽しみや日常行うべきことがおろそかになる，③ゲームにより自分がすべき勉強や仕事，家族や友人との関係に著しい問題が生じているにもかかわらず，ゲームがやめられない．

4. 治療法

　ギャンブル行動症では，認知行動療法や再発防止トレーニング，家族心理教育を行い，患者を自助グループにつなげる．債権整理が必要な場合は，司法書士や弁護士に紹介する．精神科医療では，併存精神疾患の治療，自殺防止のケースマネジメントなどを行う．ギャンブル行動症では，「今は負け続けているが，最後には自分は勝てる」などの認知の偏りが認められる．認知行動療法の考え方に準拠した**再発防止スキルトレーニング**を行い，金

銭管理や日常生活の行動パターンを変えていく．内観療法も有効である．さらに，家族に対する**心理教育**を行い，本人がギャンブルでつくった借金の肩代わりをしない，本人がギャンブルのために家族の預貯金に手を付けて家族内で葛藤が生じ家族が暴力被害にあうことを回避する，といった助言を行う．

　ゲーム障害の治療は，児童精神科や依存症専門医療機関で行われる．「ゲームをゼロにする」という治療目標ではうまくいかないため，ルールを守って「節度あるゲーム」を目指す．本人と家族で話し合い，本人の同意を得て，現実可能なルールを設定する．ゲームを減らすこと以上に大切なのは「ゲーム以外の楽しい活動」を見つけることである．入院治療プログラムで，「ゲームなしの楽しいオフライン生活体験」をしてもらう治療も行われている．自信喪失や心理的苦痛・孤立という文脈から，本人の置かれた状況，家庭や学校の環境を理解し，本人への関わり方を変えていく．神経発達症群（ADHDなど）の評価を行い，必要に応じて薬物療法や心理療法を行う．

5．経過

　ギャンブル行動症の青年期の発症は男性に多い．成長とともに障害から脱するが，中には一生の問題になる人もいる．中年期以降の発症は女性に多い．一般人口の3〜5%がギャンブルの問題を抱え，1%がギャンブル行動症といわれる．アルコール・物質使用症，うつ病，双極症，反社会性・境界性パーソナリティ症との合併が多い．

　ゲーム障害の発症は青年期の男性に多いとされる．ゲーム障害は，学業への影響，失職，離婚という結果につながることがある．

6．本人・家族への支援

　ギャンブル行動症には，AAに準拠した自助グループである**ギャンブラーズ・アノニマス**（Gamblers Anonymous：**GA**）が有用である．ギャンブル行動症患者の家族の自助グループとして，**ギャマノン**（Gam-Anon）がある．ギャンブルによる債務のために生活が破綻してる場合や，本人の暴力から家族を守るために世帯分離が必要な場合は，入所型のリハビリテーション施設を利用することができる．

　ゲーム障害患者の自助グループや家族会がある．

③ 秩序破壊的・衝動制御・素行症群

　秩序破壊的・衝動制御・素行症群として，1）**反抗挑発症**，2）**素行症**，3）**間欠爆発症**，4）**放火症（病的放火）**，5）**窃盗症（病的窃盗）**について述べる．これらの疾患は，情動や行動の自己制御の障害であり，自分または他人に危害を与える行為に至る衝動に抵抗できないことが特徴である．

1. 成因

秩序破壊的・衝動制御・素行症群では，問題となる行為は，明らかな合理的動機を欠き，本人と他人の利益を損なう，反復的であり制御できない衝動に関連している．うつ病，双極症，強迫症と共通する神経生化学的基盤が想定されている．

素行症は，遺伝，環境（社会文化的要因），生育史（虐待など不適切な養育）が要因とされ，ADHDとの合併が多い．

反抗挑発症は，素行症やADHDとの合併が多い．

放火症は，アルコール・物質使用症，素行症，反社会性・強迫性パーソナリティ症との合併が多い．

窃盗症は，アルコール・物質使用症，摂食症との合併が多い．

2. 症状

反抗挑発症は，就学前から中学生までの時期に現れ，顕著で持続する易怒的気分・挑発的行動・執念深さが持続する．①かんしゃく，②イライラ，③易怒性，④口論，⑤反抗，⑥故意に人をいらだたせる，⑦他人のせいにする，⑧意地悪などの症状がみられるが，法律違反や他人の基本的権利を侵害する行為はみられない．

素行症は，主に児童期・青年期に診断され，他者の基本的権利を侵害する行動を繰り返す障害である．①いじめ・脅迫，②喧嘩，③凶器の使用，④身体的に残酷，⑤動物に残酷，⑥強盗・強奪，⑦性行為の強制，⑧放火，⑨破壊，⑩住居侵入，⑪嘘をつく，⑫万引き，⑬夜間の不許可外出，⑭家出，⑮怠学などの症状がみられる．

間欠爆発症は，人や物に対する言語的・身体的な攻撃を衝動的に繰り返す．攻撃的行動がコントロールできず突発的に生じ，爆発が続くのは30分未満が多い．その強さは原因や状況と不釣り合いである．生涯有病率は3.1%である．

放火症は，火が燃えること・火事への強迫的な衝動や欲求から，放火を目的として繰り返す．生涯有病率は1.0%で，男性に多い．

窃盗症は，物を盗むという衝動のために窃盗（万引きが多い）を繰り返すが，金儲けのためではない．検挙された万引き犯の5%が窃盗症とされる．生涯有病率は0.3〜0.6%で，男女比は1：3である．

3. 診断

反抗挑発症は，前述の「2.症状」に示した症状の多くが持続し（DSM-5-TRでは，8項目中4項目以上が6カ月以上），それにより本人が苦悩する場合や，家族関係・対人関係に障害が生じる場合に診断される．

素行症は，前述の「2.症状」に示した問題行動が繰り返される（DSM-5-TRでは，15項目のうち，過去1年間に3項目以上，過去6カ月間に1項目が存在する）場合に診断される．10歳以前に問題行動が生じている児童発症型と，10歳になるまで症状がまったく認められない青年期発症型に分類される．

間欠爆発症は，DSM-5-TRでは，以下の①，②のいずれかを満たすと診断される．①

言語的攻撃や所有物・動物・他者に対する身体的攻撃性が3カ月間で平均週2回以上起こる，②所有物の損傷・破壊，動物や他者を負傷させる身体的攻撃行動の爆発が12カ月間で3回以上起こる．

放火症の主な診断基準（DSM-5-TR）は，意図的で目的をもった放火を2回以上し，放火の行為の前には緊張または感情的興奮を感じること，そして火災およびそれに伴う状況に魅了されて興味・好奇心をもち，ひきつけられることである．

窃盗症の主な診断基準（DSM-5-TR）は，個人的に用いるためでも金銭的価値のためでもなく，物を盗もうとする衝動に抵抗できなくなることを繰り返す，窃盗に及ぶ直前の緊張の高まり，窃盗に及ぶときの快感・満足・解放感である．

4. 治療法

反抗挑発症，素行症には，行動療法，アンガーマネジメント，薬物療法が行われる．

間欠爆発症には，選択的セロトニン・ノルアドレナリン再取り込み阻害薬（SSRI）による薬物療法や認知行動療法が行われる．

放火症，窃盗症には，薬物療法や認知行動療法などの心理療法が行われる．

5. 経過

反抗挑発症は，典型的には8歳までに明らかとなり，そのうち25%は成長とともに消えていく．小児期の素行症のほとんどは，発症に先立って反抗挑発症の診断基準を満たしていたと考えられている．他方，反抗挑発症の子どもの大多数は，青年期の素行症に移行することはない [図4]．将来的に，不安症，うつ病，物質使用症を発症するリスクが高い．

素行症の児童期発症型では，反抗挑発症が生じていた例が多く，症状が青年期まで持続しやすい．青年期発症型は，改善しやすく，反社会性パーソナリティ症に発展することが多い．将来的にうつ病，双極症，物質使用症を発症するリスクが高い．

間欠爆発症は，幼少期から思春期中期に出現することが多く，症状は持続的で，ほぼ一生続くこともある．

放火症の治療は効果があるが，再犯も多い．

窃盗症の症状は徐々に進行し，長期間持続するため，完治は困難な場合が多い．

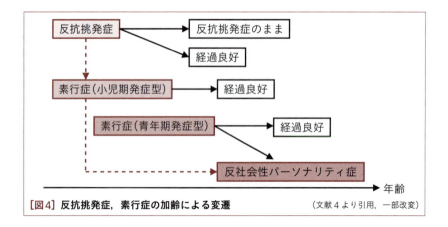

[図4] 反抗挑発症，素行症の加齢による変遷

（文献4より引用，一部改変）

6. 本人・家族への支援

反抗挑発症，素行症では，親子や教師への心理社会的サポートやペアレントトレーニングが行われる．

12章 Q and A

Q1 薬物依存症について正しいものを1つ選べ．
1. 自分の意志では薬物を止められなくなる状態を身体依存という．
2. 薬物を飲み続けていると，同じ量の薬物でも効果が出にくくなることを耐性という．
3. 毎日薬物を飲んでいる人が，急に飲まなくなると生じる不快な症状を渇望という．
4. 薬物を止めると不快な症状が出るのを避けるために，いっそう薬物を求める状態を精神依存という．
5. 依存症をきたすすべての薬物において，身体依存と精神依存の両方が強く認められる．

Q2 アルコール依存症について誤っているものを1つ選べ．
1. アルコールは，ほとんどが腎臓で代謝される．
2. 暴力を振るわれるのが嫌で，家族が仕方なく酒を買ってきてしまうことをイネイブリングと呼ぶ．
3. コルサコフ症候群では，記銘障害，失見当識，作話が遷延する．
4. 自助グループとして，AAがある．
5. 振戦せん妄の治療のために，ベンゾジアゼピン系薬を投与することがある．

Q3 誤っているものを1つ選べ．
1. ギャンブル行動症は，暴力，自殺，犯罪などの問題と関連がある．
2. ゲーム障害への対応として，ゲームができる環境を取り上げることが基本である．
3. 素行症の発症に先立って反抗挑発症（小児期）の診断基準を満たすことが多い．
4. 素行症の治療法として，アンガーマネジメントがある．
5. 窃盗症では，窃盗行為に及ぶ直前に緊張感が高まり，窃盗に及ぶときに解放感を感じる．

Q1 A……2
解説
1. × 「自分の意志では薬物を止められなくなる状態」は，身体依存ではなく精神依存である．

12章 物質関連症，嗜癖症，秩序破壊的・衝動制御・素行症群

3. × 「毎日薬物を飲んでいる人が，急に飲まなくなると生じる不快な症状」は，渇望ではなく離脱症状である．
4. × 「薬物を止めると不快な症状が出るのを避けるために，いっそう薬物を求める状態」は，精神依存ではなく身体依存である．
5. × 覚醒剤，大麻，コカイン，幻覚剤では，身体依存はほとんどみられない．

Q2 **A**……1
解説
1. × アルコールは肝臓で代謝される．
4. ○ アルコーリクス・アノニマス（Alcoholics Anonymous：AA）や断酒会がある．
5. ○ 振戦せん妄などのアルコール離脱症状の改善のために，ベンゾジアゼピン（BZ）系薬を投与することがあり，これを置換療法という．

Q3 **A**……2
解説
2. × ゲームをゼロにする治療方針はうまくいかない．「節度あるゲーム」「減ゲーム」を目指す．

事後学習課題
・精神作用物質ごとに，薬理作用，身体依存と精神依存の有無，依存症の特徴などについて，ポイントをまとめてみましょう．
・自宅に引きこもっているゲーム障害の高校生の治療を行うことになりました．このときに，どのような工夫ができるか，具体的に考えてみましょう．

文献
1) 野村総一郎，樋口輝彦：標準精神医学，第6版，医学書院，2015.
2) 尾崎紀夫，三村 將監修：標準精神医学，第9版，医学書院，2024.
3) Ismene L, et al. : Comorbidity of alcoholism and psychiatric disorders. An overview. *Alcohol Res Health*, **26**：81-89, 2002.
4) 田中康雄：反抗挑戦性障害，行為障害．小児内科，**32**：1332-1338, 2000.
5) 高橋三郎，大野 裕監訳：DSM-5-TR 精神疾患の診断・統計マニュアル，医学書院，2023.
6) 井上令一監修：カプラン 臨床精神医学テキスト DSM-5 診断基準の臨床への展開 日本語版第3版／原著第11版，メディカル・サイエンス・インターナショナル，2016.

（新村秀人）

13章 児童・思春期における心理的問題

到達目標

- 児童・思春期の発達課題と年代特有な精神疾患について理解する．
- 自傷行為を含む児童・思春期年代における心理的な支援について実践できる．
- 家族への支援，学校との連携について理解し実践できる．

CASE

山田真美さん（仮名）は同胞2名の第一子として生まれました．父親（45歳）は有名国立大学卒業後，外資系の金融企業に勤めています．海外出張が多く，仕事熱心で多忙です．母親（42歳）は短期大学卒業後，数年間事務の仕事をしていましたが，結婚して真美さんを出産後は専業主婦として自宅にいます．真美さんに対しては優しいですが不安が強く，過干渉でもありました．4歳違いの弟は明るく天真爛漫な子で，精神疾患の遺伝負因は認められませんでした．

真美さんは3歳から幼稚園に通いましたが，精神運動発達に遅れは認められませんでした．元来，おとなしい性格で自己主張はせず，いわゆる，いい子であったようです．その後，両親の勧めで中学受験を目指して小学4年生から塾に通い出しましたが，5年生のときに母方の祖母が倒れ，その看病に母親が追われる生活となりました．それ以後，さらに親の期待に応えようと勉強をがんばり，有名私立中学に入学しました．中学校に入学した真美さんは熱心に勉強をして，真面目な生徒と教師から評価されていましたが，友達づきあいは苦手でした．中学3年生の9月頃に級友から陰口を言われるようになり，それから食事量が急激に減るようになりました．また，運動量も増えたため体重は44kgから38kgまで減少しましたが，学校や塾は休まず通い，熱心に勉強しました．同年10月に低体重を心配した両親に連れられ，小児科を受診しました．神経性やせ症と診断され，薬物療法を受けましたが，「周りの子は痩せているのに比べて，私は太っていて元気だから」と話し，毎日学校に通いました．さらに体重は1カ月で8kg減少し，30kgを下回るようになりました．そのため同年11月に当院を紹介され，受診しました．

〔キーワード〕思春期，神経性やせ症，自立，拒食

アウトライン

　児童・思春期という年代を経て，人は発達上の大きな課題を超えていく．特に思春期は大人への移行段階として様々な危機的状況に陥りやすく，親への反抗という形で表現される自立をめぐる葛藤とともに，クラブ活動など同年代の友人たちと一緒に自立志向的な活動へと没頭していく．しかしながら，受験の失敗やいじめなどを契機に，同年代集団への参加に不安を覚え，精神的自立に怯えると，悲哀，抑うつ，無気力，拒食，強迫，社会的ひきこもり，家庭内暴力などに陥ることもある．

　神経性やせ症は，DSM-5-TRでは「食行動症及び摂食症群」に含まれ，神経性過食症，回避・制限性食物摂取症を含めた摂食症の一つであり，思春期に好発する精神疾患の一つである．食事を摂取しない食行動異常だけでなく，ボディイメージの障害や過活動行動なども認めることを忘れてはならない．真美さんのCASEにおいても成長期に期待される体重増加がなく，期待される体重の85％以下であった．初診時に「私，太っていない？」「太るからたくさん食べたくない」などと訴え，低体重であるにもかかわらず，体重増加や肥満に対する強い恐怖を認めた．さらに，自分自身の体型の感じ方や現在の低体重の重大さの否認というボディイメージの障害から，神経性やせ症と診断された．神経性やせ症による著しい低栄養状態の場合には突然死の可能性もあるため，小児科や児童精神科への緊急な受診が必要であることはいうまでもない．

1．児童・思春期の発達課題

　児童・思春期の心理的問題としては，食行動異常を含む身体的危機だけでなく，家族関係を含めた児童・思春期の課題が潜んでいることがある．心理職は児童・思春期特有の自立志向的な心性，同年代集団や親子関係に関する丁寧な評価と理解が必要である．また，抑うつ・不安・強迫症状などの精神症状だけでなく，自閉スペクトラム症や境界知能などの発達的な評価も心理職としては必須であろう．

　神経性やせ症をはじめ児童・思春期における心理的問題を考えるにあたり，人のライフサイクルにおける心の危機，特に児童・思春期の発達課題を理解しておかなくてはならない．

1）乳幼児期

　乳幼児期の精神症状は，指しゃぶり，夜泣き，嘔吐，食欲の低下，下痢など，あらゆる身体的状態によって表出される．乳幼児には自ら不調を訴える力がないので，母親によって子どもの様子が伝えられる．心理職として親が問題視することと，乳幼児の実際の状態とは異なることがあるので，気をつけなければならない．

　乳幼児期では，**神経発達症群**に関する主訴が最も多い．言語発達の遅れをきっかけに，乳幼児の発育を調べる1歳半健診や3歳児健診などで**知的能力障害**を指摘されることがある．3歳頃になると，**自閉スペクトラム症**の症状としての**固執性**，**感覚過敏**，**コミュニケーションの質的障害**などが目立ってくることも多い．そして保育園や幼稚園などの集団生活に入るようになると，**注意欠如多動症**も顕在化してくることも多い．いずれにしても，子どもを担当することになった心理職は，子どもに障害があるかもしれないと乳幼児期に指摘された母親の悲哀を十分に受容し，妊娠中および周産期異常，家族の精神障害や重大な

問題（離婚や DV 被害）に関しても意識して接するべきである．

2）児童期

児童期は発達の遅れや偏りだけでなく，心の不健康状態が顕在化する時期である．これは一過性のこともあり，遷延するケースもある．また家庭での問題だけでなく，学校での問題も話題の中心となってくる．授業中に落ち着かず，勉強に集中できなかったり，乱暴したりする問題行動が起こりやすい．知的な発達に遅れがない**神経発達症群**はこの時期になって気づかれ，問題視されることが多い．また，**チック**や**抜毛症**など自分の意思でコントロールできない習癖が，心理的要因から現れることもある．

児童期は，まだ他人への思いやりの気持ちや自我が十分に育っていないために，同年代の集団社会のなかで様々な社会性を獲得していくべきである．しかしながら，携帯ゲーム機やインターネットに過度に没頭することで，集団参加をする機会が減り，適切な情緒発達や社会性を獲得できない場合があることに留意したい．

3）思春期

このような道のりを経て，人はついに思春期に至る．一般的にも思春期危機や反抗期といわれるように，思春期は大人への移行段階として様々な危機的状況に陥りやすい．思春期ではこれまで信頼してきた親への反抗という形で表現される自立をめぐる葛藤とともに，クラブ活動など同年代の友人たちと一緒に自立志向的な活動へと没頭していく．しかしながら，受験の失敗やいじめなどを契機に，同年代集団への参加に不安を覚え，精神的自立に怯えると，**悲哀**，**抑うつ**，**無気力**，**拒食**，**強迫**，**社会的ひきこもり**，**家庭内暴力**などに陥る．特にこの年代には自傷行為を含む自殺企図や自殺念慮を認めることもある．

思春期とは，児童期までに抱えてきた健全な万能感を様々な体験とともに捨て去り，子どもが等身大の自分（性別，容姿，学力，自身の強みや弱みなど）を受け入れていく時期である．たとえば，児童期なら将来の夢を聞かれれば，「大リーガーやJリーガーになりたい」「一流大学に入りたい」「アイドルになりたい」と自信をもって言えたかもしれない．そんな夢を周囲の大人も笑顔で受け入れることができただろう．しかしながら，思春期になると児童期のように思うような成績がとれなくなったり，身長や容姿の差が顕著になったりすることが多い．それまでの万能感に見切りをつけ，同年代の仲間たちと一緒に自分の能力を計り知り，現実的な将来像をもつように変わっていかなくてはならない．

このような自己愛的な問題の背景に，身体的な第二次性徴とともに自身の性を受け入れていくことと同時に，**親に対する依存と分離の葛藤**を子どもが抱えていることを忘れてはならない．思春期に接する心理職は，良くも悪くも児童期までの万能的な自分に見切りをつけ，第二次性徴とともに現実的な「**自己像**」を獲得していくことをそっと援助していくことが，思春期の子どもへの心理的支援では最も大事なことである．

思春期における人への恐れは，**社交不安症**や**対人恐怖症**として出現しやすい．いずれにおいても成人期の精神病性障害とは異なり，不特定多数の人が怖いわけではなく，同じ学校の友達や教師だけに限定して，もしくは通学している学校の学区だけに限定して避ける場合がある．子どもは場面によって見せる表情や態度が異なることがあり，心理職は家庭や学校など複数の場面における子どもの様子を把握して，心理的査定を行うことを忘れてはならない．

2. 神経性やせ症

1）成因
　前述したライフサイクルのなかで，思春期になっても児童期の万能感を捨てきれず，親の期待に応えようと学業などに没頭すると同時に，カロリー摂取や体重を万能的にコントロールする場合がある．思春期は**神経性やせ症**の好発年齢である．

2）症状
　神経性やせ症の症状は，必要量と比べてカロリーを制限し，年齢，性別，成長曲線，身体的健康状態に対して優位に低い体重に至る**食行動異常**である．子どもまたは青年における優位に低い体重とは，正常の下限を下回る体重というだけでなく，身長が伸びる時期であることも勘案し，期待される最低体重を下回ると定義されている．

　そして，るい痩が目立つほどの低体重であるにもかかわらず，少しの食事であっても体重増加または肥満になることへの強い恐怖を訴えることが多い．常に立っていたり，歩き続けたりするなど，体重増加を防ぐために持続した過活動も認める．このような行動の背景には，自分は太っていると思うなどの体重・体型の偏った認知や現在の低体重の深刻さの欠如がある．

3）診断
　神経性やせ症は，**食行動異常**，**体重増加への恐怖**，**ボディイメージの障害**を主症状とした精神疾患である．

　DSM-5（2013）以降は，神経性やせ症の診断基準が大きく変更された[1]．まず，低体重の指針を数値で示さず，臨床家が関連情報をもとに判断することに変更になった．体重増加への恐怖も**体重増加を妨げる持続的な行動**に変わり，**無月経**が基準から除外されたことが大きな変更点である．

　神経性やせ症の下位分類として，**摂食制限型とむちゃ食い・排出型**がある．摂食制限型は，過去3カ月，**過食**または排出行動（つまり，自己誘発性嘔吐，または緩下剤，利尿薬，または浣腸の乱用）の反復的なエピソードがないことと定義されており，この下位分類では，主にダイエット，断食，および／または過剰な運動によってもたらされる体重減少についての病態を記載している．むちゃ食い・排出型は過去3カ月，むちゃ食いまたは排出行動（つまり，自己誘発性嘔吐，または緩下剤，利尿薬，または浣腸の乱用）の反復的なエピソードがあることと定義されている．

　ただし重症度に関しては，1994年にWHOで定めた肥満判定の国際基準である**BMI**（Body Mass Index）を用いて評価されている．軽症がBMI $\geq$ 17kg/m^2，中等症がBMI 16〜16.99kg/m^2，重度がBMI 15〜15.99kg/m^2，最重度がBMI $<$ 15kg/m^{2}である．

　神経性やせ症の発症年齢は平均して15歳前後である．その多くは女性であり，女性の有病率は0.5〜1.0%である．神経性やせ症の予後については，初診後4〜10年経過したわが国の患者では，全快が47%，部分回復が10%，慢性化が36%，そして死亡が7%であった[2]．神経性やせ症の子どもの転帰は，寛解14例（37%），改善11例（29%），軽度改善5例（13%），不変8例（21%）であった[3]．神経性やせ症のリスク要因としては，女性であること，思春期から青年期であること，西欧文化型社会に属していることが挙げられる．

また，特徴的な家族機能として，過度な期待を子どもに押し付ける親や親との不和もあり，性的虐待，家族のダイエット，家族その他からの食事や体型，体重についての批判的な発言などがある[4]．

　子どもの神経性やせ症を診断する場合には，成人の精神医学的面接と異なる．子どもは自己の感情や体験を言語的に伝えることが困難であり，非言語的な交流がその面接の中心になる場合があることに留意するべきである．そのため，診断に関する情報は子どもだけでなく，保護者から多くの情報を得る必要がある．

　神経性やせ症の身体的評価を行う場合には，血液検査，心電図，心エコーなどの身体的検査は欠かすことができない．著しい拒食行動による様々な身体的な随伴症状を認めるからである．気をつけておく症状は，無月経，月経不順，便秘，徐脈，頻脈，血圧の低下，体温の低下，著しい低栄養や急激な体重減少では全身衰弱（起立，歩行困難）や意識障害，皮膚の乾燥，脱水，産毛密生，毛髪脱落，浮腫，貧血，白血球減少，血小板減少，低血糖，低蛋白血症，肝機能障害，高アミラーゼ血症，電解質異常，総コレステロール上昇，甲状腺ホルモンの低下，女性ホルモンの低下，高コルチゾール血症，骨量減少，心電図異常（洞性徐脈，QTの延長），脳萎縮，低血糖性昏睡，腎不全，うっ血性心不全，不整脈，上腸間膜症候群など多彩である．むちゃ食い・排出型では，唾液腺腫脹，歯牙侵食，手背の吐きダコ（ラッセルの徴候），口腔・咽頭の組織裂傷もある．

　神経性やせ症の鑑別診断もしくは併存疾患としては，うつ病，不安症（社会恐怖，全般性不安症，パニック症），強迫症，自閉スペクトラム症などが挙げられる．特に児童・思春期においては，うつ状態による食欲低下や，自閉スペクトラム症による食事への固執傾向による偏食を鑑別していかなくてはならない．そのためにも，評価している精神症状の発現時期や発達歴を丹念に聞き取る必要がある．

4）治療法

　神経性やせ症の子どもの治療は，個人精神療法，認知行動療法，家族療法などの**心理社会的治療**，向精神薬などを用いた**薬物療法**といった通常の精神科診療だけでなく，経管栄養や補液などの**身体的治療**を必要とするなど，面接する心理職の医学的な知識，心理学的技量，医師・看護師・栄養士など多職種との連携のすべてを注ぎ込んだ総力戦となる．

　治療は食行動異常により生じた身体危機を脱するためにも，身体的治療から始まることが多い．そして，いじめや学業上のつまずきなど様々な出来事を体験してきたことを契機に発症した神経性やせ症を乗り越えていくためにも，食行動異常の背後に潜む子どもの停滞した思春期の自立志向的な活動を再活性していくことが主たる治療目的となる．そのためにも，身体的治療だけでは不十分であり，思春期心性に関する親へのガイダンスや，本人への精神療法は必須である．

(1) 心理社会的治療

　神経性やせ症の子どもへの心理社会的治療を試みる場合には，いかなる治療技法を用いるとしても，子どもとの基本的な関係性を構築することが極めて重要である．様々な身体検査の結果を用いて身体が危機状態にあることを子どもにもわかりやすく説明するだけでなく，ボディイメージの障害や肥満恐怖に関する心理教育もしていかなくてはならない．そして，身体的安定を図るとともに食行動異常の背後にある心理的諸問題を扱い，その解決策を話し合っていく必要がある．そのときに子どもがおかれている環境の問題だけでな

く，思春期年代の子どもが抱える自立をめぐる葛藤に理解を示し，子どもの**自立志向的活動**を促し支えていくことを目指していくべきである．また，食行動や身体的な危機だけでなく，子どもの優しさや明るさなど良い点についても注目し，子どもの**ポジティブな評価**を伝えていくことを忘れてはならない．

　また，家族療法を含む**家族への働きかけ**は，古くから摂食症の治療において重要とされてきた．子どもを支えていく両親に思春期心性を理解してもらうと同時に，疲弊した母親をエンパワーし，父親にも治療に参加してもらうなど，家族の機能不全の改善を目指すことは神経性やせ症の治療には不可欠である．子どもを精神疾患にしてしまったと苦悩している親のこれまでのがんばりと苦労を繰り返しねぎらい，今後の治療に向けてタッグを組んでいけるような共同体を作り上げていくことを念頭に置いて，親へのサポートに努める．

(2) 薬物療法

　神経性やせ症を本質的に改善させる薬物療法はない．しかしながら，神経性やせ症の治療を行うさいに，過活動が止まらず，制止した場合に興奮が強い重症例に対して，入院時に少量の**抗精神病薬**を鎮静目的で使用することはある．ただし，小児期の摂食症に抗精神病薬や抗うつ薬などの**向精神薬**を用いる場合には，使用目的や副作用だけでなく，薬剤の種類によっては適応外使用であることを本人だけでなく保護者へ十分に説明する必要がある．

　加えて，選択的セロトニン再取り込み阻害薬（SSRI）などの新規抗うつ薬は，自殺念慮の高まりなどのアクティベーション・シンドロームを誘発する可能性を念頭に置いて慎重に使用すべきであり，使用する際には他の向精神薬と同様に本人および保護者への十分な説明と同意が必要である．

(3) その他の治療上留意すべき点

　神経性やせ症の治療を行ううえで，外来治療を行うか，それとも入院治療を導入するかは治療構造として大きく異なる．**入院治療**を導入する際には，小児では脂肪量が少なく，全身状態が急に悪くなりやすいため，厳しい基準が必要でもある．たとえば，筆者は標準体重の70％以下あるいは急激な体重減少，心拍数が50/分以下，血圧が80/50mmHg以下，低カリウム血症，低リン血症を目安としている．このような身体的危機の場合には，保護者の同意を得たうえで，迷うことなく入院治療を導入するべきである．「健康だから入院なんて絶対にしない」と涙ながらに拒否する子どもにも，身体的危機に陥っている命を守るため，子どもと対峙し，保護者と協力して子どもを保護する気概が治療者には必要である．そして，生命の危機に瀕して入院治療を導入したにもかかわらず，過活動が止まらない場合には，隔離や身体拘束といった行動制限も精神保健福祉法に基づいて行われることもある．

5）経過

　冒頭のCASEでは，真美さんが拒食による身体的危機にあり，放置した場合には死に至る可能性が高いと判断し，入院治療による身体管理が急務であると考えた．入院時より鼻腔チューブから栄養管理を行うと同時に，真美さんが抱えている思春期特有の自立をめぐる葛藤について取り扱う必要があると考え，心理職との定期的な面接を設定した．その後，体重は34.9kgまで増加したため，経口摂取に切り替えたところ「太りたくない」と語るようになり，食事への抵抗を示したが，摂食症の心理教育を繰り返し行った．

また，母親は真美さんに対して過度な期待をもち，過干渉でありながら，情緒的な交流は苦手で，結果として真美さんの自立志向的な思春期心性の妨げとなっていた．父親は多忙で母親を十分に支えることができなかった．そのため，両親に対して真美さんの神経性やせ症と思春期心性との関連について説明した．しだいに母親も理解を示し，真美さんの希望を聞き入れると同時に，真美さんの活動を見守ることができるようになった．真美さんの情動も安定し食事量も増えていき，体重は43kgに到達したが，本人は「食べれるようになったからといって，私が元気になったと思わないで」と主治医と担当心理職に言い放った．X年12月末に初めて外泊を行った頃から過食となり，不安を訴えた．定期的な面接にて，主治医への不満，親への不満，学校でうまくいかないことなどを興奮しながら訴えた．X＋1年1月頃から過食と不安は軽減していき，体重は45kgに到達した．

　その後も外泊を繰り返した．中学校の教師の協力を得て，同年3月に中学校の卒業式に参加し，同時に退院となった．X＋1年4月に高等学校に進学した．同年6月頃からはアルバイトも始めた．同年8月頃には友人関係も安定し，食事も規則正しく摂れるようになった．X＋4年4月には大学に進学し，同年12月に初経を認めた．X＋5年2月に外来終了とした．

6）本人・家族への支援
(1) 家族関係
　近年のわが国の家族社会は，かつての父権制度から大きく変貌してきた．それまでと異なり，核家族化が進むと同時に，近所づき合いの減少などから社会性を育む場は少なくなってきた．子どもたちは人づきあいだけでなく，インターネットによるコミュニケーションをとることも多くなりつつある．これらの変化によって，世代間の価値観にずれが生じ，子育てにも周囲からの助言を受けられず，わが子にどのように接してよいのか戸惑う親も少なくない．このような家庭環境，背景をふまえたうえで，家族関係と心の健康を考えていかなければならない．

①母親との関係
　初期のパーソナリティの形成には，母親との愛着関係が最も重要である．人との関係もまずは二者関係，すなわち母親との関係を通じて人間に対する基本的な信頼が構築される．母親自身の情動が不安定で，子どもに愛着を示すかと思うと，理由なく拒絶したりする場合には，子どもはいつも見捨てられるのではないかという不安をもち続けるようになる．母親の一貫性のない関わり方によって，幼児期の**反応性愛着障害**や，青年期以降に出現する**パーソナリティ症**の発症に関与する場合がある．

　近年の学歴社会を代表とした競争社会のなかで，母親は自分自身の自己愛を満たしていくために，過度に子どもを支配することが時折ある．「自分らしさ」が芽生え，自立をめぐる葛藤に圧倒され始める思春期になって，従来は非行とされてきた問題や素行症や反抗挑発症だけでなく，うつや不安などを伴い不登校という形で自己の葛藤を表現する子どももいる．

②父親との関係
　子育てにおいて，Freudのいうエディプス・コンプレックスを例に挙げるまでもなく，母親を支える父親の存在は重要である．しかし，現実の家庭での父親は影が薄く，父親は仕事に没頭し家庭を顧みる余裕がなく，子どもの養育を母親が一手に引き受けている

場合がある．

このような家族関係のなかで，子どもは様々な精神疾患を発症することがあるが，いずれの精神疾患であっても，子どもを支える最も重要な場所は家庭である．特に母親への過度な要求や暴力を繰り返す場合や，母親自身が精神的な問題を抱える場合には，父親が果たすべき役割は大きい．父親には，子育てに悩む母親を支えるだけでなく，毅然とした頼れる父親像が求められる．家庭内暴力だけでなく強迫行為などの衝動性が止まらなくなりつつある子どもに対して強固に制止するだけでなく，子ども悩みや不安を受容していくことが必要となる．

(2) 児童虐待の発見と対応

近年急増する児童虐待に対しても，幼い子どもへの親の虐待などは，外からは見えないことがあるので，身体的な怪我だけでなく，心理的な影響も常に冷静に観察し，判断していくことが求められる．母親が自身に関心を寄せるために子どもを病気にさせようとする**代理ミュンヒハウゼン症候群**にも注意が必要である．

子どもを育てる親側の問題として，**身体的虐待**，**ネグレクト**（無視・育児放棄），**心理的虐待**だけでなく，女児の被虐待児には父親（あるいは義父）からの**性的暴力**もある．被虐待児については，身体的外傷と同じくらい心理的外傷が深刻なものとして残り，思春期の自傷行動やパーソナリティの形成にも重大な影響を与えることになる．特に第三者が虐待の事実を知ったときは警察や児童相談所への通告義務があるので，医療に携わる者は周知させるべきである．

7）学校との連携

児童・思春期の症例において，教育的な配慮はその治療を進めていく上で欠かすことができない．摂食症だけでなく，その精神疾患の改善だけが治療の目標になるわけではなく，同年代集団の中での健全な情緒発達と教育的な配慮を支援の中で考えていかなくてならない．特に地元の学校の担任教師や養護教師，さらにスクールカウンセラーとの情報交換は必須である．

3. まとめ

冒頭のCASEの真美さんは思春期年代にあり，パーソナリティが未熟な状態であった．思春期に入って増大し始めた真美さんの自立への志向と，それに伴う不安に対して，薬物療法だけでなく面接にて繰り返し取り扱うことで，自我発達を促していった．また，学校の教師と連絡をとり，同世代集団のなかに再び参加できるように環境調整を行った．さらに，真美さんの思春期心性および病状について両親に説明を行ったことで，父親が母親を支えるようになり，母親の不安も和らぎ治療に良い影響を与えたと考えられた．

神経性やせ症に罹患した子どもと向き合っていると，遅々として進まない食行動や変わらない体重に苦慮し，治療者は無力感を感じるかもしれない．しかしながら，医療に関わる心理職は，今にも燃え尽きようとしている神経性やせ症の子どもの命を守らなくてはならない．そのためにも，医師と協働しながら，神経性やせ症の様々な症状に対峙し，必要に応じて身体管理や入院治療を導入しなくてはならない．そのときに神経性やせ症の病理と思春期の精神発達論に関する心理教育を親に繰り返し行い，神経性やせ症の子どもに対

して治療者とともに親も，毅然とした態度を示す必要がある．拒食による生命の危機という形で「助けて！　私を守って！」と叫び続けてきた子どもが，治療を通じて親に支え守られた感覚を得ることこそ，神経性やせ症の子どもの治療の意義の一つではないだろうか．

このような治療を受けて，子どもたちは神経性やせ症という困難を乗り越え，治療前とは異なる成熟したパーソナリティへと成長していくのである．決して発病前の子どもの状態に戻るわけではない．精神疾患に罹患した経験を受け入れ，乗り越えていくことで，子どもが精神的にも身体的にも成長していくことを治療者も親も理解しておかなくてはならない．

13章　Q and A

Q1 児童・思春期について正しいものを1つ選べ．
1. 児童期の子どもは自傷や自殺しない．
2. 思春期には，親子関係は緊密になり，友達への反発が高まる．
3. わが国では児童虐待は少なく，思春期の心理的な問題には関与しない．
4. 児童・思春期の心理学的評価には，幼少期からの発達と家族関係を考慮するべきである．
5. 児童・思春期には母親との関係だけに注目すればよい．

Q2 神経性やせ症について正しいものを1つ選べ．
1. 神経性やせ症は，拒食のみで過食することはない．
2. 神経性やせ症は，ボディイメージの障害をもたない．
3. 児童・思春期に神経性やせ症は，摂食制限型で発症することは稀である．
4. 神経性やせ症は，神経性過食症にならない．
5. 神経性やせ症の治療において，親の苦労をねぎらうことや治療への参加を促すことが重要である．

Q1 | **A……4**
解説
児童期に，子どもは健康的な万能感とともに成長する．しかしながら，幼少期の児童虐待は自尊感情を傷つけ，健全な万能感をもつことがなく思春期に到達し，不安定な情緒に至ることがある．そのような際に児童期であっても思春期が近づくにつれて自傷行為や自殺を認めることがある．そして，児童・思春期に心理的問題を抱えたケースをみる場合には，両親の関係性と子どもの発達歴の詳細も聞き取るべきである．母親の育児に対する姿勢・心理的負担・身体的不調などだけでなく，父親の子どもへの接し方や母親との関係性にも注目するとよいだろう．また，子どもの発達に関しては診断閾値以下の発達症の症状にも注意して，その病歴を聴取することが勧められる．

Q2 **A**……5

解説
　児童・思春期の神経性やせ症は摂食制限型で発症することが多いが，その経過のなかでむちゃ食い・排出型，さらに神経性過食症への移行にも注意が必要である．ボディイメージの障害から身体的危機に気づかない子どもへの接し方で悩み続けてきた親の苦労をねぎらうことや，治療への参加を促すことも心理職として忘れてはならない．

事後学習課題
・子どもの精神発達について，特に思春期について，調べてみましょう．
・神経性やせ症の身体の治療について調べてみましょう．

文献
1) Föcker, M, Knoll, S, et al : Anorexia nervosa. *Eur Child Adoles Psy*, **22** : 29-35, 2012.
2) 厚生労働省：摂食障害．こころもメンテしよう＞ストレスとこころ＞こころの病気について知る．https://www.mhlw.go.jp/kokoro/youth/stress/know/know_05.html（2024年3月20日閲覧）
3) 傅田健三，角南智子・他：若年発症の摂食障害に関する臨床的研究．児童青年精神医学とその近接領域，**43**：30-56，2002．
4) Fairburn CG, Harrison PJ : Eating disorders. *Lancet*, **361** : 407-416, 2003. https://doi.org/10.1016/S0140-6736(03)12378-1（2024年3月20日閲覧）

（宇佐美政英）

14章 ジェンダーをめぐる問題

到達目標

- 出産後の女性に起こるマタニティブルーズ，産後うつ病，産後精神病，ボンディング障害について説明できる．
- 更年期うつ病，月経前不快気分障害について女性ホルモンの変動を踏まえて説明できる．
- LGBTQ に含まれるセクシュアリティについて説明できる．

CASE

川上　恵さん（仮名）は 35 歳の会社員です．妊娠し，産休をとってからは遠方の実家に戻り，里帰り出産で第 1 子となる女児を出産しました．産後 3 日目から，母乳が出るか不安になり，母乳のことばかり考えるようになりました．産科医に不安なことを告げましたが，「マタニティブルーズだろう．よくあることなので心配はいらない」と言われました．しかし，退院してからも不安，焦燥は強まり，産後 2 週間目に精神科クリニックを受診しました．うつ病と診断を受け，抗うつ薬を投与されました．しかし子どもをみても嬉しさを感じられなくなるほど状態は悪化し，クリニックの医師の勧めで，精神科病院に入院しました．入院時は抑うつ気分，不安，焦燥，自責感がありました．「病気療養のために子どもを保育園に預ける方法もある」と入院主治医がアドバイスしても「私がもう治らないから先生はそういうことを言うのですか？」と悲観的にとらえ，「お金がないので入院費が払えない」と貧困妄想的な訴えもみられました．入院 7 日目に急に「気分がすっきりした」と述べ，その後急激に改善し，2 週間で退院になりました．退院後も実家に滞在し，入院した病院に通院を続けました．産後 4 カ月目より表情に明るさが戻り，親任せだった育児も徐々に行えるようになりました．産後 7 カ月目には自分で離乳食を作って食べさせ，公園に子どもを連れて行けるほど意欲や体力が向上しました．寛解し，夫のいる自宅に帰りました．

〔キーワード〕女性，うつ病，産後，月経，LGBTQ

アウトライン

男女問わずみられる一般的なうつ病以外に，CASE に提示した産後うつ病のように，女性特有のうつ病がある．産後は，精神疾患発症のリスクが高い時期であり，産後の急激な女性ホルモンの変動が影響している．このほか，更年期うつ病や，月経前不快気分障害も女性ホルモンの変動が関連している．近年は，女性の問題だけでなく，性の多様性の問題にも目を向けるべきである．性的マイノリティの総称である LGBTQ の人たちへの支援も重要である．

① 女性の心理的問題

1. 出産前後の問題

出産は大きなライフイベントであり心理社会的な影響が大きい．また出産前後は身体的にも変化の大きい時期であり，バイオサイコソーシャルな面からアセスメントすべき時期である．ここでは，出産後に起こるマタニティブルーズ，産後うつ病，産後精神病，ボンディング障害を取り上げる．

1）マタニティブルーズ（maternity blues）
(1) 概要と成因

出産直後に生じる一過性の抑うつ状態をいう．Maternity は「妊婦の，産婦の」，blues は「憂うつ，気がふさぐ」という意味である．非妊娠期には卵巣からエストロゲン（卵胞ホルモン），プロゲステロン（黄体ホルモン）が分泌される．これらのホルモンは妊娠期には胎盤からも大量に分泌される．出産で胎盤も娩出すると，ホルモンが急激に減少し，これが発症に関与しているといわれる．

(2) 頻度と経過

約30％に発症する[1]．発症は産後直後であり，10日以内に発症する．症状の持続期間は短く，2週間以内に寛解する．

(3) 症状と診断

主な症状は抑うつ気分，涙もろさ，不安である．涙もろさは特徴的にみられる．CASE のように，症状が長引き，最終的に産後うつ病と診断されることもあり，注意が必要である．

(4) 治療法

一過性のため，特に治療しないことがほとんどである．

2）産後うつ病
(1) 概要と成因

産後に発症するうつ病である．成因には，生物学的要因として，一般的なうつ病でみられる脳内モノアミンの異常のほか，出産後のエストロゲンとプロゲステロンの急激な低下がある．心理社会的要因として，初産婦，不十分な養育体験，ストレスフルなライフイベント，ソーシャルサポートの不足，パートナーへの不満などがあるが，一定の見解はみられていない．うつ病の既往，妊娠中のうつ症状は，一定の見解がみられるリスク要因である．

(2) 頻度と経過

出産前に精神疾患の既往のない女性を対象とした論文のメタ解析では，産後うつ病の有病率は 17% であった[2]．発症時期は産後 2〜5 週までの早期に多い．DSM-5-TR[3] では，うつ病の症状が妊娠中または産後 4 週間以内に起こっている場合には，周産期発症という特定用語がつく．経過は数カ月で寛解ないし軽快する．

(3) 症状と診断

精神症状には，抑うつ気分，不安，悲観的思考，集中力・意欲低下，行動の減少などがある．訴えは「母乳の出が悪い」「子どもがちゃんと育つだろうか」など，育児に関することが多い．重度になると，微小妄想（自分は能力がない，価値がないと過度に考える），罪業妄想（大変罪深いことをしたと考える），貧困妄想（自分は貧乏になったと考える）のうつ病の三大妄想を呈することもある．希死念慮が生じ，自殺や，子どもを巻き込んだ心中を図る危険もあるので注意が必要である．

身体症状には，不眠，疲労感，食欲不振などがある．ただし，産後は健常な女性でも，夜間の授乳による不眠や疲労感をきたしやすい．「産後にありがちなことだから」と考えて受診が遅れることがある．産後うつ病でみられやすい訴えを図1にまとめた．

スクリーニング検査として，Cox（コックス）ら[5] が開発した 10 項目のエジンバラ産後うつ病評価尺度（Edinburgh Postnatal Depression Scale：EPDS）がある．日本語版は岡野ら[6] により作成された．産後は通常でも疲労感などがあるため，不眠以外の身体症状の質問がない．不眠の項目も「不幸せなので，眠りにくかった」という文章で，授乳による不眠が除外できる．2007 年より，生後間もない乳児のいる家庭をすべて訪問し，母子の心身の状況の把握や助言を行う「生後 4 カ月までの全戸訪問事業（こんにちは赤ちゃ

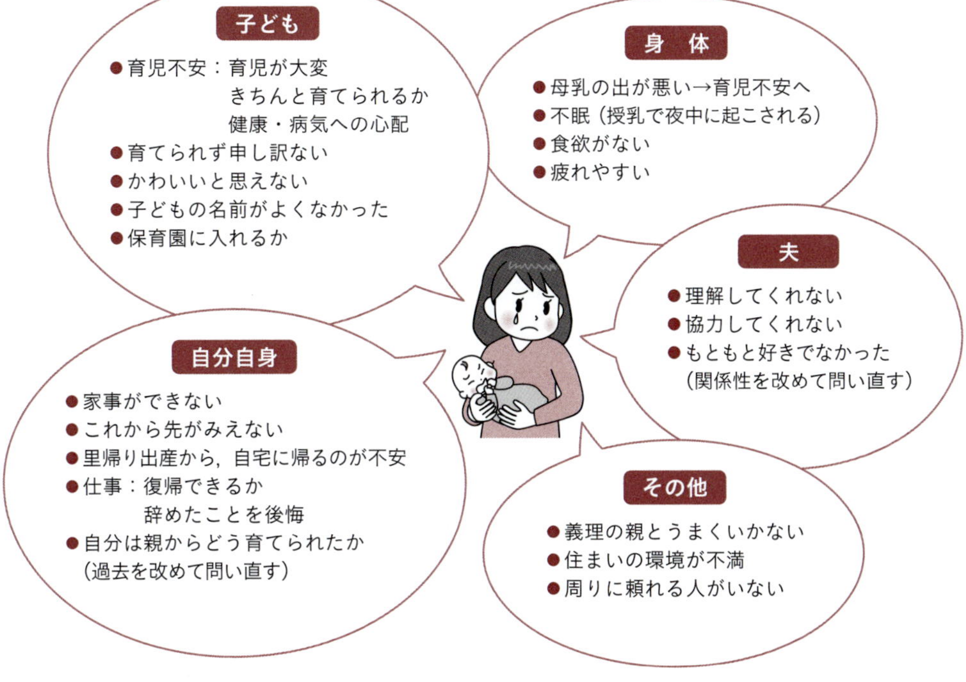

子ども
- 育児不安：育児が大変
  きちんと育てられるか
  健康・病気への心配
- 育てられず申し訳ない
- かわいいと思えない
- 子どもの名前がよくなかった
- 保育園に入れるか

身体
- 母乳の出が悪い→育児不安へ
- 不眠（授乳で夜中に起こされる）
- 食欲がない
- 疲れやすい

夫
- 理解してくれない
- 協力してくれない
- もともと好きでなかった
  （関係性を改めて問い直す）

自分自身
- 家事ができない
- これから先がみえない
- 里帰り出産から，自宅に帰るのが不安
- 仕事：復帰できるか
  辞めたことを後悔
- 自分は親からどう育てられたか
  （過去を改めて問い直す）

その他
- 義理の親とうまくいかない
- 住まいの環境が不満
- 周りに頼れる人がいない

[図1] 産後うつ病でみられやすい訴え〜様々なことを気にする〜 （文献 4 より引用，一部改変）

ん事業)」が創設された．この事業の一環として早期発見のために，EPDS を施行することがある．

(4) 治療法
一般的なうつ病の治療と同様，薬物療法，心理療法，休養，環境調整が基本である．

①**薬物療法**：選択的セロトニン再取り込み阻害薬（SSRI），セロトニン・ノルアドレナリン再取り込み阻害薬（SNRI）などの抗うつ薬を投与する．日本の薬物添付文書では，向精神薬投与中は，授乳は中止ないし避けるように記載されている．一方，「周産期メンタルヘルス コンセンサスガイド 2023」[7] では，母乳栄養児への著明な副作用はみられないという報告も多く，母乳育児を行うか否かは母親自身の決定を尊重することを推奨している．

②**心理療法**：基本は支持的心理療法である．患者が語る状況や感情に共感を示し，受容的に接する．産後は，育児や家事，家族との関係などに様々な問題が生じやすい．対処方法の助言や，一緒に問題を考える姿勢で対応する．認知行動療法，対人関係療法の産後うつ病への有効性も示されている．

③**休養と環境調整**：休養はうつ病の重要な治療法であるが，乳児を抱えて家で休養をとるのは難しい．負担感を過度に感じ，育児や家事が十分できないことで自責的になれば，ますます病状が悪化する．このため，夫や親など家族が育児や家事を援助し，休養をとらせる体制づくりを行う．家庭で休養がとれない場合は，入院治療も考える．育児が困難であれば，保育園や乳児院に子どもを預ける方法もある．

3）産後精神病
(1) 概要と成因
産後早期に激しい精神病症状を呈する疾患である．産褥（さんじょく）精神病ともいう．産褥とは，分娩後，妊娠と分娩に伴う母体の生理的変化が非妊娠時の状態に回復するまでの期間をいい，おおよそ産後 6～8 週間である．産後はそれよりも幅の広い時期を指すことが多い．

発症の関連要因として，産後にエストロゲンが急激に低下することにより，ドパミンの過剰興奮を誘発する可能性が考えられている．コルチゾールや甲状腺ホルモンの関連も指摘されているが，一定の見解はない．心理社会的要因では，ソーシャルサポートの不足，パートナーとの関係の悪さ，初産婦などが報告されている[4]．双極症の家族歴・既往歴，産後精神病の既往は発症リスクが高いとされる．

(2) 頻度と経過
産後早期（通常産後 2 週間以内）に発症する．頻度は 1,000 人の出産に 1 人の割合である．症状は激しいが，予後は良好で多くは数週間で寛解する．しかし，次回の出産後の再発は 50% と高い．

(3) 症状と診断
急速に興奮，情緒不安定，幻覚，錯覚，妄想などが出現する急性精神病状態を呈する．子どもへ危害や，自殺のリスクもある．DSM-5-TR では産後精神病の疾患名はない．

(4) 治療法
多くの場合は精神科病棟への入院が必要である．抗精神病薬，気分安定薬の薬物療法を行う（向精神薬服用中の授乳については，「2）産後うつ病」を参照）．

マタニティブルーズ，産後うつ病，産後精神病の比較を**表1**に示す．

4）ボンディング障害
(1) 概要と成因
　ボンディング（bonding）とは，養育者（主に親）から子どもへの情緒的絆のことであり，子どもとの交流を重ねることで「いとおしさ」「守りたい」などの肯定的感情が生まれていき，出生後1年の間に形成される[8]．似た概念に愛着，アタッチメントがあるが，これは子ども側の反応を指す．

　ボンディングの形成が困難なことを，ボンディング障害またはボンディング形成不全という．精神疾患であるかのコンセンサスは得られていない．発症のリスク要因には，望まない妊娠，パートナーからの暴力，幼少時や妊娠出産のトラウマ体験がある．子ども側の要因として夜泣き，子どもの疾患などがある[9]．

(2) 症状と診断
　子に対して，「自分の子であると感じられない」「腹立たしい」などの否定的な感情をもつ．授乳，抱っこ，スキンシップなどの親密なケアや交流が困難になる．子どもの発育不全，児童虐待のリスクもあるため，予防や早期発見が重要である．

(3) 治療法
　心理療法，環境調整が行われる．保健所，産科，精神科などの施設連携，多職種連携による支援も必要となる．

[表1] マタニティブルーズ，産後うつ病，産後精神病の比較

	マタニティブルーズ	産後うつ病	産後精神病
頻度	30%	17%	0.1%
成因	産後のホルモンの変動	セロトニンなどの生物学的要因 産後のホルモンの変動 心理社会的要因	ドパミンなどの生物学的要因 産後のホルモンの変動 心理社会的要因
発症時期	産後早期（10日以内）	産後早期（2～5週）	産後早期（2週間以内）
重症度	軽度	様々	重度
症状	抑うつ気分，涙もろさ，不安など	抑うつ気分，不安，意欲低下など	興奮，幻覚，妄想など
経過	2週間	数カ月	数週間
予後	寛解	多くは寛解	寛解
病態	軽度のうつ状態	うつ病	急性精神病
治療	治療しなくても寛解	抗うつ薬，心理療法，休養，環境調整	抗精神病薬・気分安定薬，心理療法，環境調整（入院治療になることが多い）

（文献4より引用，一部改変）

2. 更年期うつ病

1）概要と成因

　更年期とは，閉経前後の約10年間をいう．閉経とは月経が停止することで生殖機能がなくなることを意味する．平均閉経年齢は50歳なので，通常45～55歳を指す．卵巣から分泌される女性ホルモンであるエストロゲン，プロゲステロンは40代から徐々に低下し始める．更年期になると急激に減少し，卵巣機能が低下し，やがて閉経となる．更年期に発症したうつ病を，更年期うつ病という．成因には，一般的なうつ病の成因のほかに，女性ホルモンの急激な低下が関連している．また，更年期は身体的や心理社会的な変化が大きい時期で，そのことが発症要因になりやすい．更年期にみられやすい変化を表2に示した．

2）頻度と経過

　更年期では，うつ症状は1.3～2.9倍の増加がみられるという報告もある[11]．経過は一般的なうつ病と同様である．

3）症状と診断

　症状は一般的なうつ病と同じであるが，表2に示したような悩みを訴えることが多い．後述の更年期症状，更年期障害が併存することもある．

4）治療法

　一般のうつ病と同様である．薬物治療では，抗うつ薬のほか，漢方薬を用いることがある．更年期に関する心理教育は疾病の理解に役に立つ．

5）併存しやすい疾患－更年期障害－

　更年期うつ病と併存しやすい疾患として，本項では更年期障害を取り上げる．更年期に現れ，明らかな器質的変化のない身体症状，精神症状を更年期症状といい[表3]，頻度は高い．更年期症状により日常生活に支障をきたす場合に更年期障害という．成因は，更年期におけるエストロゲンの分泌低下による．ただし，老年期になるとエストロゲンの慢性的低下状態に身体が順応し，更年期症状は消失する．

[表2] 更年期女性にみられる身体的および心理社会的な変化

1. 身体		老いの自覚，体力低下，若さや美の喪失，病気罹患など
2. 家庭	子ども	友人関係，いじめ，反抗期，学校不適応，不登校，進路，卒業，独立，子育ての終わり，空の巣症候群* など
	夫	仕事の負担，異動，転職，退職，病気罹患，経済的問題，不仲，浮気，別居，離婚，死別など
3. 親，近親者，友人		介護，病気罹患，疎遠，死別など
4. 仕事		仕事の負担，異動，転職，退職，対人関係，家事との両立など

*空の巣症候群（empty nest syndrome）：子どもが独立し，家から離れた後，喪失感，不安，抑うつを呈した状態をいう．

（文献10より引用，一部改変）

[表3] 更年期症状

1. 身体症状	①血管運動神経症状	ほてり，のぼせ，発汗，ホットフラッシュ（突発的な強いほてり）
	②運動器症状	肩こり，腰痛，関節痛
	③泌尿生殖器症状	頻尿，膣の乾燥，性交痛
	④皮膚症状	乾燥，痒み，知覚異常
	⑤その他	疲労感，物忘れ，不眠
2. 精神症状		不安，抑うつ気分，いらいら感

更年期症状のうち，血管運動神経症状は頻度が高く，70〜80％が経験する．また，更年期障害でもうつ症状がみられる．ただし，うつ症状が2週間以上続くときは，うつ病と考えたほうがよい．

治療では，薬物治療として，ホルモン補充療法，漢方薬，抗うつ薬，抗不安薬がある．心身のストレスの軽減，規則正しい生活などのセルフケアも大切である．

3. 月経前不快気分障害

1）概要と成因

月経前不快気分障害（premenstrual dysphoric disorder：PMDD）は，月経開始数日前に感情の不安定さや抑うつ気分がみられ，月経が始まると軽減し，月経最終週には症状は最低限になるか消失する疾患である．DSM-5-TR[3] では「抑うつ症群」に含まれている．類似した疾患に月経前症候群（premenstrual syndrome：PMS）があるが，これは月経前に身体症状や精神症状がみられるものである．PMDDはPMSのなかでも，精神症状，とくに感情面の症状がより重度なものである．

月経周期において，月経と次の月経の間に排卵期（卵胞から卵子が放出される時期）があり，卵胞期後から次の月経までの時期を黄体期という．月経前とは黄体期に該当し，この時期には，プロゲステロンの分泌が増加している **[図2]**．プロゲステロンが発症に関与していると考えられるが，詳しい機序は不明である．

2）頻度と経過

メタ解析の報告では，有病率は3.2％である[12]．症状は月経開始後には軽減するが，毎回の月経で繰り返し発症する．

3）症状と診断

DSM-5-TR[3] の診断基準では，精神症状，とくに感情面の症状は必須であり，感情不安定，怒り，抑うつ気分，不安などがある．それ以外に，活動の減退，集中困難，疲労感，食欲の変化，過眠・不眠，他の身体症状（乳房圧痛，筋肉痛，体重増加など）がある．

4）治療

症状が強い場合は薬物療法を行う．ホルモン療法，SSRIなどの抗うつ薬，漢方薬が用

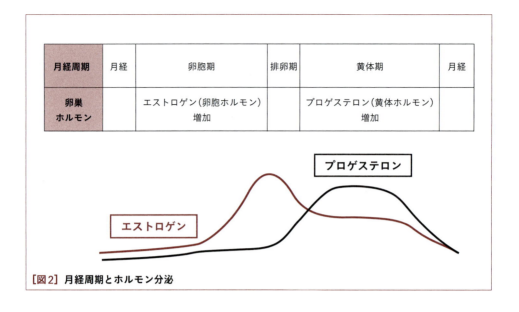

[図2] 月経周期とホルモン分泌

いられる．抗うつ薬は副作用軽減のために，月経前にあたる黄体期に投与する間欠投与が推奨されている．対症療法として鎮痛薬，利尿薬が用いられる．月経前に疲れや心理的ストレスをためないように，予定や体調を整えるセルフケアも必要である．

4．女性のうつ病

女性のうつ病の発症は男性の2倍多いといわれる．うつ病の重症度に男女差はないが，個々の症状では，男女の特徴がある[13]．男性に比べ，女性に多くみられるのは，感情易変性，精神運動抑制（意欲や行動が減少），自殺企図である．また，女性は症状を強く訴え，治療を求めたがる．一方，男性は症状をあまり訴えず，治療を求めない傾向がある．これは，受け身的な女性，強さを求められる男性といった本来の男女の性役割が反映しているのかもしれない．

② LGBTQ

1．LGBTQとは

本項では性の多様性の観点から，LGBTQについて述べる．LGBTQは，性的マイノリティの総称として用いられている．① Lesbian（レズビアン），② Gay（ゲイ），③ Bisexual（バイセクシュアル），④ Transgender（トランスジェンダー），⑤ Questioning（クエスチョニング）の頭文字をとって命名された．いずれも，身体的性に対して，性自認［ジェンダーアイデンティティ（gender identity，自分が自認する性）］，性指向［セクシャルオリエンテーション（sexual orientation，恋愛や性愛の対象の性）］で分類される**[表4]**．

レズビアンは性自認が女性で，性指向が女性である．ゲイは性自認が男性で，性指向が男性である．バイセクシャルは，性指向は両性，すなわち，自分と同じ性，異なる性，どちらも恋愛対象となる．したがって，レズビアンとゲイは同性愛（homosexual）であり，

[表4] LGBTQ の分類

頭文字	名称		性自認	性指向	
L	Lesbian	レズビアン	女性	女性	同性愛
G	Gay	ゲイ	男性	男性	同性愛
B	Bisexual	バイセクシュアル		両性	異性・同性愛
T	Transgender	トランスジェンダー	出生時の性と不一致		
Q	Questioning	クエスチョニング	探索中，決められたくない		

バイセクシャルは異性愛と同性愛の両方をもつ．トランスジェンダーは，出生時の性と性自認に不一致がある．出生時の性が男性で女性へ移行する者をMTF（Male to Female），出生時の性が女性で男性に移行する者をFTM（Female to Male）という分類もある．近年は，MTFをトランス女性（Trans woman），FTMをトランス男性（Trans man）と表記することが増えている[14]．クエスチョニングは自分のセクシュアリティを探索中，または決めつけたくない者である．

LGBTQ の人口に占める割合は，調査方法，対象者，文化によるばらつきはあるが，おおよそ 3 〜 5% である[15]．LGBTQ 以外にも様々なセクシュアリティがあることから，それを＋として表わし，LGBTQ ＋という表記もみられる．

かつては同性愛を精神疾患とみなす考えがあったが，1960 年代より同性愛者の人権運動が高まった．その流れを受け，DSM-Ⅲ-R（1987）や ICD-10（1990）から同性愛は削除され，現在は精神疾患とはみなされていない[16]．トランスジェンダーは，DSM-5（2013）以降，それまでの性同一性障害（gender identity disorder）から障害という用語を使わず，性別違和（gender dysphoria）に変更となった[16]．ICD-10 の性同一性障害も，ICD-11（2019）では gender incongruence（性別不合）になった．

2. LGBTQ のメンタルヘルス

LGBTQ の人はメンタルヘルスの問題を抱えやすい．不安症，うつ病，自傷・自殺のリスクが高い．その要因として，社会全体または周囲の人のスティグマ，自分自身の性への葛藤がある．支援にあたっては，支援者自身がジェンダーに対して無自覚なスティグマをもっていないかを振り返ることが大切である[15]．

14章 Q and A

Q1 産後うつ病について，最も適切なものを 1 つ選べ．
1. 妄想をきたすことはない．
2. うつ病の既往はリスク要因ではない．
3. 産後 6 カ月以降に発症する場合が多い．

4. 患者の一部はマタニティブルーズに移行する．
5. 産後のホルモンの急速な変動が発症に関与している．

Q2 月経前不快気分障害（PMDD）について，最も適切なものを1つ選べ．
1. 月経が始まると症状は軽減する．
2. 乳房の圧痛は診断に必須の症状である．
3. 症状が出現する時期は卵胞期に相当する．
4. DSM-5-TRでは，双極症及び関連症群の疾患である．
5. 月経前症候群（PMS）と診断がつく者は，PMDDの診断もつく．

Q3 LGBTQについて最も適切なものを1つ選べ．
1. 同性愛は，精神疾患とはみなされていない．
2. 性指向とは，自分が自認する性のことである．
3. 性同一性障害は，DSM-5-TRに記載されている．
4. トランスジェンダーとは性転換手術を受けた者のみを指す．
5. バイセクシャルは，男女両性に性的感情をもたない者を指す．

Q1 **A……5**
解説
1. × 重度になると，うつ病の三大妄想といわれる微小妄想，罪業妄想，貧困妄想をきたすことがある．
2. × リスク要因である．
3. × 産後早期の発症が多い．
4. × 順序が逆である．マタニティブルーズとみられていて，産後うつ病に移行する場合がある．
5. ○ 特にエストロゲン，プロゲステロンの減少が関与している．

Q2 **A……1**
解説
1. ○ 月経が始まると軽減し，月経最終週には症状は最低限になるか消失する．
2. × DSM-5-TRでは乳房の圧痛は，診断基準Cの「他の身体症状」の例として記載されている．また「他の身体症状」の項目を満たさなくても，他の項目が満たしていれば診断はつく．
3. × 黄体期に相当する．
4. × 抑うつ症群に含まれる．
5. × PMSとPMDDは同義ではない．PMDDはPMSの重症型である．

Q3 **A……1**
解説
1. ○ 同性愛は精神疾患ではなく，DSM，ICDからも削除された．
2. × 恋愛や性愛の対象の性をいう．

3. × 性同一性障害の病名はなくなり，性別違和に変更になった．
4. × 性転換手術の有無は問わない．
5. × 両性に性的感情をもつ．性的感情をもたない者はアセクシャル（asexual）と呼ぶ．

事後学習課題
・妊娠中および出産後の女性の支援について調べてみましょう．
・月経周期とホルモンの関係について調べてみましょう．
・LGBTQの人が生きやすい社会になるための方策を考えてみましょう．

文献
1) 日本産科婦人科学会編：産科婦人科用語集・用語解説　改訂第4版，日本産科婦人科学会，2018．
2) Shorey S, et al. : Prevalence and incidence of postpartum depression among healthy mothers : A systematic review and meta-analysis. *J Psychiatr Res*, 104 : 235-248, 2018.
3) American Psychiatric Association : Diagnostic and statistical manual of mental disorders Fifth edition text revision. American Psychiatric Association Publishing, 2022（高橋三郎・他監訳：DSM-5-TR 精神疾患の診断・統計マニュアル．医学書院，2023）．
4) 宮岡佳子：産後うつ病．女性のうつ病　ライフステージからみた理解と対応（松島英介・他編），メディカル・サイエンス・インターナショナル，2015，pp141-160．
5) Cox JL, et al. : Detection of postnatal depression : Development of the 10-item Edinburgh postnatal depression scale. *Brit J Psychiatry*, 150 : 782-786, 1987.
6) 岡野禎治・他：日本版エジンバラ産後うつ病調査票（EPDS）の信頼性と妥当性．精神科診断学，7：525-533，1996．
7) 日本周産期メンタルヘルス学会：CQ7．向精神薬の母乳育児への影響は？（薬物の影響と授乳のメリット）．周産期メンタルヘルスコンセンサスガイド 2023．http://pmhguideline.com/consensus_guide2023/consensus_guide2023.html（2024年3月4日閲覧）
8) 日本産婦人科医会：妊産婦メンタルヘルスケアマニュアル，中外医学社，2021．
9) 山下洋：ボンディング障害とは？精神科，41：714-720，2022．
10) 宮岡佳子：更年期とうつ病．治療者のための女性のうつ病ガイドブック（上島国利監修），金剛出版，2010，pp59-66．
11) Maki PM et al. : Guidelines for the evaluation and treatment of perimenopausal depression: summary and recommendations. *Menopause*, 25 : 1069-1085, 2018.
12) Thomas J et al. : The prevalence of premenstrual dysphoric disorder : Systematic review and meta-analysis. *J Affect Disord*, 349 : 534-540, 2024.
13) 宮岡佳子：症状と性差．治療者のための女性のうつ病ガイドブック（上島国利監修），金剛出版，2010，pp27-30．
14) 佐々木掌子：トランスジェンダーの心理学　多様な性同一性の発達メカニズムと形成，晃洋書房，2017．
15) 松本洋輔：セクシュアルマイノリティとメンタルヘルス．心身医学，61：599-607，2021．
16) 針間克己：LGBTと精神医学．精神科治療学，31：967-971，2016．

（宮岡佳子）

15章 高齢期における心理的問題

到達目標

- 高齢者の心理的側面，うつの特徴について理解し説明できる．
- 認知症の主要な原因疾患および軽度認知障害の特徴について理解し説明できる．
- 認知症の中核症状と周辺症状について理解し説明できる．
- 高齢者を対象とした神経心理学的検査や精神症状評価について理解し説明できる．
- うつ，認知症に対する薬物療法や非薬物療法について理解し説明できる．

CASE

松山菊枝さん（仮名）は80歳の女性です．5年前に夫が他界してから一人暮らしをしています．もともと綺麗好きで炊事や洗濯などはきっちりとこなしていました．数年前から病院の予約や用事を忘れることはあったものの，周囲に指摘されると思い出し，年相応の物忘れ程度で，県内在住の長女が月1回様子を見に行き，問題なく生活していました．しかし，1年前頃から食事のメニューがワンパターンになったり，家の片づけが行き届かなくなったりするようになりました．半年前より病院の予約を忘れたり，鍵をなくしたりすることが度重なるようになり，本人も心配なのか毎日娘に電話で確認するようになりました．いつもは穏やかですが，自分の持ち物がなくなると，「あなたがもっていったに決まっている！」と表情を一変させて激しく怒るようになりました．また，長女が知らない間に，訪問販売の業者から立て続けに高級布団などを購入していたことが判明しましたが，本人に確認しても「そうだったかしら」と契約したことすら覚えていないようです．

〔キーワード〕心理的側面，うつ，認知症，軽度認知障害，BPSD，神経心理学的検査，精神症状評価，薬物療法，非薬物療法，意思決定支援，ACP

アウトライン

高齢期は身体機能，認知機能における加齢変化や様々な喪失体験が重なりやすいが，超高齢者でもポジティブな感情や主観的幸福感が保たれるという報告もある．心理職が高齢者への支援に関わるうえで，こうした心理的特徴を十分に理解し，高齢者の尊厳に配慮することが欠かせない．同時に，高齢期にはうつや認知症などの精神疾患に罹患しやすくなることから，各疾患の特徴や背景要因，治療法など，医学的知識についても精通しておく必要がある．とりわけ加齢自体が大きなリスクファクターである認知症は，超高齢社会を迎えているわが国において特に重要であり，重点をおいて解説した．

1. 高齢者の心理的側面

高齢になると身体機能，認知機能における加齢変化や様々な喪失体験を経験することから，従来は心理的側面でも不安や抑うつ状態，猜疑心の強さや保守的などといった高齢者のネガティブな面が強調されてきた．しかし，85歳以上の超高齢者や百寿者を対象とした研究が進むにつれ，身体機能レベルは低下するにもかかわらず，ポジティブな感情や主観的幸福感が保たれているという報告がなされるようになってきた[1,2]．「加齢に伴ってネガティブな状況が増えるにもかかわらず，高齢者の幸福感は低くない」という現象は，エイジング・パラドックス（Aging Paradox）と呼ばれ，高齢者のポジティブな心理的側面が注目されている．

こうした現象を説明するための理論として，選択最適化補償理論[3]，社会情動的選択性理論[4]，老年的超越理論[5] などが知られている **[表1]**．

[表1] 高齢者の心理現象を説明した理論

選択最適化補償理論	高齢期に経験する様々な喪失に対して，以下の3つの方略を駆使し，環境の変化に適応していくとしている．頭文字をとってSOC理論とも呼ばれる ①目標の選択（selection）：これまで目指していた目標の達成が難しくなったときに，取り組むべき目標を絞ったり目標の水準を下げたりする ②資源の最適化（optimization）：目標達成のために自分がもっている資源を効率よく分配する工夫をする ③補償（compensation）：これまで用いてこなかった外部リソースなどを用いる
社会情動的選択性理論	高齢者は残された時間が限られていると認識することにより，感情的に価値のある行動をするように動機づけられるとされる．そして，感情的な満足感を重視し，それらを得るために認知的・社会的資源を投資するため，ストレスフルな状況下でもポジティブな気分を維持できると考えられている
老年的超越理論	加齢とともに物質的・合理的なものに価値をおく視点から，より神秘的・超越的な視点へと価値観が移行していき，合理的な社会常識から脱却し，別のことに価値や幸せを見出すようになると考えられている

最近では，SONIC研究[*1]と呼ばれる高齢者を対象とした包括的な長期縦断研究がわが国で行われている．これまでの結果では，精神的健康は加齢による自立度の低下を受けて低下する一方，老年的超越の高さといったポジティブな影響を受けることが報告されている[6]．さらに，百寿者にとっての幸福感は，様々な喪失に直面しながらも自らポジティブな感情を生み出そうとする適応的な姿勢から生じることも百寿者に対するインタビュー調査から示されており[7]，高齢者の心理的側面を理解する上で重要な知見が見出されている．

2. 高齢者のうつ

1）高齢者のうつの特徴

高齢になると，身体疾患への罹患や身体機能・感覚機能などの低下に加え，配偶者との死別，孤独，社会的役割の喪失，経済的問題などの心理社会的要因が高頻度に存在する．高齢者のうつの発症には，こうした身体的要因や心理社会的要因，脳の加齢性変化が関与する．

うつは，高齢者にみられる精神症状のなかで最も頻度が高く，生活機能やQOLに直結しやすく，自殺との関連も深いことから，早期診断，早期治療に結びつけることが重要である．とりわけ高齢者の場合，若年発症の場合と比較して多彩な症状を呈しやすく，全身倦怠感などの身体症状の訴えや不安・焦燥，物忘れの訴え，興味・喜びの喪失，妄想など様々であり，一般的にうつの代表的症状とみなされやすい気分の落ち込みや意欲低下が語られることは少ない．

2）認知症との鑑別

高齢者のうつでは，認知症と鑑別困難なレベルの認知機能障害を認めることがあり，うつ病性仮性認知症と呼ばれている．基本的には，うつの改善に伴い認知機能障害は回復するが，追跡調査を行うと年間9～25％が認知症に移行するとの報告もある[8]．

うつ病性仮性認知症と認知症の鑑別は臨床上困難なことが多いが，うつ病性仮性認知症では，物忘れの訴えを強調しやすく，見当識障害や記憶障害などの認知機能障害が軽いわりに日常生活動作（ADL）の障害が強く，最近のエピソード記憶と昔の記憶が同程度に障害されやすい．診察場面では「わからない」などの否定的回答も目立ちやすいといった特徴がある．一方，認知症では，物忘れの自覚は乏しく，自覚があっても「生活に支障はない」と回答しやすい．また，認知機能障害とADLの障害レベルが一致しており，最近のエピソード記憶の障害が主体となる．最終的には，画像検査の結果もあわせて，縦断的に認知機能の経過をみたうえで診断する必要がある．

[*1] SONIC研究
SONICはSeptuagenarian, Octogenarian, Nonagenarian Investigation with Centenarianの頭文字をとったもので，文字通り70～100歳までの幅広い年齢の高齢者を対象に，加齢プロセスの解明，健康アウトカムや幸福感の関連要因を明らかにすることを目的として，2010年から20年間の追跡調査の予定で開始された．兵庫県の伊丹市と朝来市，東京都の板橋区と西多摩地区（檜原村，奥多摩町，日の出町，青梅市）の7市区町村で調査されている．

3）治療と支援

治療としては，高齢者の身体的，心理社会的側面を総合的に評価したうえで行う．特に高齢者のうつは心理社会的要因の関与が大きく，家族問題や孤独，経済的問題が背景にあることが多い．したがって，多職種が連携してソーシャルワークにあたることが助けとなる．また，高齢者本人が自分自身の生活史について回想することは，喪失体験の緩和や自尊心の回復にも役立つ［「回想法」（208頁）を参照］．

薬物療法では，高齢者は薬の副作用に対する耐性が低下するため，心毒性と抗コリン作用のある三環系抗うつ薬（TCA）は回避され，選択的セロトニン再取り込み阻害薬（SSRI），セロトニン・ノルアドレナリン再取り込み阻害薬（SNRI），ノルアドレナリン作動性・特異的セロトニン作動性抗うつ薬（NaSSA）が第一選択として推奨される．薬物療法に抵抗を示す場合や，著しい副作用や身体合併症のために薬物療法の継続が困難な場合，強い希死念慮を認める場合などは，電気けいれん療法（Electro Convulsive Therapy：ECT）[*2]を考慮することもある．

3．認知症および軽度認知障害（MCI）

1）認知症の成因

認知症とは，いったんは獲得された認知機能が低下することで，日常生活に支障が生じた状態である．DSM-5-TRでは，後述する軽度認知障害[*3]と含めてNeurocognitive Disorders（神経認知障害群）に該当する．

認知症の原因疾患は，アルツハイマー型認知症（Alzheimer's disease：AD）が約半数以上（67.6％）を占め，続いて，血管性認知症（Vascular Dementia：VD）（19.5％），レビー小体型認知症（Dementia with Lewy Bodies：DLB）（4.3％），前頭側頭型認知症（Frontotemporal Dementia：FTD）（1.0％），その他（7.6％）と報告されている[9]．

AD，DLB，FTDは，神経細胞が徐々に変性（壊れていくこと）して脱落していくことが特徴で，変性疾患と総称される．VDは，脳梗塞や脳出血などの脳の血管障害に起因する認知症である．ADとVDは合併することが多く，混合型認知症と呼ばれる．そのほかにも，慢性硬膜下血腫や正常圧水頭症，甲状腺機能低下症などに起因する認知症は，頻度は低いが治療によって治る認知症とされ，早期診断，早期治療が重要である．

2）認知症の症状

（1）中核症状と周辺症状

認知症の症状は，脳の器質的変化によって生じる認知機能障害である中核症状と，認知機能障害によって環境への適応がうまくいかなくなることによって生じる周辺症状〔認知

[*2] 電気けいれん療法（Electro Convulsive Therapy：ECT）
　頭皮上電極からの通電によって脳内に人為的にけいれん発作を誘発し，これによる神経生物学的効果を通じて精神症状の改善を図る治療法である．原法のECTに対して，有効性や安全性を高めた様々な技法上の修正を加えたものを修正型ECT（modified-ECT）と呼び，一般的には修正型ECTが実施される．

[*3] 軽度認知障害
　軽度認知障害はMild Cognitive Impairment（MCI）が用いられることが多いが，DSM-5-TRではMild Neurocognitive Disorderが使用されている．

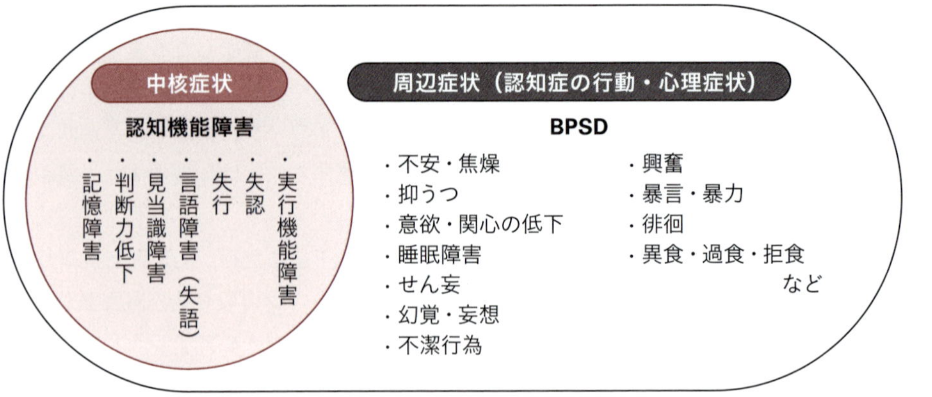

[図1] 中核症状と周辺症状

中核症状
認知機能障害
- 記憶障害
- 判断力低下
- 見当識障害
- 言語障害（失語）
- 失認
- 失行
- 実行機能障害

周辺症状（認知症の行動・心理症状）
BPSD
- 不安・焦燥
- 抑うつ
- 意欲・関心の低下
- 睡眠障害
- せん妄
- 幻覚・妄想
- 不潔行為
- 興奮
- 暴言・暴力
- 徘徊
- 異食・過食・拒食
など

[表2] 認知症の4大原因疾患の特徴

アルツハイマー型認知症（AD）	血管性認知症（VD）	レビー小体型認知症（DLB）	前頭側頭型認知症（FTD）
・記憶障害 ・見当識障害 ・物盗られ妄想	・まだら認知症（できることとできないことの差が大きい） ・感情失禁 ・感覚障害 ・運動障害	・注意の変動性（良いときと悪いときの差が激しい） ・幻視 ・パーキンソン症状 ・レム睡眠行動障害	・人格変化（脱抑制，感情鈍麻など） ・常同行動 ・自発話の減少 ・滞続言語（同じ言葉を繰り返す）

症の行動・心理症状（Behavioral and Psychological Symptoms of Dementia：BPSD）］に大別される [図1]．中核症状には，記憶障害や見当識障害，実行機能障害など，BPSDには，不安・焦燥，抑うつ，意欲・関心の低下，睡眠障害，せん妄，幻覚・妄想，不潔行為，興奮，暴言・暴力などがある．身体的要因（基礎疾患，便秘，脱水，薬の副作用など），環境要因（環境変化，気温など本人にとって不適切な環境刺激），心理的要因（不安，孤独，過度のストレスなど）が関与するため個人差が大きく，認知症のタイプや病期により出現しやすいBPSDは異なる．BPSDがあると実際の重症度よりも機能レベルが低下しやすかったり，本人や介護者のQOLの低下につながりやすかったりすることから，多角的に上述した要因について情報収集し，適切な治療や個別的な介入に活かすことが重要である．

(2) 各認知症のタイプによる特徴

認知症の4大原因疾患を以下に解説する．また，特徴的な症状を**表2**にまとめた．

①アルツハイマー型認知症（AD）

変性疾患のなかで最も頻度が高く，見当識障害，記憶障害，言語障害，視空間認知障害，注意障害，実行機能障害など様々な認知機能障害が生じ，10年ほどかけて年単位で徐々に認知機能の低下が進行していく．症状の発現や程度には個人差があるものの，初期には記憶障害や時間の見当識障害がみられることが多い．ただし，新しいことを覚えられない一方で，過去の記憶や体で覚えている記憶は比較的保たれやすい．また，対人接触スキルは保たれやすく，初期の頃には異変に気づかれにくいことも多い．診察場面では，質問に答えられないときや答えに自信がないときに同席している家族を振り返って助けを求めるようなしぐさ（head turning sign）や，質問に答えられなかったときに「普段ならできるのに，緊張したから」などと言い訳をする取り繕いがよくみら

れる．

②血管性認知症（VD）

　脳梗塞や脳出血などの脳の血管障害に起因するため，障害される部位によって様々な症状を呈するが，歩行障害や深部腱反射の異常といった神経学的徴候や尿失禁が比較的早期からみられたり，精神症状として感情が高ぶりやすく怒りっぽくなったりする．一方，無気力により活動性低下などがみられやすいこともある．ADに比べて，記憶障害よりも注意障害や実行機能障害が目立つことが多く，物忘れに対する自覚は比較的保たれており，時間をかけたりヒントがあったりすると思い出しやすい傾向がある．肥満，高血圧，脂質異常症，糖尿病などのいわゆる生活習慣病を合併していることが多く，症状の進行防止のために，これらの病気のコントロールも重要となる．

③レビー小体型認知症（DLB）

　注意の変動性がみられ，しっかりしているときと状態が悪いときの差が激しいのが特徴である．また，ありありとした幻視，足の震えや筋肉のこわばり，歩行障害といったパーキンソン症状を伴うことが多い．レム睡眠行動障害として，夢で見ている内容に合わせて大声を上げる，手足を動かしたり暴れたりするといった行動がみられることもある．認知機能障害としては，ADよりも記憶障害や見当識障害は比較的軽度なのに対し，視覚認知障害や視空間認知障害，また，注意障害や実行機能障害が目立ちやすい傾向にある．

④前頭側頭型認知症（FTD）

　前頭葉や側頭葉を中心に萎縮がみられ，従来，ピック病と呼ばれていた疾患も含まれる．特徴的な症状として，初期から性格・行動の変化がみられ，万引きなどの社会的逸脱行動や脱抑制などが生じることが挙げられる．身なりに無頓着になったり，他人への気遣いができなくなったりする変化も生じやすい．また，常同行動といって特定の行為や行動を繰り返す症状もよくみられる．たとえば，繰り返し膝をこすり続けるなどの単純な動作から，毎日決まった時間に決まった道順で散歩に出かけないと気がすまないといった時刻表的生活，特定の食品に固執してそればかり食べたがるといった行動が挙げられる．一方，記憶や見当識は比較的保たれやすい．診察場面では深刻味が乏しく，わからないと思うとあっけらかんとしてすぐにあきらめる考え無精や，興味関心がなくなるやいなや勝手に診察室を出ていこうとする立ち去り行動が認められることがある．

(3) 軽度認知障害（MCI）

　認知症ではないが健常ともいえない程度の軽度の認知機能障害を呈し，日常生活は保たれている状態をMCIという．国内の有病者数は約400万人と推定されており[9]，65歳以上の4人に1人はMCIに該当するとされる．MCIのサブタイプとしては，記憶障害の有無と他の認知機能（言語，実行機能，視空間認知など）障害の有無によって，4つに分類される[10]【図2】．

　これまでMCIはADの前駆症状として研究されてきたが，実際には様々な原因で生じることが明らかとなっている．日本神経学会の『認知症疾患診療ガイドライン』では，MCIから認知症に進展する割合は年間約5～10％と示されている．一方，年間約16～41％がMCIから健常域に改善するという報告も示されている[11]．国内の研究でもMCIの人を4年間追跡調査した結果，有酸素運動や認知機能訓練などの適切な介入を行うことで46％に健常域への改善がみられたという報告があり[12]，認知症と同様にできるだけ早い段階での受診が望まれる．

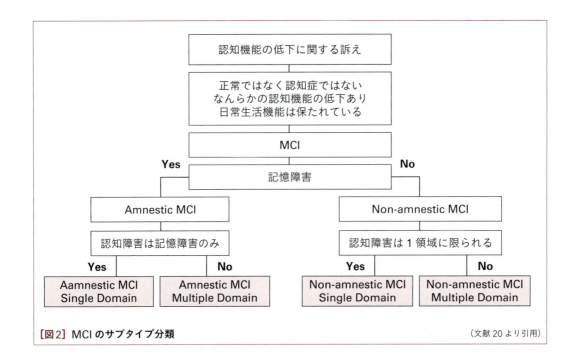

[図2] MCIのサブタイプ分類　　　　　　　　　　　　　　　　　　　　　　　　　　　　　　（文献20より引用）

3）認知症のアセスメント

認知症に関わる医学的診断は，一般的には，本人への問診，家族・介護者からの聞き取りに始まり，血液検査などの内科検診，手足の麻痺やこわばりがないかなどの運動機能や神経の動きの検査，生化学的検査（脳脊髄液検査など），神経心理学的検査による認知機能評価や精神症状評価，脳画像検査（CTやMRIなど）を経て，医師によって診断される．

神経心理学的検査および精神症状評価について，以下に概説する．

(1) 神経心理学的検査

神経心理学的検査を行うことで，認知機能障害の重症度やパターンを客観的に捉えることができる．また，成年後見制度利用などのための診断書作成の資料となり，本人・家族に対して理解を促し，認知機能障害へのサポート方法を考えるうえでの一助にもなる．認知症のアセスメントのなかでも神経心理学的検査は心理職に期待されることが多い分野であり，検査の特徴や実施法について習熟しておくのは当然のことながら，本人の主訴や状態に応じて臨機応変にテスト・バッテリーを組み，適切な評価に結びつけることが求められる．

まずは簡便なスクリーニング検査を行い，必要に応じてより詳しい精査を行っていく必要がある [表3]．なお，各種検査にはカットオフ得点が設定されているものもあり，認知機能障害の存在をスクリーニングするうえでの一つの目安になるが，安易に得点のみで判断することなく，点数以外にどのような項目で失点したか，どのような間違いをしたかなども併せて慎重に検討する必要がある．特に対象者が高学歴の場合，簡便なスクリーニング検査のみでは問題なくパスしてしまうこともあるため，本人の教育歴や職歴，生活史に関する背景情報にも留意して，より詳細な神経心理学的検査の追加を考慮する必要がある．表3に示す以外にも，現場では実行機能や言語機能など様々な検査が使用されている．詳しくは，『公認心理師カリキュラム準拠　臨床神経心理学【神経・生理心理学】第2版』を参照してほしい．

[表3] 認知症のアセスメント一覧

神経心理学的検査	
認知症のスクリーニング検査	
Mini-Mental State Examination（MMSE）	見当識，記憶，注意と計算，構成能力などからなる認知症スクリーニング検査．23/30点以下だと認知機能の低下が疑われるカットオフ得点が知られている
改訂長谷川式簡易知能評価スケール	見当識，記憶，注意と計算，流暢性などからなる認知症スクリーニング検査．20/30点以下だと認知機能の低下が疑われるカットオフ得点が知られている
Montreal Cognitive Assessment（MoCA）	MCIのスクリーニングを目的に，見当識，記憶，言語，実行機能，注意，視空間認知などを評価できる．25/30点以下だとMCIが疑われる．被検者の教育年数が12年以下の場合，総得点に1点加える採点方式がとられている
時計描画検査（Clock Drawing Test：CDT）	指定された時刻の時計を描画する検査．描画の特徴から，空間認知，注意力，実行機能，干渉刺激に対する抑制などを評価することができる
認知症の進行度評価	
Alzheimer's Disease Assessment Scale 日本語版（ADAS-J cog）	記憶，言語，行為・構成の3領域に関する11項目の下位検査からなる．70点満点で失点方式であり，得点が高いほど認知機能障害が強いことを示す．認知機能障害のスクリーニングでは9/10点をカットオフ得点とする基準が知られている
記憶障害の精査	
リバーミード行動記憶検査	日常生活場面を想定した課題で記憶障害を評価することができる．展望記憶（将来の予定に関する記憶）を評価することができる唯一の記憶検査
Wechsler Memory Scale-Revised（WMS-R）	言語性記憶，視覚性記憶，一般的記憶，注意・集中力，遅延再生の5つの指標について年齢群別に指標得点に換算して評価する．30分後の遅延再生課題があり，記憶障害を伴うMCIの検出に優れている
Rey Auditory Verbal Learning Test（AVLT）	聴覚的言語性記憶を評価する検査．15個の単語リストを聴覚的に提示した後，即時再生を5回行う．干渉刺激の即時再生後に，当初の単語リストの遅延再生と再認を行う．即時記憶容量や練習効果の影響も評価できる
Rey-Osterrieth Complex Figure Test（ROCFT）	上下左右とも対称的でない幾何学的図形を用い，模写，即時再生，遅延再生を行う．視覚性記憶の評価以外に，模写から注意，視空間認知なども評価できる
精神症状評価	
Geriatric Depression Scale（GDS）	高齢者を対象とした自記式のうつ病評価尺度．完全版は30項目，短縮版は15項目からなる．どちらのバージョンも11点以上だとうつ状態の可能性が指摘される
Nuropsychiatric Inventory（NPI）	妄想，幻覚，興奮，うつ，不安，多幸，アパシー，脱抑制，易刺激性，異常行動の10項目について，介護者からの情報をもとに頻度および重症度を評価し，その積をBPSDの全般的な重症度の指標とする．夜間行動，食行動を追加した12項目で評価する版もある

（2）精神症状評価

　神経心理学的検査を実施する際には，抑うつ傾向などの精神症状も評価することが望ましい［表3］．特に，うつは高齢者にみられる精神症状のなかでも頻度が高く，認知症との鑑別も極めて重要である．

4）治療法

認知症に関する治療は，薬物療法と非薬物療法の二つに大別される．

（1）薬物療法

現在，国内で認知症に対して保険適用のある薬は，コリンエステラーゼ阻害薬であるドネペジル，リバスチグミン，ガランタミン，NMDA受容体アンタゴニストであるメマンチンに加え，2023年12月に新たに保険収載された抗アミロイドβ抗体薬であるレカネマブである．コリンエステラーゼ阻害薬の3種類とメマンチンは，あくまでも認知機能障害の進行を遅らせるもので，認知症を完治させるものではない．一方，レカネマブは認知症のメカニズムに直接働きかける薬として期待されているが，現時点では対象が早期ADおよびADの前駆段階であるMCIに限られる．今後さらなるエビデンスの蓄積が待たれる．

BPSDに対する薬物療法では，SSRIや抗精神病薬などの薬物療法を検討する場合もあるが，BPSDに対する治療としては，まずは非薬物療法を行い，それでも効果が不十分で，かつ，対応困難な場合にのみ薬物療法を慎重に行うことが原則である．特にDLBの場合は抗精神病薬への過敏性があり，薬が効きすぎたり副作用が出やすかったりすることがあるので注意を要する．

（2）非薬物療法

非薬物療法の種類を**表4**に示す．様々なものが提唱されており，実際の臨床現場では複数の方法を組み合わせて実施していることが多い．残念ながら，認知症高齢者を対象とした非薬物療法の効果に関するエビデンスは，研究デザインや実施法を統一する難しさもあり，十分とはいえない．しかし，非薬物療法を行うことで認知症の人の笑顔が増えたり，高齢者同士の会話や活動性が向上したりといった変化を臨床現場では認めることができ，有用な介入方法であることに変わりはない．現場でよく行われているROと回想法を以下に紹介する．

Reality Orientation（RO）：時間や場所，人物などの見当識に直接介入する方法である．決まった時間と場所にグループとスタッフが集まり，見当識を確認し合う定型ROと，時間と場所を問わず，様々な場面で見当識に関する情報を繰り返し教示する非定型ROの2種類がある．いずれも見当識について確認する際には，誤りなし学習[*4]で行うことが重要である．これは認知に焦点を当てた非薬物療法で重視される点であるが，認知症高齢者を対象としたアプローチでは共通していえることである．

回想法：高齢者が自分の人生を振り返り，自らの人生の意味を再確認する過程に，専門家がよい聞き手として受容的共感的姿勢で意図的に介入することを通じ，心理的安定を図ろうとするものである．グループ回想法と個人回想法があるが，通常はグループ回想法で実施することが多い．その回のセッションごとに参加者が話しやすいテーマ（季節に沿ったテーマ，子ども時代の遊び，仕事や結婚といったライフイベントなど）について取り上

[*4] 誤りなし学習
　　重度の記憶障害を呈する健忘症患者に対するリハビリテーションとして知られており，患者が誤った情報を想起した場合に，間違いを訂正して再度想起させるという試行錯誤を繰り返すよりも，最初から正しい情報を伝えたり，わかりやすいヒントを出したりして，誤答が出ないようにする学習法である．記憶障害があると訂正されたこと自体を忘れてしまい，学習を繰り返すなかで誤答が定着してしまったり，間違えたという負の感情だけが残ってしまったりすることがあるからである．

[表4] 認知症に対する非薬物療法の種類

行動面に焦点を当てたアプローチ	行動療法的アプローチ
情動面に焦点を当てたアプローチ	支持的精神療法
	回想法
	バリデーション療法
	感覚統合法
	疑似的再現刺激療法
認知面に焦点を当てたアプローチ	Reality Orientation（RO）
	技術もしくは記憶トレーニング
刺激に焦点を当てたアプローチ	レクリエーション療法
	芸術療法

（文献13より引用，一部改変）

げ，回想が促されやすいよう，洗濯板や昔の教科書などの現物，写真，懐かしい音楽など五感に訴えかける道具を用いる．

　非薬物療法全般にいえることだが，導入にあたっては，本人の認知機能や精神状態，身体機能，もともとの価値観や好みなどの背景情報もふまえて，本人に適した方法を検討することが重要である．

5）本人・家族への支援

　ひとたび認知症と診断されると，家族はもとより，本人すらも「認知症だから何もわからなくなる」と認知症の人の能力を過小評価しがちになる．そのなかで，本人の特性や残存能力，手助けが必要な場面について客観的な情報を提供するという点で，前述した認知機能評価は重要といえる．認知症という疾患を正しく理解し，具体的な介護方法のみならず，認知機能障害の特徴に適切に対応することでBPSDの予防や軽減につながる可能性もあり，家族への心理教育のなかで伝えていくことが求められる．認知機能障害などの特徴に応じた対応例を表5に紹介する．

　また，「認知症の人と家族の会」[*5]に代表されるように，認知症の人や家族同士による相互支援の重要性も認識されている．当人同士のつどいでは，専門職による専門的知識の提供とは異なり，当事者の経験に根差した工夫や意見などの体験的知識を交換することができ，孤立しがちな本人や家族が周囲との情緒的つながりを見出せる場になる．病院や介護老人保健施設でも家族会や介護者カウンセリングのニーズは増えており，心理職が担う役割としても期待される分野である[14]．

　さらに昨今では，身寄りがいない高齢者が増え，医療の現場では，認知機能が低下して自分で医療の必要性を判断することが難しくなった認知症高齢者に対して，本人の同意のみで治療を進めてよいものか，治療を拒否する本人の意思をどうくみ取り，治療方針を決定していくべきかなど，医療同意の問題が大きな課題となっている[15]．こうした認知症

[*5] 認知症の人と家族の会
　1980年に京都から始まった組織で，今では全国47都道府県に支部がある．本人のつどいや介護家族のつどい，男性介護者のつどいなどが開催されている〔公益社団法人 認知症の人と家族の会．https://www.alzheimer.or.jp/（2024年11月6日閲覧）〕．

高齢者の意思決定支援のあり方は，成年後見制度などの利用や，金融機関や不動産業界における契約，買い物の場面など多岐にわたり，支援のあり方も様々である．今後ますます注目されるテーマであり，医療現場のみにとどまらず，医学，法学，心理学，福祉・介護，金融機関，民間企業など，まさに分野横断的な連携が欠かせない．認知症高齢者やその家族が安心して地域で生活を続けていくために，老年心理学や神経心理学の知見をどのように社会に還元していけるか，異分野融合のなかでの応用実践が期待される．

[表5] 認知機能障害などの特徴をふまえた対応の工夫例

注意障害	・雑音がなく集中できる環境で伝える ・ゆっくりはっきり滑舌よく伝える ・声をかける前に本人の視界に入り視線を合わせたり，名前を呼んだりして注意を喚起する
言語障害	・本人にとって馴染み深い言葉を用いる ・聞く，読む，話す，書くのうち，本人にとって理解しやすいコミュニケーション方法を積極的に活用する ・身振りや表情などの非言語的情報を意識する
見当識障害	・折に触れ名前や日時，場所などの基本的なことを知らせる ・見やすい日めくりや時計を身近に置いて一緒に確認することを習慣化する ・外の景色を見たり季節の行事などを体験したりして五感に訴える
記憶障害	・ヒントが有効なレベルでは，アラームやカレンダー，メモなど本人に合った手がかりを活用する ・言葉で伝えるだけでなく，視覚的な情報を併用する ・一文にキーワードは2つ程度にとどめる ・覚えることを強要しない．周囲がその都度必要なことを伝える
視覚認知障害	・わかりやすい目印をつける ・誤認の対象になりやすい物（すりガラス，コートかけ，複雑な模様のカーテンや絨毯など）を避ける
実行機能障害	・スケジュールを一定にする ・慣れ親しんだ環境をできるだけ変えない ・1つの手順ごとに具体的な指示を与える ・選択肢を提示するときは二択に絞る
心理・精神面 その他	・定期的な外出や日中の活動により生活リズムを整える ・いらいらしているときなどは，トイレに行きたいなど何らかの非言語的なサインの可能性を考える ・興奮しているなど感情的なときは無理に介入せずに，見守りつつ落ち着くのを待つ

column ①
認知症の人の意思決定能力をどう評価し支援にいかすか

意思決定能力は状況依存的な能力であり，認知機能障害や精神症状，意識障害，意思決定に関連する経験，価値観など多様な要素が影響を与える．また，一概にあり・なしで決められず，判断の複雑さによって求められる意思決定能力レベルを考慮する必要がある．このように複雑な意思決定能力の評価に関して，最も研究が進んでいる医療同意能力での知見が，種々の意思決定場面を検討する際に参考になる．

医療同意能力は，①理解（説明された医学的状況や治療の情報を理解できるか），②認識（説明を受けた情報を自分のこととして認識しているか），③論理的思考（治療の選択肢について論理的に比較検討できるか），④選択の表明（自分の意思を表明できるか）の4要素からなり，各要素に従って評価できるMacArthur Competence Assessment Tool-Treatmentという半構造化面接法も知られている[16]．こうしたツールにより客観性の高い評価に結びつくだけでなく，どの領域の能力が低下しているかを明らかにすることで，支援する際の参考になる．筆者らは，医療同意能力の考え方をもとに意思決定支援ガイドを作成し一般に公開しているので，併せて参考にしてほしい（https://www.dmsoj.com/medicalconsent（2024年11月6日閲覧））．

また，終末期の意思決定を支える一つの視点としてAdvance Care Planning（ACP）[*6]についても知っておきたい．ACPとは，もしものときに備えて自分が望む医療やケアについて前もって考え，家族や医療・ケアチームと繰り返し話し合い，共有する取り組みである．終末期には約70%の人が医療やケアなどを自分で考えたり，望みを人に伝えたりすることができなくなると言われており[17]，本人が意思決定，意思表示ができない状態となったときでも，本人の考えや価値観に基づいた医療やケアを受けることができるよう支援する取り組みとして，その重要性はますます高まっている．

特に日本人は個よりも集団としての意識を大切にする傾向が高く，意思形成や意思表明が苦手な人が多いという特徴があることから，家族との話し合いを軸にして，医療ケアチームがACPのプロセスを支援することが求められる[18]．こうしたプロセスにおいて，心理職が有する認知症の人とのラポールの築き方やカウンセリング・スキルなどの老年心理学的・臨床心理学的な知見を活かしていくことの意義は高い．筆者らは，若年性認知症の人に対してカウンセリングのプロセスを活用してACPを実践した取り組みを報告しており[19]，今後さらに，心理職がACPを含め認知症の人の意思決定支援に携わる実践例を蓄積していくことが必要と考えている．

[*6] ACP

日本では「人生会議」の愛称でも呼ばれる．ACPをよりわかりやすく普及啓発するため，2018年に厚生労働省が広く愛称を募集して公募で決定されたものである．

15章 Q and A

Q1 高齢者のうつでみられる特徴を1つ選べ．
1. 誇大妄想を伴うことが多い．
2. 気分の落ち込みが目立つ．
3. 不安を訴えることはまれである．
4. 身体の不調を強く訴えることが多い．
5. 認知機能への影響は少ない．

Q2 アルツハイマー型認知症（AD）の初期からみられる特徴として一般的でないものを1つ選べ．
1. 時間に関する見当識障害
2. 常同行動
3. head turning sign
4. 近時記憶障害
5. 取り繕い

Q3 認知症の疑いがある高齢者を対象に認知機能評価を行う場合，適切でないものを1つ選べ．
1. HDS-R
2. AVLT
3. リバーミード行動記憶検査
4. CDT
5. DN-CAS 認知評価システム

Q1 **A……4**
解説
1. うつ病に典型的な微小妄想（罪業妄想，心気妄想，貧困妄想）が認められることが多い．誇大妄想は躁状態でみられる．
2. うつ病に典型的な気分の落ち込みは目立たないことが多い．
3, 4. 不安や身体症状の訴えが多い．
5. 認知機能障害も伴いやすく，認知症との鑑別が困難になることがあり，定期的に認知機能レベルをフォローアップしていく必要がある．

Q2 **A……2**
解説
1, 3, 4, 5. ADの認知機能障害としては，見当識障害（通常は時間，場所，人物の順に進行していきやすい）や近時記憶障害が先立つことが多い．また，診察場面では，わからないと思うと家族に助けを求めて，家族のほうを振り返る head

turning sign と呼ばれる症状や，社会的スキルが保たれているが故に取り繕いもみられやすい．
2. 常同行動は，繰り返し膝をさするなどの単純な動作や，決まった時間に決まった道順を散歩しないと気がすまないといった特定の行動や動作を繰り返す症状であり，FTD にしばしばよくみられる．

Q3 **A……5**
解説
1, 4. HDS-R と CDT は，認知症のスクリーニングに用いられる検査である．
2, 3. AVLT とリバーミード行動記憶検査は，記憶障害の精査に用いられる検査である．
5. DN-CAS 認知評価システムは，子どもの認知処理過程を評価する検査で，プランニング，注意，同時処理，継次処理の 4 つの認知機能領域を評価することができる．

事後学習課題
・「夜中に窓越しに人が立っている」という幻視と度重なる物忘れを主訴として，73 歳男性が物忘れ外来を受診しました．認知機能の精査を行うとしたら，どのようなテスト・バッテリーを組むかを考えてみましょう．
・時間に関する見当識障害と近時記憶の低下が主で，早期のアルツハイマー型認知症と診断された患者さんとそのご家族に対して，今後の日常生活や本人と接するうえでどのような工夫を提案できるか考えてみましょう．

文献
1) Dello Buono M, et al : Quality of life and longevity; a study of centenarians. *Age Ageing*，**27** : 207-216, 1998.
2) 権藤恭之・他：超高齢期における身体的機能の低下と心理的適応；板橋区超高齢者訪問悉皆調査の結果から．老年社会科学，**27**：327-338，2005.
3) Baltes PB : On the incomplete architecture of human ontogeny. Selection, optimization, and compensation as foundation of developmental theory. *Am Psychol*，**52** : 366-380, 1997.
4) Carstensen LL : The influence of a sense of time on human development. *Science*，**312** : 1913-1915, 2006.
5) Tornstam L : Gerotranscendence; A developmental theory of positive aging, Springer Publishing Company, New York, 2005.
6) Gondo Y, et al : A new concept of successful aging in the oldest old; development of gerotranscendence and Its influence on the psychological well-being. *Annu rev Gerontol Geriatr*，**33** : 109-132, 2013.
7) 安石佐織・他：百寿者にとっての幸福感の構成要素．老年社会科学，**39**（3）：365-373，2017.
8) Dobie DJ : Depression, dementia, and pseudodementia. *Semin Clin Neuropsychiatry*，**7** : 170-186, 2002.
9) 厚生労働科学研究費補助金認知症対策総合研究事業．都市部における認知症有病率と認知症の生活機能障害への対応（代表：朝田　隆）．平成 23 年度～平成 24 年度総合研究報告書．

10) Petersen RC, Morris JC : Mild cognitive impairment as a clinical entity and treatment target. *Arch Neurol*, **62** : 1160-1163, 2005.
11) 認知症疾患診療ガイドライン作成委員会編集：軽度認知障害 mild cognitive impairment（MCI）から認知症へのコンバート率およびリバート率はどのようなものか．認知症疾患診療ガイドライン2017（日本神経学会監修），医学書院，2017，p147.
12) Shimada H, et al : Conversion and Reversion Rates in Japanese Older People With Mild Cognitive Impairment. *J Am Med Dir Assoc*, **18**（9）: 801-808, 2017.
13) American psychiatric Association : Practice guideline for the treatment of patients with Alzheimer's disease and other dementia of late life. *Am J Psychiatry*, **154** : 1-39, 1997.
14) 小海宏之，若松直樹（編著）：認知症ケアのための家族支援　臨床心理士の役割と多職種連携．クリエイツかもがわ，2017.
15) 成本　迅，「認知症高齢者の医療選択をサポートするシステムの開発」プロジェクト（編著）：認知症の人の医療選択と意思決定支援　本人の希望をかなえる「医療同意」を考える．クリエイツかもがわ，2016.
16) 北村總子・他（訳）：治療に同意する能力を測定する　医療・看護・介護・福祉のためのガイドライン．日本評論社，2000.
17) Silveira MJ, et al. : Advance directives and outcomes of surrogate decision making before death. *N Engl J Med*, **362** : 1211-1218, 2010.
18) Miyashita, et al. : Culturally Adapted Consensus Definition and Action Guideline: Japan's Advance Care Planning. *J Pain Symptom Manage*, **64**（6）: 602-613, 2022.
19) 永山　唯・他：若年性アルツハイマー型認知症と診断されたA氏への心理的支援；カウンセリングと事前指示書作成の取り組み．認知症ケア事例ジャーナル，**11**（1）: 3-10, 2018.
20) Petersen RC : Clinical practice. Mild congnitive impairment. *New Engl J Med*, **364**（23）: 2227-2234, 2011.

（加藤佑佳）

付録 精神疾患に関わる医療・福祉制度

ここでは，精神疾患に関わる法律や主な福祉サービスについて解説する．

なお，特に福祉サービスにおいては提供することがその人にとってすべての幸福ではなく，なぜ，どのように，いつの段階で何をどのように提供をしていくことがその人の自立や社会参加を促進できるものなのかということを十分に吟味し，専門的なアプローチにより提供していくことが重要である．

■精神保健及び精神障害者の福祉に関する法律（通称：精神保健福祉法）

精神保健福祉法は，精神疾患を有する人の①医療及び保護を行うこと，②社会復帰の促進，自立と社会経済活動への参加の促進，③精神疾患の発生の予防，国民の精神的健康の保持及び増進に努めることの3点を主眼とした，精神疾患の福祉の増進及び国民の精神保健の向上を図ることを目的とした法律である．

精神保健福祉法は，1900（明治33）年施行の精神病者監護法から，精神衛生法，精神保健法と変遷し，1993（平成5）年成立の障害者基本法により精神疾患を有する人が同法の対象として明確に位置付けられたことをふまえて，現法に改正された．この変遷には，精神疾患を有する人の人権はもちろんのこと，自立と社会参加促進という福祉の要素を位置づけ，社会復帰などのための施策の充実も位置付けられている．その後，1999（平成11）年の改定において，精神障害者地域生活支援センター，ホームヘルプ，ショートステイなどの福祉サービスが法定化され，2005（平成17）年に成立した障害者自立支援法（現：障害者総合支援法，後述）で身体・知的・精神のいわゆる三障害を一元化するという観点から，障害の種別に関わらない共通の自立支援のための福祉サービスを規定し，適切な地域医療の確保などを図る改正が行われた．2014（平成26）年の改正では，医療の提供の確保の指針の策定，保護者に関する規定の削除，医療保護入院の見直しなどを定め，入院医療から地域生活を支えるための精神医療という基本理念の実現を目指すための方向性を定める指針として策定された．さらに精神科疾患を有する人の権利擁護を明確にし，地域生活の支援を強化することを目的に2023（令和5）年4月に改正され，2024（令和6）年4月に施行された．

精神疾患を有する人の人権の擁護だけではなく，適切な治療を提供し，リカバリーを促進する専門家としては押さえておくべき基本的な法律である．精神保健福祉法の主な内容を**表1**に示す．

なお，2023（令和5）年4月の改正された内容で，より理解を深めておく必要のある事項について以下にまとめる．

①入院患者の告知に対して

措置入院（緊急措置入院も含む），医療保護入院を行う際，入院の告知について患者本人だけではなく，その家族にも行うことが必要となった．また，従来は「入院措置をとること」「退院請求に関すること」「通信・面会に関すること」「入院中の行動制限に関すること」などの告知を行うことが定められていたが，これに加えて「入院措置をとる理由」についての告知も行うことが定められた．

[表1] 精神保健福祉法の主な内容

法の内容	主な意図	法根拠
精神保健福祉センターの設置	・都道府県は，精神保健の向上及び精神障害者の福祉の増進を図るため，精神障害に関する相談や知識の普及等を行う精神保健福祉センターを設置することができる．	第6条
地方精神保健福祉審議会及び精神医療審査会	・精神保健及び精神障害者の福祉に関する事項を調査審議させるため，都道府県は，精神保健福祉に関する審議会そのほかの合議制の機関（地方精神保健福祉審議会）を置くことができる．	第9条
	・措置入院患者等の定期病状報告や，入院患者又はその家族等からの退院等の請求に対する応諾の可否等の審査等を行わせるため，都道府県に，精神医療審査会を設置する．	第12条
精神保健指定医	・措置入院や医療保護入院の要否，行動の制限等の判定を行うのに必要な知識及び技能を有すると認められる者を，厚生労働大臣が指定する．	第18条
精神科病院	・都道府県は精神科病院を設置しなくてはならない．	第19条の7
医療及び保護	・自らの意思で入院を決める（任意入院）．	第21条
	・警察官からの通報，届け出により都道府県知事が精神保健指定医に診察をさせ自傷他害の恐れがあると認めた場合の入院（措置入院）．	第29条
	・急速を要し，措置入院に係る採択ができないときに行う緊急措置入院．	第29条の2
	・精神保健指定医による診察の結果，精神障害者であり，かつ，医療及び保護のため入院の必要がある場合に，その家族等（配偶者，親権者，扶養義務者，後見人又は保佐人．該当者がいない場合等は，市町村長）のうちいずれかの者の同意があるときは本人の同意がなくとも，その者を入院させることができる（医療保護入院）．	第33条
	※医療保護入院は，精神科病院の管理者に対して次のことを義務づけている． ①医療保護入院者の退院後の生活環境に関する相談及び指導を行う者（精神保健福祉士等）の設置	第33条の4
	②地域援助事業者（入院者本人や家族からの相談に応じ，必要な情報提供等を行う相談支援事業者等）との連携	第33条の5
	③退院促進のための体制整備	第33条の6
	・急速を要し，家族等の同意を得ることができない場合において，精神保健指定医の診察の結果，直ちに入院させなければその者の医療及び保護を図るうえで著しく支障がある者と認められた場合，本人の同意がない場合でも72時間に限り入院させることができる（応急入院）．	第33条の7
精神科病院における処遇	・精神科病院の管理者は，入院中の者につき，その医療又は保護に欠くことのできない限度において，その行動について必要な制限を行うことができる．	第36条
	・精神科病院の管理者は，精神科病院に入院中の者の処遇について，厚生労働大臣が定める基準を遵守しなければならない．	第37条
	・精神科病院に入院中の者又はその家族等（その家族等がない場合又はその家族等の全員がその意思を表示することができない場合にあっては，その者の居住地を管轄する市町村長）は，都道府県知事に対して，当該入院中の者を退院させることや，精神科病院の管理者に退院や処遇改善を命じることを，求めることができる．	第38条の4
	・請求があった場合，都道府県知事は，精神医療審査会に審査を求めなければならない．	第38条の5
	・厚生労働大臣又は都道府県知事は，精神科病院に入院中の者の処遇が著しく適当でないと認めるときは，当該精神科病院の管理者に対して，改善計画の提出や，処遇の改善のために必要な措置をとることを命じることができる．	第38条の7
精神障害者保健福祉手帳	・都道府県知事は，申請者が政令で定める精神障害の状態にあると認めたときは，申請者に精神障害者保健福祉手帳を交付しなければならない．	第45条
精神保健福祉相談員	・都道府県・市町村は，精神保健福祉センター・保健所等に，精神保健及び精神障害者の福祉に関する相談に応じたり，精神障害者及びその家族等を訪問して指導を行ったりするための職員（精神保健福祉相談員）を置くことができる．精神保健福祉相談員は，精神保健福祉士そのほか政令で定める資格を有する者のうちから，都道府県知事又は市町村長が任命する．	第48条
精神障害者社会復帰センター	・厚生労働大臣は，精神障害者の社会復帰の促進を図るための訓練及び指導等に関する研究開発を行うこと等により精神障害者の社会復帰を促進することを目的とする一般社団法人又は一般財団法人であって，業務を適正かつ確実に行うことができると認められるものを，その申請により，全国を通じて一個に限り，精神障害者社会復帰促進センターとして指定することができる．	第51条の2

②家族が虐待などの加害者の場合

　医療保護入院の同意や退院請求を行うことのできる「家族等」について，DVや虐待の加害者を除くことが定められた．ここでいう虐待とは，児童虐待，配偶者からの暴力（DV），高齢者虐待，障害者虐待をいう．なお虐待の事実が入院時に把握できず入院後に判明した場合では，できるだけ速やかに，それ以外の家族等から同意を得ることが求められる．

　※2022（令和4）年4月1日から民法が改正され，成年年齢が20歳から18歳に引き下げられた．これにより，医療保護入院の家族等の同意と退院請求は18歳・19歳でも可能となり，医療保護入院者が18歳・19歳である場合にも本来は両親どちらともの同意が必要であったが，親権に服することがなくなったため，いずれかの家族等の同意において入院ができるようになった．

③家族が同意・不同意の意思表示を行わない場合

　医療保護入院にあたり，家族等がどうしても同意や不同意の判断ができない場合には，家族等は意思表示を行わないことが認められるようになり，家族等全員の意思表示が行われない場合，医療機関は市区町村の同意の申請ができるようになった．

④医療保護入院の入院期間の法定化

　医療保護入院の入院期間が「最大6カ月以内で省令に定める期間」となる．入院期間に達する場合でも，入院中に指定医の診察の結果で，患者の同意能力がなく（任意入院ができない状況），入院の必要があると判断された場合に限り，患者へ退院支援委員会の開催を知らせ，家族等に連絡して同意を確認し，更新届を提出することで入院期間が更新できる．

⑤地域生活への移行を促進するための措置

　これまで医療保護入院に対して専任されていた退院後生活環境相談員について，措置入院に対しても専任されることが義務化される．また，患者本人および家族等から求められた場合，医療保護入院患者と措置入院患者が地域生活に移行できるように相談援助を行う地域援助事業者の紹介を行うことが医療機関に対して義務化される．

⑥入院者訪問支援事業

　市区町村同意による医療保護入院患者を中心に，患者の希望に応じ，生活相談や情報提供等を目的とした訪問支援員が派遣されることになった．訪問支援員については，都道府県が専任し，研修を実施する．

⑦措置入院時の入院の必要性に関する審査

　従来から医療保護入院時にはその必要性について精神医療審査会で審査されてきたが，措置入院時にも入院の必要性について審査が行われるようになった．

⑧医療機関における虐待防止の措置の義務化

　病院の管理者（病院長）は，虐待防止のための研修を行ったり，相談体制を整備したりする必要があり，指定医はそれに協力しなくてはならないことが定められた．

⑨虐待を発見したものから都道府県等への通報の義務化

　病院内において従事者による障害者虐待を発見した場合には，誰もが都道府県に通報することが義務化される．都道府県が必要と判断した場合には，実地審査において指定医の診察を行うことができ，都道府県知事は報告や診療録等の提出を命じ，立ち入り検査を行うことができる．その結果，都道府県知事は改善計画や必要な措置を命じることができる．また，年度ごとに，業務従事者による障害者虐待等の状況を公表することに

なった．

■障害者の日常生活及び社会生活を総合的に支援するための法律（通称：障害者総合福祉法）

　障害者総合福祉法は，住み慣れた場所で可能な限り必要な支援を受けられ，社会参加の機会を確保するなど障害を有する人が保障されるべき権利を明確にし，障害の有無に関係なく社会の中で共に生きるという理念に基づき，2012（平成24）年に成立した．

　わが国の福祉サービスは行政が必要な内容や量を定めるという措置制度をとってきた．しかし，この措置制度では，実際の生活に即したサービスを提供しづらいなどの問題や，2001（平成13）年に高齢者福祉サービスが自分で必要なサービスを選択するという介護保険制度に移行したこともあり，障害福祉サービスにおいても2003（平成15）年に支援費制度という名のもとに障害を有する人が障害福祉サービスを選択できるものに移行していった．この支援費制度の導入により，地域財政の困難さやサービスの地域間格差，および障害の種別による格差（支援費制度においては，精神疾患は対象外であった）が生じたことなどから，2005（平成17）年には障害者自立支援法が公布された．しかしながら障害者自立支援法では，サービス利用にあたっての費用負担の問題などもあり，現法へと移行していった経緯がある．その後，2016（平成28）年に改正〔2018（平成30）年に施行〕され，2022（令和4）年の改正〔2024（令和6）年に施行〕では，障害や難病を有していても安心して暮らせる地域共生社会を目指し見直された．

　障害者総合福祉法では，身体・知的・精神と障害種別を分けることなく，サービスを提供することとなり，また，今まで障害福祉サービスの対象外であった難治性疾患（難病）もその対象として認められている．

■心神喪失等の状態で重大な他害行為を行った者の医療及び観察等に関する法律（通称：医療観察法）

　医療観察法は，従来，精神科医療については精神保健福祉法に基づく医療とされていたが，この法律では精神保健福祉法も必要に応じて利用しつつ，司法による入院あるいは通院を強制的に行う医療である．

　医療観察法は，精神疾患のある人のうち刑事責任を問うことのできない状態で重大な傷害や強盗，放火や強制わいせつなどの犯罪行為を行った場合に，「その適切な処遇を決定するための手続等を定めることにより，継続的かつ適切な医療並びにその確保のために必要な観察及び指導を行うことによって，その病状の改善及びこれに伴う同様の行為の再発の防止を図り，もってその社会復帰を促進することを目的とする」とされており，あくまで再発と社会復帰を目的にした制度である．

　この法律において入院決定を受けた人は，厚生労働省所管の指定入院医療機関による専門的な医療が提供される．また，通院決定を受けた人および退院を許可された人については，原則として3年間，厚生労働省所管の指定通院医療機関による医療が提供されるほか，保護観察所による精神保健観察に付され，必要な医療と援助の確保が図られる．

　この法律による医療が行われた場合，処遇に携わる専門スタッフとして，精神保健福祉士の有資格者など同法の対象となる人の社会復帰を促進するために必要な知識および経験を有する「社会復帰調整官」が保護観察所に配置されて処遇を実施するとともに，地域社会において関係機関相互の連携・調整役を担う．この社会復帰調整官を中心に様々な立場

の援助者がチームを組んでいくということが実践されつつあり，一般精神科医療の水準を引き上げるのにつながることも期待されている．

一方，再犯予防のための過剰な医療が行われないようにすること，精神疾患の人が裁判を受ける権利自体を剥奪されてしまう懸念もあることなども指摘されている．

医療観察法の流れを**図1**に示す．

■生活保護法

生活保護法は，憲法25条の生存権に基づき生活に困窮するすべての国民に対して，国がその困窮の程度により必要な保護を行い，最低限度の生活の保障を行うためのものである．生活保護法には，原理（①国家責任，②無差別平等，③最低生活保障，④補足性）と原則（①申請保護，②基準および程度，③必要即応，④世帯単位）がある．生活保護では，必要に応じて，①生活扶助，②住宅扶助，③教育扶助，④医療扶助，⑤介護扶助，⑥出産扶助，⑦生業扶助，⑧葬祭扶助の扶助がある．

なお，貧困になりうる経緯は個人の努力の問題ということではなく，社会全体の問題として捉えること，そして自立への道をどのように支えていくのかということは重要な課題であり，生活を支えていくための専門家には欠くことのできない視点であることを付言しておく．

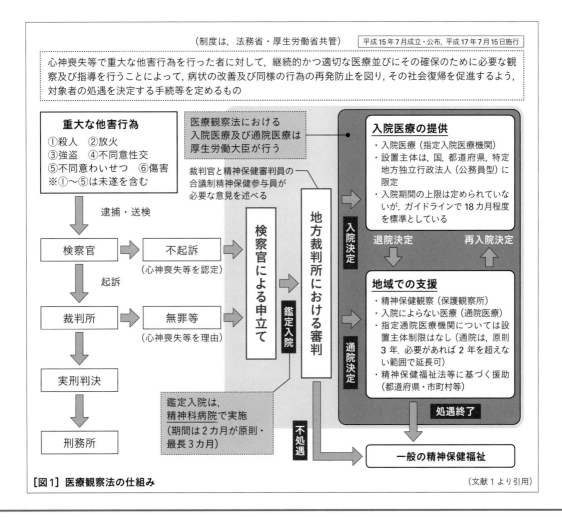

[図1] 医療観察法の仕組み

（文献1より引用）

■ 成年後見制度

　成年後見制度は，加齢，精神疾患，知的能力障害，認知症や遷延性意識障害など意思能力，判断能力に継続的に支障（衰え）が認められる場合に，その支障に対して補い，法律的に支援する制度である [表2]．この制度の基本理念は，判断能力の不十分さの保護を図ることで，その人の自己決定権を尊重し，残存能力を活用し，社会生活を支援するというノーマライゼーションの理念がある．この制度自体は，何かを制限するものではなく，日常生活に必要なことについて，本人が主体的に自由に行うことができるものである．

■ ソーシャルサポート

　精神疾患を有する人が，社会生活を円滑に送るための福祉サービスは公的なもの（フォーマルな資源）だけではなく，家族や友人，近隣住民など（インフォーマルな資源），様々なものがある．これらの資源を効果的に活用し，ソーシャルサポートを構築していくことが健康度を高め，円滑な社会生活を送るために重要である．しかし，こうした資源は決してメリットだけではなく，ときにその人の「できる力」を阻害する要因になりうることもあるため，ソーシャルサポートの構築にあたっては，中長期的な視点で専門的見解から慎重に吟味し提供していくことが重要である．そしてなによりも，対象となる人を支援する一人ひとりが，その対象者にとって必要なソーシャルサポートであることを専門職として常に意識し，専門職であるからこそ，他職種の職域を理解しておくことが不可欠であり，対象となる人が望む「チーム」を構築していくことが重要である．

　ここでは，ソーシャルサポートの一部を図2に紹介する．

[表2] 成年後見制度の主な内容

法の内容	主な意図
法定後見	**後見**　判断能力がほとんどない状況
	家庭裁判所が成年後見人を選任し，本人に代わりすべての法律行為を代わって行うことができる．また，本人が自ら行った法律行為については日常行為に関するものを除き取り消しもできる．鑑定が必要となる（実際に鑑定が行われるのは約1割程度）．
	申立人は本人，配偶者，四親等以内の親族，市町村長など
	保佐　判断能力が著しく不十分な場合
	家庭裁判所は本人のために保佐人を選任し，保佐人に対して本人が申し立てた特定の法律行為に関して代理権を与える．また，本人が自ら行った法律行為については日常行為に関するものを除き取り消しもできる．鑑定が必要となる（実際に鑑定が行われるのは約1割程度）．
	申立人は本人，配偶者，四親等以内の親族，市町村長など
	補助　判断能力が不十分な場合
	家庭裁判所は本人のために補助人を選任し，補助人に対して本人が申し立てた特定の法律行為に関して代理権または同意権を与える．原則として診断書で可能．
	申立人は本人，配偶者，四親等以内の親族，市町村長など
任意後見	本人が契約の締結に必要な判断能力を有している間に将来，自己判断能力が不十分になったときの後見事務や内容を自らが任意後見人に決めておく制度．この契約は公正証書を作成し，自らが事前の契約により決めておく制度となっている．

（文献2より引用，一部改変）

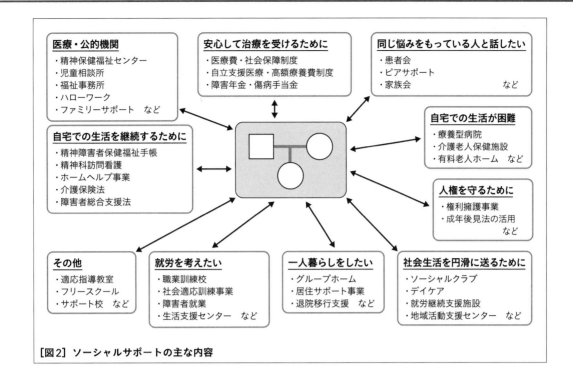

[図2] ソーシャルサポートの主な内容

文献
1) 厚生労働省：心神喪失者等医療観察法．
   https://www.mhlw.go.jp/bunya/shougaihoken/sinsin/gaiyo.html（2024年2月19日閲覧）
2) 家庭裁判所：成年後見制度－詳しく知っていただくために．パンフレット，2012.
3) 精神保健福祉研究会監：四訂　精神保健福祉法詳解，中央法規，2016.
4) 障害者総合支援六法　平成30年版，中央法規，2018.
5) 日本弁護士連合会刑事法制委員会編：Q&A 心神喪失者等医療観察法解説，第2版，2014.

（小野賢一）

■本書で解説されている疾患の DSM-5-TR, ICD-11 対応表

章番号	一般名あるいは旧来の用語	DSM-5-TR	ICD-11
7章	統合失調症	統合失調症	統合失調症
8章	うつ病	抑うつ症群	抑うつ症群
	躁うつ病	双極症及び関連症群	双極症または関連症群
9章	強迫症	強迫症及び関連症群	強迫症または関連症群
	不安症	不安症群	不安または恐怖関連症群
10章		心的外傷及びストレス因関連症群	ストレス関連症群
	心的外傷後ストレス障害	・心的外傷後ストレス症	・心的外傷後ストレス症
	適応障害	・適応反応症	・適応反応症
	解離性障害	解離症群	解離症群
11章	発達障害	神経発達症群	神経発達症群
	・自閉症	・自閉スペクトラム症	・自閉スペクトラム症
	・注意欠陥障害	・注意欠如多動症	・注意欠如多動症
	・学習障害	・限局性学習症	・発達性学習症
12章	物質依存症	物質関連症及び嗜癖症群	物質使用症群または嗜癖行動症群
		秩序破壊的・衝動制御・素行症群	衝動制御症群
			秩序破壊的または非社会的行動症群
13章	神経性食思不振症	神経性やせ症	神経性やせ症〈神経性無食欲症〉
14章	うつ病	抑うつ症群	抑うつ症群
	・月経前不快気分障害	・月経前不快気分障害	・月経前不快気分症
15章	認知症	神経認知障害群	神経認知障害群

DSM-5-TR：日本精神神経学会（日本語版用語監修），髙橋三郎・大野　裕監訳：DSM-5-TR　精神疾患の診断・統計マニュアル，医学書院，2023．
ICD-11：日本精神神経学会発表の ICD-11 新病名案による（https://www.jspn.or.jp/uploads/uploads/files/activity/ICD-11Beta_Name_of_Mental_Disorders%20List(tentative)20180601.pdf）

索引

あ

- アカシジア ... 49
- アクチベーション症候群 ... 103
- アコモデーション ... 61
- アドヒアランス ... 43
- アラノン ... 172
- アルコール依存症 ... 167
- アルコール関連症 ... 166
- アルコール幻覚症 ... 167
- アルコール中毒 ... 167
- アルコホーリスク・アノニマス ... 172
- アルツハイマー型認知症 ... 204
- 誤りなし学習 ... 208

い

- イネイブリング ... 172
- 医療システム ... 69
- 医療観察法 ... 218
- 医療提供施設 ... 69
- 医療保険制度 ... 69
- 医療法 ... 70
- 医療倫理 ... 72
- 依存 ... 165
- 依存症 ... 169
- 依存症デイケア ... 171
- 異常心理 ... 92
- 異常体感 ... 25
- 異常酩酊 ... 167
- 意志 ... 21
- 意思決定支援 ... 211
- 意識 ... 21
- 意欲 ... 21
- 意欲低下 ... 91
- 一次妄想 ... 26
- 陰性症状 ... 90
- 飲酒量低減薬 ... 171

う

- ウェルニッケ脳症 ... 167
- うつ病 ... 98
- うつ病の治療過程 ... 104
- うつ病自己評価尺度 ... 103
- 迂遠 ... 26

え

- エピジェネティクス ... 150

お

- オープンエンド ... 34
- オープン・ダイアローグ ... 94
- オピオイド ... 168
- 応用行動分析 ... 159
- 音楽性幻聴 ... 24
- 大人の発達症 ... 160

か

- カウンセリング ... 17
- カクテルパーティ効果 ... 152
- カタトニア性の行動 ... 90
- カタトニア性興奮 ... 90
- カタレプシー ... 90
- カプグラ症候群 ... 27
- カルバマゼピン ... 51
- 仮面うつ病 ... 101
- 家族療法 ... 13,61
- 家族歴 ... 36
- 家庭内暴力 ... 181
- 過去のエピソード ... 35
- 過食 ... 182
- 過量服薬 ... 168
- 回想法 ... 208
- 回避行動 ... 23
- 改訂長谷川式簡易知能評価スケール ... 207
- 解釈 ... 58
- 解離 ... 140
- 解離症群 ... 139
- 解離性トランス ... 142
- 解離性とん走 ... 141
- 解離性健忘 ... 141
- 解離性同一症 ... 141
- 外因・内因・心因 ... 31
- 覚醒剤 ... 168
- 覚醒剤遅発性精神症 ... 168
- 覚醒剤誘発性精神疾患 ... 168
- 覚醒度 ... 153
- 学習行動理論 ... 116
- 笠原・木村分類 ... 102
- 間欠爆発症 ... 174
- 感覚過敏 ... 151
- 感覚鈍麻 ... 151
- 感情 ... 21
- 感情失禁 ... 22
- 感情鈍麻 ... 22,90
- 感冒薬 ... 169
- 関係妄想 ... 27
- 緩和ケア ... 77
- 緩和ケアチーム ... 71
- 簡易抑うつ症状尺度 ... 103
- 観念奔逸 ... 25

き

- ギャマノン ... 174
- ギャンブラーズ・アノニマス ... 174
- ギャンブル行動症 ... 172
- 気分安定薬 ... 50,103
- 既往歴 ... 38
- 記述精神医学 ... 4
- 器質因性 ... 99
- 機能画像研究 ... 117
- 客観症状 ... 21
- 客観的情報 ... 31
- 急性ストレス症 ... 135
- 拒食 ... 181
- 拒絶症 ... 90
- 共感的・非審判的姿勢 ... 78
- 協調運動の障害 ... 151
- 協働 ... 68
- 恐怖 ... 23,125
- 恐怖ネットワーク ... 125
- 強迫観念 ... 116
- 強迫行為 ... 23,116
- 強迫症 ... 115
- 強迫症の診断基準(DSM-5-TR) ... 119
- 強迫症-loop 仮説 ... 117
- 強迫性緩慢 ... 123
- 近赤外線スペクトロスコピー ... 86,103

く

- クローズドエンド ... 34

け

- ゲーム障害 ... 172
- 経験論的二元論 ... 4
- 軽症抑うつ ... 102
- 軽躁エピソード ... 109
- 軽度うつ病 ... 103
- 軽度認知障害 ... 205
- 血液検査 ... 39
- 血管性うつ病 ... 101
- 血管性認知症 ... 205
- 血統妄想 ... 27
- 結論への飛躍バイアス ... 86
- 月経前症候群 ... 195
- 月経前不快気分障害 ... 100,195
- 幻覚 ... 24,89
- 幻嗅 ... 25
- 幻肢痛 ... 25
- 幻視 ... 24,89
- 幻触 ... 25
- 幻聴 ... 24,89
- 幻味 ... 25

223

言語性幻聴	24
限局性学習症	153
限局性恐怖症	126
衒奇症	90
現在のエピソード	35
現実感消失	142
現病歴	35

こ

コミュニティ・アプローチ	63
コミュニティ心理学	13
コリンエステラーゼ阻害薬	51
コルサコフ症候群	168
コンサルテーション	76
コンダクター	62
コントロール障害	165,172
呼吸法	127
個人心理療法	55
誇大妄想	26,27
公認心理師法	2,70
広汎性発達障害	148
行為心迫	22
行動の著しい統合不全	90
行動観察	39
行動療法	13
向精神薬	43
抗アミロイドβ抗体	51
抗アレルギー薬	169
抗うつ薬	44,104
抗てんかん薬系	50
抗酒薬	171
抗精神病薬	48
抗不安薬	46,168
更年期うつ病	194
更年期の抑うつ	101
更年期症状	195
後期症候群	167
高プロラクチン血症	49
高機能自閉症	148
高齢者のうつ	202
構造化臨床面接	39
合理的配慮	160
国際疾病分類	9
心の理論の障害	86
言葉の発達の遅れ	151
言葉のサラダ	26,89
昏迷	90
混合性エピソード	109

さ

サイコドラマ	62
させられ思考	26
再発防止スキルトレーニング	173
催奇形性	111
罪業妄想	27,102
錯視	24
錯覚	24
三環系抗うつ薬	44,103
産後うつ病	101,190
産後精神病	192
算数障害	153

し

システムズ・アプローチ	61
シャルル・ボネ症候群	24
ジェンダー	189
ジストニア	49
支持的心理療法	57
支持的精神療法	78,93
支離滅裂	89
市販薬	169
使用症	169
思考	21
思考の体験様式の異常	26
思考過程の異常	25
思考察知	26
思考散乱	26
思考吹入	26
思考制止	25
思考奪取	26
思考伝播	26
思考途絶	26
思考内容の異常	26
思春期	181
思路の異常	25
嗜癖行動	172
嗜癖症	172
自己治癒仮説	166
自己誘発性嘔吐	23
自助グループ	172
自動思考	59
自閉スペクトラム症	151,180
自閉スペクトラム症の診断基準（DSM-5-TR）	155
自閉性障害	148
自由連想	58
自立志向的活動	184
自律訓練法	127
児童期	181
児童期逆境体験	132
疾患モデル	105
疾病教育	124
嫉妬妄想	27
実体意識性	25

社会情動的選択性理論	201
社会的ひきこもり	181
社会的苦痛	78
社会的要因	5
社会保障の仕組み	69
社交不安症	126,181
主観症状	21
主観的情報	31
主訴	35
修正ドパミン仮説	85
修正型電気けいれん療法	94,104
集団心理療法	61
集団不適応	62
重度うつ病	103
重篤気分調節症	100
出立	86
馴化	121
初診時面接	30
書字障害	153
女性のうつ病	196
小動物幻視	24
小離脱	167
障害者グループホーム	94
障害者総合福祉法	218
衝動性	152
情景的幻視	24
情動表出の減少	90
情報処理能力の偏り	151
常同症	90
食行動異常	182
心因性	99
心気妄想	27,102
心的外傷後ストレス症	132
心的外傷の出来事	132
心理アセスメント	3
心理学的要因	5
心理教育	79,93,105
心理検査	39
心理的虐待	186
心理的支援	3
心理療法	16
身体依存	165
身体的虐待	186
身体的苦痛	78
神経ネットワーク仮説	117
神経心理学的検査	207
神経性やせ症	182
神経伝達物質	116
神経発達症群	147,180
振戦せん妄	167
深部脳刺激療法	123
診断	30,41

診療報酬点数表	70	
新型うつ病	102	
新規抗うつ薬	44,103	

す

スキーマ	59
ストレスの高いライフイベント	99
ストレス関連症群	131
ストレス-素因モデル	108
ストレス-脆弱性モデル	137
スピリチュアルケア	79
スピリチュアルな苦痛	78
スボレキサント	47
遂行機能障害	153
睡眠障害	23,153
睡眠導入薬	169
睡眠薬	46,168
錐体外路症状	49
髄液検査	39

せ

セネストパチー	25
セロトニン・ノルアドレナリン再取り込み阻害薬	44
セロトニン受容体遮断・再取り込み阻害薬	45
世界没落体験	27,87
生活技能訓練	93
生活保護法	219
生活歴	36
生物学的要因	5
生物・心理・社会モデル	5,32,36
成年後見制度	220
性的マイノリティ	196
性的暴力	186
性同一性障害	197
性別違和	197
性別不合	197
精神依存	165
精神科デイケア	94
精神科リエゾンチーム	71
精神現象	34
精神刺激薬	52
精神疾患の診断・統計マニュアル	8
精神症状評価	207
精神障害者福祉手帳	160
精神的苦痛	78
精神分析的心理療法	57
精神保健福祉法	70,215
精神療法	16
窃盗症	174
摂食症	22

摂食制限型	182
選択最適化補償理論	201
選択的セロトニン再取り込み阻害薬	44
全人的苦痛	78
全般不安症	126
前頭側頭型認知症	205
前頭葉機能低下仮説	85
漸進的筋弛緩法	127

そ

ソーシャルサポート	220
ソーシャル・スキル・トレーニング	62
素行症	174
双極症	107
双極症Ⅰ型	109
双極症Ⅱ型	109
双極性障害	99
早期症候群	167
爽快気分	22
操作的診断	91,102
躁エピソード	109
躁うつ病	99
臓器幻覚	25

た

タンドスピロン	47
ダルク	172
ダンスセラピー	62
他職種連携	68
多因子遺伝疾患	150
多幸	22
多次元アセスメント	92
多次元診断	92
多職種連携	68
多動性	152
代謝系副作用	49
代理ミュンヒハウゼン症候群	186
体感幻覚	25,89
体重増加への恐怖	182
対人関係・社会リズム療法	108
対人恐怖症	181
対人交流	151
耐性	165
大離脱	167
第1世代抗精神病薬	48
第2世代抗精神病薬	48
脱抑制型対人交流症	133
単極性うつ病	99
単純酩酊	167
炭酸リチウム	111
断酒補助薬	171

ち

チーム医療	67
チック	181
知覚	21
知覚異常	24
知的能力障害	180
治療関係の構築	32
治療構造	56
遅発性ジスキネジア	49
秩序破壊的・衝動制御・素行症群	174
中断症候群	106
中等度うつ病	103
中毒症状	111
注意欠如多動症	151,180
注意欠如多動症の診断基準(DSM-5-TR)	156
注意欠如多動症治療薬	52
注察妄想	27,87
鎮咳薬	169
鎮静薬	168

つ

追跡妄想	27,87

て

ディスチミア親和型うつ病	102
定位脳手術	123
定型抗精神病薬	48
適応障害	137
適応反応症	137
転移	58
伝統的診断	92,102
伝統的診断図式	31
電気けいれん療法	123,203

と

トラウマインフォームドケア	136
トラゾドン	45
トラッキング	61
ドパミン仮説	85
時計描画検査	207
逃避型の抑うつ	100
統合失調質・スキゾイド	86
統合失調症	84
統合失調症の経過	94
統合失調症の古典的症状	88
統合失調症の症状の背後にある異質性	86
統合失調症の診断基準(DSM-5-TR)	91
統合失調症の病型分類	87
動機づけ面接	171

特定の物への執着 151
読字障害 153

な

ナラノン 172
ナルコティクス・アノニマス 172
内因性 99
内観療法 171

に

二次障害 154
二次妄想 26
二重見当識 26,89
荷降ろしうつ 100
認知機能リハビリテーション 94
認知機能障害 204
認知行動療法 13,59,93
認知症 203
認知症ケアチーム 71
認知症の行動・心理症状 204
認知症治療薬 51
認知療法 13

ね

ネグレクト 186

の

ノルアドレナリン再取り込み阻害薬
.... 52
ノルアドレナリン作動性・特異的セロ
トニン作動性抗うつ薬 45
脳画像検査 39
脳波検査 39

は

ハームリダクション・アプローチ ... 170
ハビチュエーション 121
ハミルトンうつ病評価尺度 103
バルプロ酸 51
パーキンソン症候群 49
パーソナリティ症 28,185
パニック症 126
パニック発作 23,125
曝露反応妨害法 121
発明妄想 27
発話の統合不全 89
抜毛症 181
反響言語 90
反響動作 90
反抗挑発症 174
反応性アタッチメント症 133
反応性愛着障害 185

反復性うつ病 106

ひ

非定型抗精神病薬 48,103
被害関係妄想 87
被害妄想 27
被毒妄想 27,87
疲弊・茫然型の抑うつ 100
微小妄想 27,102
光トポグラフィー検査 86
引っ越しうつ 100
評価尺度 39
病前性格 36
病的窃盗 174
病的放火 174
病的酩酊 167
広場恐怖症 126
貧困妄想 27,102

ふ

ファシリテーター 62
フラッシュバック 133,168
フラッシング反応 167
プレコックス感 92
不安 23
不安階層表 121
不安症群 124
不安焦燥状態 23
不安抑うつ状態 23
不注意 151
不適切な感情 90
服薬アドヒアランス 110
副作用 43
複合幻聴 24
複雑性心的外傷後ストレス症 134
複雑酩酊 167
物質関連症 164
文章完成法テスト 90

へ

ベック抑うつ質問票 103
ベンゾジアゼピン系 46
ペアレント・トレーニング 159
併存症 36

ほ

ボディイメージの障害 23,182
ボンディング障害 193
保続 26
包括的地域生活支援 94
放火症 174
報酬効果 165

防衛コーピング様式 108

ま

マイム 61
マタニティブルーズ 190
巻き込み行為 124

み

ミルタザピン 45
未熟型うつ病 102

む

むちゃ食い・排出型 182
無為 91
無月経 182
無言症 90

め

メランコリア 99
メランコリー親和型性格 102
酩酊 167
滅裂思考 26
面接法 30

も

妄覚 24
妄想 25
妄想気分 26,87
妄想性人物誤認症候群 27
妄想知覚 27,87
妄想着想 26,89
森田療法 60,127
問診 33

や

薬物動態 44

ゆ

ユング派心理療法 60
有害事象 43

よ

予期不安 23
要素幻聴 24
陽性症状 90
抑うつ 22
抑うつエピソード 109
抑うつ気分 22
抑うつ症候群 99
抑うつ障害群 99
四環系抗うつ薬 44

ら

- ライフイベント ... 35
- ラメルテオン ... 47
- ラモトリギン ... 51

り

- リエゾン精神医学 ... 76
- リチウム ... 50
- リバーミード行動記憶検査 ... 207
- 離人感 ... 141
- 離人症 ... 22
- 離脱 ... 165
- 力動心理学 ... 5
- 療育手帳 ... 160

る

- 類型疾患分類 ... 108

れ

- レジリエンス ... 16
- レビー小体型認知症 ... 205
- レンボレキサント ... 47
- 連携 ... 68
- 連合弛緩 ... 26,89

ろ

- 老年期うつ病 ... 101
- 老年的超越理論 ... 201

欧文索引

A

- AA ... 172
- ABA ... 159
- ACT ... 94
- AD ... 204
- ADAS-J cog ... 207
- ADHD ... 151
- ADHD-Rating Scale-IV ... 158
- ADHD治療薬 ... 52
- ADI-R ... 158
- ADOS-2 ... 158
- ASD ... 151
- ASRS ... 158
- AVLT ... 207
- AYA世代 ... 79

B

- BDI-II ... 103
- Bleulerの基本症状 ... 88
- BPSD ... 204
- BPSモデル ... 5
- BZ系薬依存症 ... 168

C

- CAADID ... 158
- CAARS ... 158
- CARS ... 158
- CDT ... 207
- Conner3 ... 158
- CPTSD ... 134

D

- DARC ... 172
- DBS ... 123
- DLB ... 205
- DSM-5-TR ... 8

E

- ECT ... 203
- ERP ... 121

F

- FTD ... 205

G

- GA ... 174
- GDS ... 207

H

- HAM-D ... 103

I

- ICD-10 ... 9
- ICD-11 ... 9

L

- LGBTQ ... 196

M

- MADRS ... 103
- maternity blues ... 190
- M-CHAT ... 158
- MCI ... 205
- m-ECT ... 94,104
- MMSE ... 207
- MoCA ... 207
- Montgomery-Asbergうつ病評価尺度 ... 103

N

- NA ... 172
- NaSSA ... 45
- NIRS ... 86,103
- NMDA受容体拮抗薬 ... 51
- NPI ... 207
- NRI ... 52

P

- PARS ... 158
- PMDD ... 195
- PMS ... 195
- PTSD ... 132
- PTSDの経過例 ... 136

Q

- QIDS-J ... 103

R

- RO(Reality Orientation) ... 208
- ROCFT ... 207

S

- SARI ... 45
- Schneiderの一級症状 ... 88
- SCQ ... 158
- SCT ... 90
- SDS ... 103
- SLD ... 153
- SNRI ... 44
- SONIC研究 ... 202
- SSRI ... 44
- SST ... 62,93,159

T

- TEACCH ... 159
- TIC ... 136

V

- VD ... 205

W

- WMS-R ... 207

Y

- Y-BOCS ... 118

公認心理師カリキュラム準拠
精神疾患とその治療 第2版 ISBN978-4-263-26685-4

2019年 1月10日 第1版第1刷発行
2023年 1月10日 第1版第5刷発行
2025年 1月10日 第2版第1刷発行

編者 三 村　　　將
　　　幸 田　る み 子
　　　成 本　　　迅
　　　新 村　秀 人
発行者 白 石　泰 夫
発行所 医歯薬出版株式会社

〒113-8612　東京都文京区本駒込1-7-10
TEL. (03)5395-7628(編集)・7616(販売)
FAX. (03)5395-7609(編集)・8563(販売)
https://www.ishiyaku.co.jp/
郵便振替番号 00190-5-13816

乱丁, 落丁の際はお取り替えいたします　　　　印刷／製本・DI Palette
© Ishiyaku Publishers, Inc., 2019, 2025.　Printed in Japan

本書の複製権・翻訳権・翻案権・上映権・譲渡権・貸与権・公衆送信権(送信可能化権を含む)・口述権は，医歯薬出版(株)が保有します．
本書を無断で複製する行為(コピー，スキャン，デジタルデータ化など)は，「私的使用のための複製」などの著作権法上の限られた例外を除き禁じられています．また私的使用に該当する場合であっても，請負業者等の第三者に依頼し上記の行為を行うことは違法となります．

[JCOPY] ＜出版者著作権管理機構 委託出版物＞
本書をコピーやスキャン等により複製される場合は，そのつど事前に出版者著作権管理機構（電話 03-5244-5088, FAX 03-5244-5089, e-mail: info@jcopy.or.jp）の許諾を得てください．